临床医师处方手册丛书　　　　　总主编　陈长青

内分泌科医师处方手册

NEIFENMIKE YISHI CHUFANG SHOUCE

主　编　赵永才　周亚男　李少情

副主编　王丽晖　张　燕　常爱玲　郭亚楠
　　　　靳艳艳

编　者　(以姓氏笔画为序)

　　　　丁继生　王荣荣　刘　梦　张　燕

　　　　张亚洲　张沥元　季　虹　赵卫东

　　　　徐　瑶　梁　雪　潘润洲

U0269341

河南科学技术出版社
·郑州·

内容提要

　　本书是解放军总医院协作医院——沧州市中心医院的临床专家、教授及科室主任为提高基层医师、住院医师、医学院校实习生处方治疗效果及书写质量而编写的。本册内容分为17章，根据指南及临床工作经验汇编总结了内分泌科常见疾病的诊断要点、治疗要点、药物处方及注意事项等，可方便内分泌科医师迅速抓住用药重点，制订最佳治疗方案。

图书在版编目（CIP）数据

　　内分泌科医师处方手册/赵永才，周亚男，李少情主编.
－郑州：河南科学技术出版社，2020.4（2021.9重印）

　　ISBN 978-7-5349-9796-9

　　Ⅰ.①内… Ⅱ.①赵… ②周… ③李… Ⅲ.①内分泌病－处方－手册 Ⅳ.①R58-62

　　中国版本图书馆 CIP 数据核字（2019）第 299439 号

出版发行：河南科学技术出版社
　　　　　北京名医世纪文化传媒有限公司
　　　　　地址：北京市丰台区万丰路 316 号万开基地 B 座 1-115　邮编：100161
　　　　　电话：010-63863186　010-63863168
策划编辑：欣　逸
文字编辑：王　敏
责任审读：周晓洲
责任校对：龚利霞
封面设计：中通世奥
版式设计：崔刚工作室
责任印制：苟小红
印　　刷：河南省环发印务有限公司
经　　销：全国新华书店、医学书店、网店
开　　本：850 mm×1168 mm　1/32　印张：10.25　字数：258 千字
版　　次：2020 年 4 月第 1 版　2021 年 9 月第 2 次印刷
定　　价：48.00 元

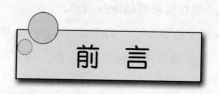

前 言

　　开处方是临床医师必须具备的能力,正确选择与合理用药,方能使药物发挥最大治疗作用,且不产生或少产生不良反应。但对部分住院医师、医学院校实习生而言,他们虽然掌握了临床疾病的治疗原则,却由于临床经验不足,还不能熟练掌握药物的选择及用药剂量的精确,因此我们组织了解放军总医院协作医院——沧州市中心医院的临床专家、教授及科室主任编写了这套《临床医师处方手册丛书》。本丛书包括大内科、外科、呼吸科、消化科、神经内科、内分泌科、肾病科、泌尿科、妇产科、五官科共10个分册,内容涉及各科常见疾病的诊断要点、治疗要点、药物处方及注意事项等,结合目前国内外的新理论和新技术,力求做到立足于临床、服务于临床,能指导临床医师开出合理、有效的处方。

　　这套丛书有以下几个鲜明的特点。

　　1. **实用性强**　每种疾病在明确诊断要点后,以临床处方为中心,不仅介绍治疗原则及治疗要点,列出具体的治疗方案(处方),而且对每种疾病诊断及治疗过程中的特殊问题提出注意事项,有利于读者参考应用。

　　2. **针对性强**　在编写过程中关注疾病的分型及分期,有利于读者根据临床具体情况选择合理的治疗方法。

　　3. **重点明确**　主要介绍以药物治疗为主的常见疾病,基本解决了门急诊和一般住院患者的治疗问题。

4. 编排新颖　编写过程中力求文字精练、编排合理,临床实践占主要部分,基础理论内容较少,使读者一目了然,适合住院医师、医学院校实习生阅读。

本册为《内分泌科医师处方手册》,内容分为 17 章,根据指南及临床工作经验汇编总结了内分泌科常见疾病的诊断要点、治疗要点、药物处方及注意事项等,可方便内分泌科医师迅速抓住用药重点,制订最佳治疗方案。

在临床实际工作中,患者的具体情况及病情千变万化,且个体差异性很大,因此临床治疗及处方的选择既要有原则性,也要有灵活性,个体化治疗是重要原则之一,读者对本套丛书的参考和使用要依据病情而定,切勿生搬硬套。

医学知识在不断发展中逐步完善提高,由于编者学识水平所限,书中可能有不成熟的见解、遗漏和不当之处,恳请同行及专家批评指正。

编　者

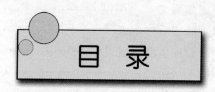

目　录

第1章

下丘脑-垂体疾病

一、肥胖-生殖无能综合征

肥胖-生殖无能综合征(syndrome of adiposogenital dysdrophy),又称 Fröhlich 综合征、脑性肥胖症、Babinski-Fröhlich 综合征或 Lenosis-Cleres 综合征。是由于某些病变累及下丘脑,从而导致神经-内分泌功能紊乱,主要表现为促性腺激素释放激素(GnRH)分泌减少和继发性性腺发育不良与脑性肥胖。本病病情发展缓慢,多见于儿童或青少年,男性多于女性。

【诊断要点】 该病多由下丘脑病变所致,包括炎症、肿瘤、血管病变和脑外伤,其中最常见的病因为累及下丘脑的肿瘤,如颅咽管瘤、松果体瘤和神经胶质瘤;其次为炎症病变,如脑炎、结核性脑膜炎;血管性病变包括血管畸形、血管炎和血管阻塞性疾病。下丘脑受累导致促性腺激素释放激素分泌减少,引起垂体 LH 和 FSH 分泌减少,导致性腺发育不良。若病变累及视区,还可引起视力下降、视野缺损、视神经萎缩等。若腹内侧核的饱食中枢受累可出现易饥、多食、肥胖,也可出现尿崩症和嗜睡等。肥胖和胰岛素分泌增多增加了代谢综合征的风险。部分患者下丘脑无器质性病变,病变发生于下丘脑以外的更高级中枢神经(如大脑皮质),或虽有病变但现有的方法还无法检测到。

1. 临床表现

(1)肥胖:多呈均匀性肥胖,有时可呈向心性,患者多食易饥,食量增加,导致肥胖,脂肪堆积,男性乳腺似女性,女性乳房更丰满。

(2)性腺功能减退:幼年起病者,男性阴茎短小、睾丸小而软或隐睾,女性外阴不发育,子宫发育不良,无月经。男女性第二性征均缺如。成年起病的患者性腺功能减退,阴毛、腋毛脱落,生殖器萎缩,男性出现阳痿,女性出现闭经。

(3)下丘脑功能紊乱:视野缺损,视力障碍,视神经萎缩,嗜睡,体温调节异常,中枢性尿崩症和自主神经功能失常。

(4)原发疾病表现:下丘脑肿瘤,炎症、血管病变患者可有相应表现。

2. 辅助检查

(1)性腺功能检查:血 FSH、LH、性激素水平低下,GnRH(或 LHRH)兴奋试验的反应正常或延迟。

(2)影像学检查:头颅 CT 或 MRI 检查对发现颅内病变有价值,可发现占位性病变。

3. 鉴别诊断

(1)单纯性肥胖:皮下脂肪均匀分布,生殖系统及第二性征发育正常,无下丘脑病变,GnRH 兴奋试验正常反应。

(2)假性肥胖-生殖无能综合征:患者自幼肥胖,逐渐加重,第二性征及性腺发育不良,外生殖器发育落后于同龄人,但青春期后,随着身高增长,第二性征及性腺发育可达正常,肥胖可减轻。GnRH 兴奋试验正常,下丘脑无病变。

(3)原发性性腺功能减退伴肥胖:肥胖,性腺功能不发育,但无下丘脑病变及下丘脑功能紊乱表现,智力发育正常。

(4)Cushing 综合征:典型的 Cushing 综合征表现为向心性肥胖,满月脸,多血质,皮肤菲薄,紫纹,实验室检查可见血皮质醇升高并节律异常,大剂量地塞米松试验皮质醇不被抑制。

(5)Laurence-Moon-Biedl 综合征:男性多见,有家族史,除肥胖和性腺发育不良外,还有色素性视网膜炎,多指(趾)畸形,智力低下等表现。

（6）Prader-Willi 综合征：多见于男童，主要表现为肥胖，性腺发育不良，肌张力差，智力低下，躯体畸形（如耳郭畸形、脊柱侧弯、下颌短小畸形）等。

【治疗要点】

1. 病因治疗　颅内肿瘤患者予手术或放射治疗。

2. 激素替代治疗　①GnRH 治疗。②HCG/HMG 治疗。③性类固醇激素治疗。

3. 肥胖治疗　改变生活方式，控制饮食，增加活动量，药物减重或手术治疗。

【处方】

1. GnRH 治疗　LHRH 注射泵，皮下注射，每 2 小时 1 次；或 GnRH 25μg/kg，皮下注射，3 次/周。

2. HCG/HMG 治疗　HCG 1000～1500U 肌内注射，2～3次/周或 HMG 150～200U 肌内注射，2～3 次/周。

3. 性激素　男性：庚酸睾酮 50mg 肌内注射，1～2 次/月，第 2 年为 100mg，第 3 年为 200mg。女性：炔雌醇 0.05μg/kg 开始，第 2 年 0.12～0.15μg/kg，酌情调整剂量，每隔 3 周加孕激素 5～7 天，如孕酮 10mg 肌内注射。

【注意事项】

1. GnRH 使用过程中应注意局部注射部位及全身过敏情况。

2. 肝肾功能异常，心脏病患者，子宫肌瘤、癫痫、糖尿病患者慎用炔雌醇。

3. 血栓性静脉炎、肺栓塞、乳腺癌、子宫颈癌患者禁用炔雌醇。但前列腺癌、绝经期后乳腺癌除外。

4. 炔雌醇不良反应主要表现为恶心、呕吐、头痛，乳房胀痛，腹胀，偶有阴道不规则流血、闭经，皮疹、血压升高等。

5. 睾酮应用过程中可能出现注射部位疼痛、硬结、感染及荨麻疹,长期应用可出现水肿、黄疸、肝功能异常等。

6. 肝肾功能不全、孕妇及前列腺癌患者禁用睾酮。

7. 儿童长期应用睾酮,可严重影响生长发育,应慎用。

8. 睾酮与口服抗凝药合用,可增加抗凝作用,甚至引起出血,与胰岛素合用,对蛋白同化有协同作用。

(靳艳艳)

二、垂体瘤

垂体瘤是一组起源于腺垂体、神经垂体和胚胎期颅咽管上皮细胞的肿瘤,表现为某种激素过度分泌或分泌不足,占颅内肿瘤的 15%,约 1/4 尸检可发现垂体有未知微腺瘤,垂体影像学检查可在 10% 的正常个体中检出小的垂体病变。垂体瘤大多为良性肿瘤,垂体癌少见。

垂体瘤依据组织学构成、免疫组化、电镜特征分类:生长激素(GH)瘤、催乳素(PRL)瘤、促肾上腺皮质激素(ACTH)腺瘤、促甲状腺激素(TSH)瘤、促性腺激素(GnH)瘤、多激素瘤及无功能腺瘤。

依据垂体瘤大小分类:直径>10mm 为大腺瘤,直径<10mm 为微腺瘤。大多数垂体瘤为微腺瘤,而 GH 瘤所致肢端肥大症为大腺瘤。大腺瘤可向鞍外伸展,破坏蝶鞍和向鞍周浸润。垂体的转移瘤主要来自乳腺癌、肺癌和胃肠道恶性肿瘤。

【诊断要点】

1. 临床表现

(1)激素分泌异常表现:可有肿瘤本身分泌过多激素引起的症状,也可因肿瘤增大压迫正常组织,引起激素分泌减少及相应周围靶腺体的萎缩。

(2)病变占位扩张表现:①头痛;②若垂体瘤向前上发展,压迫视神经交叉,出现视力减退、视野缺损和眼底改变;③向上方浸润,引起下丘脑综合征,如尿崩症、睡眠异常、食欲亢进或缺乏、体温调节障碍、自主神经功能失常、性早熟、性功能减退、性格改变；④若向侧方发展，则可出现海绵窦综合征、眼球运动障碍和突眼；⑤脑脊液鼻漏；⑥瘤体本身发生出血，引起垂体卒中，可有剧烈头痛、视力急剧下降、眼外肌麻痹、昏迷、脑膜刺激征和颅内压增高等临床表现。

2. 辅助检查

(1)垂体激素及周围靶腺激素检测：如 TSH、ACTH、LH/FSH、PRL、GH、IGF-1 检测。

(2)影像学检查：①垂体 MRI 可发现 3mm 微腺瘤，并能提供肿瘤的形态、大小、生长方式及周围组织受累情况。②头 CT 检查可用于显示鞍底和床突的形态及肿瘤对骨质的侵犯，还可鉴别颅内出血、转移病灶。③PET 与垂体 MRI 相近，用于区别治疗中的肿瘤坏死和复发。④SPECT：采用放射性标记的多巴胺激动药，可用于鉴别泌乳素瘤和无功能腺瘤，采用放射性标记的生长抑素扫描可用于诊断异位 ACTH 综合征。

【治疗要点】

1. 治疗目标

(1)减轻或消除肿瘤占位病变的影响。

(2)纠正肿瘤分泌过多激素。

(3)尽可能保留垂体功能。

2. 手术治疗

(1)目的：切除肿瘤，解除肿瘤对周围组织的压迫及破坏，减少垂体瘤分泌过多激素，并解除肿瘤压迫垂体所造成的激素分泌不足，以及相应周围靶腺的萎缩。

(2)手术方式：①经蝶窦手术，为首选方法；②经颅手术。

3. 放射治疗

(1)方法：分为内照射和外照射。

(2)不良反应：腺垂体功能减退，视神经炎，视力减退，脑萎缩。

4. 药物治疗

(1)腺垂体功能减退者,根据靶腺受累情况,补充相应激素。

(2)垂体功能亢进者

①多巴胺受体激动药:一般首选溴隐亭,其他有培高利特、喹高利特、卡麦角林,该类药物对泌乳素瘤、TSH 腺瘤、生长激素瘤有效。

②赛庚啶:对库欣病及 Nelson 病有效,一般为 24～32mg/d。

③生长抑素类似物:生长抑素、奥曲肽可抑制 GH 患者 GH 及 IGF-1 分泌,奥曲肽亦适用于 TSH 分泌瘤,可降低血清 TSH 水平。

④生长激素受体拮抗药:培维索孟,可阻断 IGF-1 合成,并与生长激素结合蛋白相互作用。

⑤PPAR-γ配体:罗格列酮能抑制垂体瘤细胞增殖并促进其凋亡。

【处方】

1. 泌乳素瘤

溴隐亭　起始剂量 0.625～1.25mg/d,维持剂量 2.5～10mg/d,可分次口服。

卡麦角林　起始量每周 0.25～0.5mg,维持剂量每周 0.25～3mg。

2. 生长素瘤

(1)生长抑素类似物

奥曲肽　50～100μg,每日 3 次,皮下注射。

奥曲肽缓释剂　起始剂量 10mg,每月 1 次,逐渐增加到 40mg,每月 1 次。

兰曲肽　30～60mg,2～4 周注射 1 次。

(2)多巴胺激动药

溴隐亭　10～30mg/d。

卡麦角林　每周 2～7mg。

（3）GH 受体拮抗药

培维索孟　20mg/d，与奥曲肽联用。

3. 非泌乳素的有功能腺瘤　评估垂体功能，手术治疗，必要时可放射治疗，术后评估垂体及相关靶腺功能。

【注意事项】　垂体卒中是指垂体突然出血或梗死而引起的综合征，多见于垂体瘤较大者，生长迅速，放疗或服用溴隐亭后。临床表现为突然剧烈头痛，高热，视力下降，视野缺损，眼肌麻痹，恶心呕吐，颈强直，神志不清，昏睡，昏迷，脑膜刺激征，甚至死亡。垂体腺瘤易发生瘤内出血，特别是瘤体较大者。诱因多为外伤、放射治疗等，也可无诱因出现。出现急性视力障碍的患者，可给予糖皮质激素治疗，并尽快手术治疗。

不同功能的垂体瘤患者可表现为相应靶腺激素分泌过多的临床特征，瘤体压迫周围组织可能造成相应激素分泌不足表现，应具体情况具体分析。相应的激素分泌过多或分泌过少所致临床表现及具体治疗方法见相关章节。

（靳艳艳）

三、泌乳素瘤

泌乳素瘤是常见的下丘脑-垂体疾病，在垂体腺瘤中泌乳素瘤占 50%～55%。女性居多，男性少见，在男性通常为大腺瘤，女性通常为微腺瘤。部分腺瘤有侵袭性，以后出现腺瘤增大及血泌乳素（prolactin，PRL）水平增高，其原因尚不十分清楚。

【诊断要点】

1. 临床表现

（1）由于 PRL 升高引起的症状：女性泌乳素瘤有月经紊乱，月经量少，闭经，不孕，溢乳，性欲减退，骨密度下降。男性泌乳素瘤时有性欲减退，阳痿，精液缺乏或精子减少，如泌乳素瘤发生在青春期，青春发育可以受阻，睾丸软而小，男性溢乳少见。少数泌乳素瘤是混合性垂体瘤，临床常为 GH 和 PRL 混合瘤。

(2)由于肿瘤局部压迫引起的症状:局部压迫症状多见于大的 PRL 瘤。最常见的局部压迫症状是头痛和视觉异常。头痛的原因多为大腺瘤引起的颅内压增高,可伴恶心、呕吐。垂体肿瘤向上扩展压迫视交叉时,可出现视觉异常症状,如视力减退、视物模糊、视野缺损、眼外肌瘫痪等。最典型、常见的是由于视交叉受压引起的双颞侧偏盲。

2. 辅助检查

(1)实验室检查

①PRL 基础值测定:应重复测定并应避开高峰时间,以早晨 9:00 采血为宜。应静脉采血 3 次,或连续 3 天各采血 1 次,或一天中每隔 30 分钟采血一次,取其平均值。泌乳素瘤患者血清 PRL 通常均 $>100\mu g/L$,当 $PRL>200\mu g/L$ 时泌乳素瘤的可能性大。

②溴隐亭-PRL 抑制试验

实验方法:溴隐亭 2.5mg,一次口服,服药前,服药后 1、2、3、4、6 小时采血测 PRL。

结果分析:血中 PRL 逐渐降低,4~6 小时后下降到基础值的 50% 以下。

③腺垂体其他激素测定:包括 TSH、GH、FSH、LH,PRL 瘤长期高 PRL 血症会导致 LH、FSH 下降。有些混合性腺瘤(以合并 GH 分泌增多最常见)除 PRL 增高外,尚有其他腺垂体激素增多。大的 PRL 瘤可压迫周围腺垂体组织,引起一种或几种腺垂体激素分泌减少。

④靶腺激素的测定:PRL 瘤导致垂体激素的变化,相应的靶腺激素也会发生变化,包括性激素、皮质醇、FT_3、FT_4、TT_3、TT_4。

(2)器械检查

①蝶鞍正侧位片:垂体瘤增大到一定程度可造成蝶鞍骨质局部破坏的 X 线表现(如鞍区扩大,骨质变薄或缺损等)。由此可推测垂体瘤的存在,但无法确定肿瘤大小,更无法发现垂体微腺瘤。

②垂体 CT 及 MRI 检查：MRI 及高分辨率 CT(冠状位多薄层矢状重建扫描)可发现直径小至 3mm 的微小腺瘤。CT 和 MRI 各有其优缺点,但 MRI 在诊断下丘脑垂体疾病尤其是垂体肿瘤时优于 CT。这主要是因为 MRI 可以更好地观察垂体瘤内部结构及其与周围组织的关系,了解病变是否侵犯视交叉、颈静脉窦、蝶窦,以及侵犯程度,对纤细的垂体柄是否断裂或被占位病灶压迫等细微变化的观察效果也优于 CT。

3. 鉴别诊断　泌乳素瘤应和其他原因所致的血清 PRL 水平升高进行鉴别。

(1)生理因素：如妊娠、产后、乳头刺激、新生儿、月经中期(因雌激素增高)、睡眠、性交等。

(2)病理因素：其他垂体肿瘤,下丘脑疾病,空蝶鞍综合征,异位泌乳素瘤,原发性甲状腺功能减退症。肾衰竭,胸部及乳房疾病。

(3)药物：如雌激素类避孕药,吗啡及催眠药,三环类抗抑郁药(利血平和氯丙嗪类),抗多巴胺药物(吩噻嗪、异烟肼、维拉帕米、赛庚啶、西咪替丁等)。

(4)特发性高泌乳素血症。

【治疗要点】　大多数泌乳素微腺瘤患者经过治疗后,PRL 的高分泌状态获得满意的控制,溢乳停止,性功能恢复正常。

1. 治疗原则　消除肿瘤占位病变的影响,降低血中泌乳素水平。

2. 治疗方案

(1)药物治疗

①溴隐亭：第一个上市的多巴胺激动药,作用于下丘脑及垂体水平,激活多巴胺受体,直接抑制肿瘤细胞分泌 PRL,是治疗垂体泌乳素瘤有效的治疗用药。它可使 80% 的微腺瘤患者血浆 PRL 水平降低至正常。约 10% 的患者因不能长期耐受而停用;能使 60%～70% 的大腺瘤患者的 PRL 恢复至正常水平,同时可

使瘤体缩小。

用法用量:1.25mg/d,每日 1 次,几天到数周内逐渐增加剂量,直至足以使 PRL 下降到正常水平。大多数患者能耐受 2.5～10mg/d 的剂量,仅有约 10％的患者因直立性低血压和胃肠道反应而停药。通常使用剂量为 2.5～10mg/d,分次口服。不良反应有眩晕、直立性低血压、恶心,偶见呕吐,常发生于开始治疗时,继续使用,这些反应将逐渐减轻,甚至消失。

②卡麦角林:一种较新的非麦角类多巴胺激动药,每周需要 1 剂或 2 剂,且不良反应比溴隐亭轻。在大腺瘤体积减小方面与溴隐亭相当,在降低 PRL 水平方面比溴隐亭更有效。已成功地用于对溴隐亭不能耐受或抵抗的患者。

(2)手术治疗:主要用于大腺瘤手术切除。术前、术后可用溴隐亭。

(3)放射治疗:常规放射治疗仅适用于大腺瘤术后或服用溴隐亭后仍有高泌乳素血症者。放射剂量为 45Gy,可防止瘤体的增大,但很难使 PRL 水平降至正常水平。腺垂体功能减退的发生率为 50％～60％。

目前对 3 种治疗方法所形成的共识是首选药物治疗,如恢复生育能力为主要治疗目的,首选卡麦角林,在药物治疗效果差或有药物抵抗时考虑经蝶窦手术治疗。对于大腺瘤尤其是有脑神经压迫症状时也可首先考虑手术治疗,术后辅以药物治疗或垂体放疗,放疗仅作为手术后的辅助治疗手段。无论采取何种治疗方案,必须定期监测 PRL。

【处方】

溴隐亭　起始剂量 0.625～1.25mg/d,维持剂量 2.5～10mg/d,可分次口服。

卡麦角林　起始量每周 0.25～0.5mg,维持剂量每周 0.25～3mg。

【注意事项】

1. 溴隐亭常见不良反应为恶心、头痛、直立性低血压、便秘、鼻塞等。

2. 卡麦角林不良反应相对于溴隐亭较少,降低 PRL 水平更有效,但长期大剂量应用可能有增加心脏瓣膜病变的风险。

3. 若男性和绝经期女性使用最大剂量多巴胺激动药治疗后,PRL 仍较高且性激素水平低于正常,可补充性激素。

4. 多数患者药物治疗效果明确,仅少数患者需手术或放射治疗。

5. 手术治疗指征:药物治疗时瘤体继续增大,垂体卒中,不能耐受药物治疗,多巴胺激动药抵抗等。

6. 长期随访,定期检测 PRL 水平。

(赵永才)

四、巨人症与肢端肥大症

巨人症与肢端肥大症是生长激素分泌过多所致,在骨骺闭合前引起者称巨人症,在骨骺闭合后导致者称肢端肥大症。常见病因为垂体生长激素腺瘤,也可以是异位生长激素分泌瘤(如胰岛细胞癌),或者 GHRH 分泌瘤(下丘脑错构瘤、胰岛细胞瘤、支气管类癌等)。其他病因还包括类肢端肥大症、性腺功能减退症、肾上腺皮质增生症、McCune-Albright 综合征、多发性内分泌肿瘤。

【诊断要点】

1. 临床表现

(1)巨人症

①早期表现:常始于幼年,表现为生长发育过度,持续长高直至性腺发育完全,骨骺闭合,身高可超过 2m。躯干、内脏生长过速,肌肉发达,臂力过人,性器官发育过早,基础代谢率增加,血糖偏高,糖耐量减低或继发性糖尿病。

②晚期表现:患者骨骺闭合以后,身高停止生长,精神衰退,

四肢无力,肌肉萎缩,毛发脱落,生殖器萎缩,性欲减退,大多数患者死于心血管疾病。

(2)肢端肥大症:多见于31－50岁,男女相当。临床表现取决于生长激素水平、垂体瘤大小、发展速度及对正常垂体及邻近组织的压迫情况。肢端肥大症除有生长激素过多分泌表现外,还有垂体腺体激素分泌减少表现,出现功能亢进与减退并存。

生长激素分泌过多表现如下。

①肌肉骨骼和皮肤:头颅增大,面部整体宽大,轮廓粗犷,皮肤及皮下组织增厚。前额皮纹深,眉弓及颧骨突出,鼻唇沟变深,鼻宽舌大,双唇肥厚,下颌增大前突,齿间隙增宽,咬合错位;声带粗厚,发音低沉洪亮,手脚粗大肥厚,皮肤粗糙,皮脂腺和汗腺分泌亢进(油质感和多汗),皮肤色素沉着,黑棘皮病和多毛。骨关节病和关节痛,关节活动障碍和僵硬。足跟垫可增厚,四肢软弱无力,肌无力,甚至肌痛。

②糖代谢:胰岛素抵抗和高胰岛素血症,血糖升高,糖耐量减低,糖尿病,可伴高三酰甘油血症。

③骨代谢:成骨细胞活性增强,骨转换增加,促进骨质疏松发生,若有高钙血症时应考虑存在甲状旁腺功能亢进症。

④心血管系统:心脏增大,心肌肥厚,间质纤维化,左室舒张功能减低,心力衰竭,冠心病,动脉粥样硬化,高血压。

⑤生殖系统:部分患者伴有PRL升高,女性可出现月经紊乱、溢乳、不孕,男性为阳痿、早泄,性功能减退,前列腺增生和睾丸萎缩。

⑥呼吸系统:肺功能异常,肺活量下降,肺总量增加,上呼吸道和小气道狭窄,呼吸道感染,喘鸣,呼吸困难,睡眠呼吸暂停综合征。

⑦消化系统:肠钙吸收增多,致高尿钙和尿结石增加。

⑧钙磷代谢:生长激素可刺激胃肠道钙磷吸收,GH和IGF-1直接刺激肾小管重吸收磷,血磷明显增加,血钙可正常或正常

高限。

⑨神经肌肉系统:易怒、多汗、精神紧张,神经肌肉疼痛,腕管综合征,腰椎肥大压迫神经根出现剧烈疼痛。

⑩甲状腺肿大:甲状腺功能一般无明显变化。多数患者以非毒性甲状腺肿为主,亦可出现结节性甲状腺肿或弥漫性甲状腺肿,甲状腺的大小主要与肢端肥大症的病程相关,与年龄、GH、IGF-1、TSH 水平无关。

⑪垂体卒中:垂体生长激素瘤,一般为大腺瘤,生长速度快,易出现出血、坏死或梗死,垂体卒中可自发出现,也可在放疗、颅内压增高、糖尿病等诱因下发作,表现为剧烈头痛、恶心呕吐、视力下降、视野缺损、动眼神经麻痹,甚至昏迷。

(3)肿瘤压迫表现:头痛、视物模糊、视野缺损、眼外肌麻痹、复视及下丘脑功能障碍。

2. 辅助检查

(1)实验室检查

①血 GH 测定:基础 GH 水平为 $0\sim5\mu g/L$。肢端肥大症患者 24 小时 GH 水平较正常值高出 10~15 倍,GH 分泌脉冲次数增加 2~3 倍,基础 GH 水平增加达 16~20 倍。

②IGF-1:正常值<2.5ng/ml,IGF-1 水平增高,可反映 24 小时 GH 分泌总体水平,亦可作为疾病活动性指标,也可作为治疗是否有效的指标。

③血 IGF 结合蛋白(IGFBP)测定:主要是 IGFBP3,明显升高,但诊断价值有限。

④葡萄糖负荷(100g):2 小时后 GH 不能降低到正常值(1ng/ml)。

⑤GHRH、生长抑素测定。

⑥TRH 和 GHRH 兴奋试验:可有 GH 反常升高。

⑦钙磷测定:高血磷、高尿钙提示疾病活动,高血钙、低尿磷需除外多发内分泌肿瘤综合征 1 型。

⑧垂体其他激素测定:垂体瘤压迫时可有腺垂体功能减退表现,从而出现相应靶腺激素分泌减少。肿瘤压迫垂体柄或自身分泌 PRL 时可有 PRL 升高。

(2)影像学检查

①颅骨 X 线检查:肿瘤较大者可有蝶鞍扩大、鞍床被侵蚀的表现。

②CT 检查:大腺瘤可在 CT 平扫中发现,微腺瘤 CT 诊断作用不大。

③MRI 检查:不仅能分辨垂体微腺瘤,对垂体周围组织结构的受累情况有所帮助。

④生长抑素受体显像:不仅可用于 GH 瘤的诊断,还可以预测患者对生长抑素的治疗反应。

⑤其他部位的 CT、MRI 检查:有助于除外垂体外肿瘤。

【治疗要点】

1. 治疗原则　一是治疗原发病,解除占位性病变所引起的症状及体征;二是将 GH 和 IGF-1 水平降至正常,尽可能保留腺垂体功能。

2. 治疗目标

(1)血清 IGF-1 水平下降至与年龄、性别相匹配的正常范围。

(2)随机血清 GH 水平$<2.5\mu g/L$,口服葡萄糖负荷试验后 GH 水平$<1\mu g/L$。

(3)影像学检查肿瘤缩小或消失,无复发。

3. 治疗方法　包括手术治疗、放射治疗、药物治疗。

【处方】

1. 药物治疗

(1)多巴胺受体激动药

溴隐亭　小剂量 1.25mg 开始,至 20～40mg/d,分 2～3 次口服。

(2)生长抑素类似物

奥曲肽 50~100μg,每日 3 次皮下注射。

奥曲肽缓释剂 起始剂量 10mg,每个月 1 次,逐渐增加至 40mg,每个月 1 次。

兰曲肽 30~60mg,2~4 周 1 次。

(3)生长激素受体拮抗药

培维索孟 10~20mg/d 皮下注射,可与奥曲肽合用。

2. 手术治疗 微腺瘤首选经蝶垂体瘤切除术,大腺瘤经额垂体瘤摘除术。

3. 放射治疗 放射治疗可应用于手术前或之后,但疗效慢,需 2~10 年才能显示。放疗 5~10 年可导致腺垂体功能减退症。伽马刀适用于垂体小病变,可防止视交叉、视神经和海绵窦结构的损伤。

【注意事项】

1. 特大肿瘤或侵袭性肿瘤,手术往往有残留,术后治疗仍很关键,若术后治疗不当或有肿瘤复发,极有可能出现二次手术风险。

2. 激素控制的达标率仅有 50％左右。

3. 如果术后病理显示为分化差、生长较快的类型,影像学上有残余病灶,应对残余灶行放射治疗。

4. 垂体瘤首选治疗方案为经蝶窦手术治疗,奥曲肽等药物为二线辅助治疗。

5. 术后 3 个月对激素分泌功能进行全面评估,如果此时不能严格达标,开始药物治疗。

6. 术后 6 个月和 12 个月复查垂体 MRI,结合 GH 分泌功能检查,每 2 年随访 1 次。

7. 若随访过程中患者妊娠,生长抑素类似物和溴隐亭并不增加异常妊娠风险,可不必停药,或可减量。

8. 放射治疗能迅速抑制肿瘤生长,也能一定程度缩小肿瘤,但缺点是激素水平下降十分缓慢,不良反应发生率高。

9. 手术治疗的术后并发症,包括永久性尿崩症、脑脊液漏、脑膜炎、海绵窦炎及垂体功能低下。

(靳艳艳)

五、尿崩症

尿崩症(diabetes insipidus,DI)是指抗利尿激素(antidiuretic,ADH)分泌不足(中枢性尿崩症)或肾对抗利尿激素不敏感(肾性尿崩症)引起的多尿、烦渴多饮、低比重尿、低渗尿为特征的一组临床综合征。该病男性多于女性,男女比例约为 2:1。根据发病原因分为中枢性尿崩症(包括继发性和特发性)、肾性尿崩症、妊娠性尿崩症、先天性渴感异常尿崩症;根据精氨酸加压素(AVP)缺乏程度分为完全性尿崩症、不完全性尿崩症。本节重点介绍中枢性尿崩症。

【诊断要点】

1. 临床表现　主要临床表现为多尿,烦渴多饮,低比重尿,起病急,一般起病日期明确。

(1)24 小时尿量常＞4L,多在 5～8L,一般不超过 18L。

(2)尿比重常在 1.005 以下,尿色淡如水。

(3)尿渗透压常在 50～200mOsm/(kg·H_2O)。

(4)对于部分性尿崩症患者,24 小时尿量可仅有 2.5～5L,尿比重可超过 1.010,尿渗透压可超过血浆渗透压,可达 290～600 mOsm/(kg·H_2O)。

(5)烦渴多饮,喜冷饮。

(6)若补水不及时或因患者昏迷、意识障碍可引起严重失水,导致血浆渗透压升高,高钠血症,患者表现为皮肤无光泽,极度软弱、发热、精神症状、谵妄甚至死亡。

(7)当尿崩症合并腺垂体功能减退时,症状常不明显,糖皮质激素替代治疗后尿崩症症状再现或加重。

(8)头部损伤和颅内手术损伤垂体与下丘脑引起的尿崩症可

有3种临床表现:暂时性、持续性和三相性。

(9)部分患者可有泌乳素增高或泌乳等症状。

2. 辅助检查

(1)尿比重常<1.005;尿量常>4L,多数在5～10L,一般不超过18L;尿渗透压50～200 mOsm/(kg·H_2O),色淡如水;血浆渗透压、血钠轻度升高,严重脱水时,明显高钠血症,血钠可达到160mmol/L。

(2)禁水加压试验。①原理:正常人禁水后刺激AVP释放,使尿量减少,尿渗透压升高,尿比重增加,血浆渗透压变化不大。②方法:禁水6～16小时,试验开始前及禁水期间每2小时测尿量、尿比重、血浆渗透压、尿渗透压、心率、体重、血压变化。连续2次尿量、尿比重或尿渗透压变化不大,尿渗透压<30mOsm/(kg·H_2O)或体重下降3%时,皮下注射血管加压素5U,于注射后1小时、2小时测血、尿渗透压。③结果:正常人禁水后尿量减少,尿比重超过1.020,尿渗透压超过800mOsm/(kg·H_2O),脱水症状不明显。尿崩症患者禁水后,尿量无明显减少,尿渗透压低于血渗透压,尿比重<1.010。注射血管加压素后,正常人尿量、尿比重、尿渗透压变化不大。尿崩症患者注射血管加压素后尿量明显减少,尿渗透压至少增加9%。AVP缺乏程度越重,注射血管加压素后尿渗透压升高越明显,尿渗透压增加为9%～50%。肾性尿崩症患者注射血管加压素后尿量、尿比重、尿渗透压无明显变化。④注意事项:若患者试验过程中出现严重脱水,体重下降>3%或血压明显下降,立即停止试验,让患者饮水。

(3)血浆精氨酸加压素测定:正常人为2.3～7.4pmol/L,禁水后可明显升高,尿崩症患者AVP无变化或轻度升高。

(4)影像学检查:垂体或下丘脑病变可行CT或MRI检查,还应行视力、视野检查。

【治疗要点】

1. 病因治疗,继发性尿崩症患者治疗原发病。

2. 中枢性尿崩症患者可补充去氨加压素(DDAVP)或鞣酸加压素或垂体后叶素水剂。

3. 可予抗利尿药治疗,如氢氯噻嗪、氯磺丙胺、卡马西平等。

4. 肾性尿崩症:适当补充水分,避免高渗和高渗脑病发生;噻嗪类利尿药;非甾体抗炎药,如吲哚美辛。

5. 妊娠期尿崩症:原有中枢性尿崩症患者妊娠时继续口服DDAVP 治疗,妊娠期间监测血中 AVP 含量以指导用药。妊娠期尿崩症可随分娩缓解,产后监测尿量、尿比重、尿渗透压变化。

【处方】

1. 激素替代

去氨加压素(DDAVP) ①醋酸去氨加压素,每次 0.1～0.4mg,每日 2～3 次,也可睡前顿服;②鼻腔喷雾吸入,每次 10～20μg,每日 2 次;儿童每次 5μg,每日 1 次;③肌内注射制剂,每次 1～4μg,每日 1～2 次;儿童每次 0.2～1μg,每日 1 次。

鞣酸加压素注射液 5U/ml,首次剂量 0.1～0.2ml 肌内注射,一般维持剂量 0.2～0.5ml,每周注射 2 次。

垂体后叶素水剂 每次 5～10U 皮下注射,每 3～6 小时注射一次。

2. 其他抗利尿药物

氢氯噻嗪 每次 25mg,每日 2～3 次。

氯磺丙胺 200～500mg,每日 1 次。

卡马西平 每次 0.2g,每日 2～3 次。

【注意事项】

1. 禁水加压试验:严密监测患者血压、心率、尿量、体重变化,当患者出现严重脱水时,应立即停止试验。

2. 长期口服氢氯噻嗪可导致低钾血症、高尿酸血症,注意监测电解质、尿酸变化。

3. 服用卡马西平期间监测血常规和肝功能,孕妇及哺乳期妇女禁用。

4. 氯磺丙胺可引起严重低血糖,注意监测血糖变化。

5. 垂体后叶素粉针鼻腔喷雾给药途径,长期应用可导致过敏性鼻炎,有哮喘、过敏性鼻炎等呼吸道疾病患者禁用。

6. 所有药物应用都应监测尿量情况,谨防水中毒。

(靳艳艳)

六、抗利尿激素分泌不当综合征

抗利尿激素分泌不当综合征(syndrome of inappropriate secretion of antidiuretic hormone,SIADH)指内源性抗利尿激素(ADH)分泌异常增多或其活性作用超常,从而导致水潴留,尿钠排出增多及稀释性低钠血症等临床表现的一组综合征。SIADH常见于恶性肿瘤、呼吸系统及神经系统疾病、炎症、药物、外科手术,部分不明原因者称特发性 SIADH,多见于老年患者。

【诊断要点】

1. 病因及发病机制

(1)恶性肿瘤:小细胞肺癌、胰腺癌、霍奇金淋巴瘤、淋巴肉瘤、网状细胞肉瘤、胸腺瘤、十二指肠癌、前列腺癌、膀胱癌等恶性肿瘤可合成并自主分泌 AVP。其中最常见的为非小细胞癌(或称燕麦细胞癌),约80%的 SIADH 是由此病引起。

(2)肺部感染性疾病:肺结核、肺炎、阻塞性肺部疾病、肺脓肿、肺曲霉菌病等,有时可引起抗利尿激素合成与分泌增多,导致SIADH。另外机械通气可引起不适当 AVP 分泌,其机制可能与静脉回流减少有关。

(3)中枢神经病变:脑外伤、硬膜下血肿、蛛网膜下腔出血、脑血栓形成、脑脓肿、脑萎缩、脑结核、肿瘤、多发性神经根炎等,可影响下丘脑-神经垂体功能,促进 AVP 释放,且不受渗透压等正常调节机制控制,从而引起 SIADH。

(4)药物:氯磺丙脲、氯贝丁酯、长春西汀、环磷酰胺、三环类抗抑郁药、巴比妥类、全身麻醉药等可刺激 AVP 释放,或加强

AVP 对肾小管作用,导致 SIADH。

由于 AVP 释放过多,且不受正常调节机制所控制,肾远曲小管和集合管对水的重吸收增加,水分在体内积聚,细胞外液容量增加,致血渗透压、血钠浓度下降。同时细胞内液亦增加,导致细胞肿胀,当影响脑细胞功能时,可出现神经系统症状。该病一般不出现水肿,因为当细胞外液容量扩张到一定程度时,可抑制肾小管对钠的重吸收,使尿钠排出增多,从而使水分不致过度在体内蓄积。过多容量负荷,使心钠肽分泌增多,促进尿钠的排出。同时,容量扩张,肾小球滤过率增加,醛固酮分泌受到抑制,也增加尿钠排出。

2. 临床表现　取决于 ADH 分泌量及水负荷的程度。大多数患者经限水后无临床症状;但当水负荷或水潴留时可出现低钠血症的表现,血钠低于 120mmol/L,可出现食欲减退,恶心呕吐,疲乏无力,精神倦怠,嗜睡等,当血钠＜110mmol/L,可出现肌力减退,腱反射减弱或消失,惊厥,抽搐,昏迷,甚至死亡。该病患者虽然有稀释性低钠血症,但无低血容量及水肿的表现。

3. 诊断依据

(1)血钠下降(常＜130mmol/L)。

(2)尿钠升高(常＞30mmol/L)。

(3)血浆渗透压下降[常低于 275mOsm/(kg·H_2O)]。

(4)尿渗透压＞100mOsm/(kg·H_2O),可高于血渗透压。

(5)无低血容量表现(肌酐、尿素氮、尿酸下降)。

(6)除外甲状腺功能减退症,腺垂体功能减退症,药物所致低钠血症。

4. 实验室检查　血钠＜130mmol/L,尿钠＞30mmol/L,血渗透压＜275mOsm/(kg·H_2O),尿渗透压＞100mOsm/(kg·H_2O),尿渗透压/血渗透压＞1,血肌酐、尿酸、尿素氮低于正常值,血浆 ADH 升高。

5. 影像学检查　有肺部病变的患者完善肺 CT,头部外伤患者查头 CT 或头 MRI。

6. 鉴别诊断 与其他原因的低钠血症鉴别。

(1)充血性心力衰竭、肝硬化失代偿期伴腹水:除原发病表现外,可有高血容量、低尿钠、水肿明显、腹水或脾大等表现。

(2)肾失钠所致低钠血症:肾上腺皮质功能减退症、失盐性肾病、慢性肾炎、醛固酮减少症、Fanconi 综合征、应用利尿药等,均可导致肾小管重吸收钠减少,尿钠排出增多,导致低钠血症。此类疾病除有原发疾病表现外,常有失水表现,尿素氮常升高。而 SIADH 患者血容量正常或增高,血尿素氮常降低。

(3)胃肠道失水失钠:腹泻,严重的恶心呕吐,胃肠、胆道、胰腺造瘘或胃肠减压等引起胃肠道消化液大量丢失,造成有效循环血容量减少,其脱水呈低渗性,并伴氮质血症。

(4)甲状腺功能减退症:有时可出现低钠血症,可能由于抗利尿激素释放过多或由于肾不能排出稀释尿所致。但是甲状腺功能减退症患者常伴有黏液性水肿表现,结合甲状腺功能检查可明确诊断。

(5)精神性烦渴:患者多饮、烦渴、多尿,表现为低钠血症、低血渗透压、低尿比重、低尿渗透压等。

(6)脑耗盐综合征(cerebral salt-wasting syndrome,CSWS)本病为颅脑疾病过程中出现的肾保钠不能,从而导致进行性的尿钠流失增多,并带走过多的水分,导致低钠血症及细胞外液容量下降。CSWS 的主要临床表现为低钠血症,低血容量和尿钠增高;而 SIADH 是正常血容量或血容量轻度升高,这是与 CSWS 的主要区别。另外,CSWS 需要补充钠及血容量,而 SIADH 需要限水治疗。

【治疗要点】

1. 病因治疗 恶性肿瘤患者,早诊断、早手术、早放化疗;药物引起者需立即停药;肺部感染或中枢神经病变者早发现、早治疗。

2. 对症治疗

(1)限水治疗关键有效,轻至中度患者可通过单纯限水治疗,每日给水 800～1000ml。

(2)严重低钠血症患者(血钠＜120mmol/l),可予 3％氯化钠溶液,滴速为 1～2ml/(kg・h),血钠上升的速度为 0.5～2mmol/(L・h),24 小时内血钠升高不超过 10～12mmol/L,每 2～4 小时监测血钠,但血钠恢复到 120mmol/L 时停用 3％氯化钠溶液。

(3)有水中毒者,给予呋塞米排出过多水分。

3. 抗利尿激素受体拮抗药　托伐普坦片可选择性拮抗位于肾集合管细胞的基底侧膜Ⅱ型 AVP 受体,调节集合管对水的通透性,提高水的清除率,促进血钠升高。

【处方】

1. 恶性肿瘤患者尽快手术或放、化疗。

2. 药物引起者立即停药。

3. 轻至中度患者,临床症状不明显,给予限水。

4. 重度低钠血症患者,予 3％氯化钠溶液,滴速为 1～2ml/(kg・h),血钠上升的速度为 0.5～2mmol/(L・h),24 小时内血钠升高不超过 10～12mmol/L,每 2～4 小时监测血钠,血钠恢复到 120mmol/L 时停用 3％氯化钠溶液。

5. 水中毒患者,给予呋塞米 20～40mg 静脉注射。

【注意事项】

1. 注意补钠速度,病情改善后即停止高渗盐水滴注,若血钠升高过速,可引起中枢性脑桥脱髓鞘病变,可表现为发音困难、倦怠、缄默症、吞咽困难、情感变化、瘫痪、癫痫样发作、昏迷和死亡等。

2. 水中毒患者,可应用呋塞米利尿,排出过多水分,以免心脏负荷过重,但必须注意监测电解质情况,及时纠正电解质紊乱。

3. 托伐普坦片治疗期间可不必限水,但应注意监测电解质,避免血钠升高过快。

4. 对于口渴不敏感或对口渴不能正常反应的患者不能应用抗利尿激素受体拮抗药治疗,以免出现血钠纠正过快,高血钠、低血容量等危险。

(靳艳艳)

七、空泡蝶鞍综合征

空泡蝶鞍综合征(empty-sella syndrome,ESS)指蛛网膜下腔在脑脊液的压力下疝入蝶鞍内,致蝶鞍扩大、变形,垂体受压变平,临床表现为头痛、高血压、肥胖,垂体激素分泌减少,视力减退、视野缺损等,部分患者可有脑脊液漏。根据发病原因可分为原发性空泡蝶鞍综合征和继发性空泡蝶鞍综合征。其中原发性空泡蝶鞍综合征又包括:鞍隔的先天性发育缺陷、慢性颅内压升高、鞍区的蛛网膜粘连、垂体病变、妊娠期垂体增生肥大等病因。

【诊断要点】

1. 临床表现

(1)常见症状:头痛为最常见症状,但缺乏特异性,可有轻至中度高血压。少数患者可出现视力下降,视野缺损,呈向心性缩小或颞侧偏盲。也可出现颅内压增高表现,少数患者有视盘水肿及脑脊液压力增高、脑脊液鼻漏现象。

(2)垂体功能异常:垂体受压时,可有不同程度的垂体功能受损,表现为肾上腺激素、甲状腺激素、性腺激素、生长激素中的一种或多种分泌减少,PRL分泌增加。神经垂体受累较少,一般无尿崩症。

(3)其他表现:肥胖,高血压在女性中多见,少数患者可出现精神神经异常如焦虑或抑郁伴行为异常等表现。

2. 辅助检查

(1)内分泌功能检查:可出现垂体功能储备功能缺陷。

(2)影像学检查:①头颅平片显示蝶鞍扩大,呈球形或卵圆形,大部分患者蝶鞍骨质示有吸收,蝶鞍背后床突几乎消失,颅骨其他骨质结构可有轻度骨吸收,此与慢性颅内压增高有关。②头颅 CT 平扫可显示扩大的垂体窝,鞍内充满脑脊液,受压垂体呈新月形,位于鞍窝后下部或消失不见,形成特征性"漏斗征"。③垂体 MRI 显示垂体组织受压变平,紧贴鞍底,鞍内充满脑脊液,垂体柄居中,鞍底明显下陷。

【治疗要点】

1. 症状轻微者不予特殊处理。

2. 伴视力障碍、脑脊液鼻漏、鞍内或鞍旁肿瘤或囊肿患者,选择手术治疗。

3. 垂体功能缺陷患者,予相应激素替代治疗。

4. 若 PRL 升高者,可予溴隐亭治疗。

【处方】

1. 腺垂体功能减退患者,详见本章"八、腺垂体功能减退症"。

2. 泌乳素增高者,溴隐亭治疗,具体参见本章"三、泌乳素瘤"。

【注意事项】

1. 症状轻微或无症状患者不予治疗,但应严密随访。

2. 儿童患者必须定期随访,监测内分泌功能及视野变化。

3. 垂体瘤患者根据肿瘤大小及性质,选择合适的治疗方案。

4. 有视野缺损、视力减退及脑脊液鼻漏的患者应手术治疗。

(靳艳艳)

八、腺垂体功能减退症

腺垂体功能减退症(hypopituitarism)指腺垂体激素分泌减少,可以是单一激素减少,也可以是多种激素同时缺乏。是由一种或多种原因损伤下丘脑、下丘脑-垂体通路、垂体而引起的单一或多种腺垂体激素分泌不足的疾病。成年人腺垂体功能减退症又称为西蒙病(Simmond disease),生育后妇女因产后腺垂体缺血坏死所致者称希恩综合征(Sheehan syndrome),儿童期发生腺垂体功能减退症可因生长发育障碍而导致垂体性矮小症。

由于垂体本身病变所致者称原发性垂体功能减退症,下丘脑及以上神经病变或垂体门脉系统障碍引起的则称继发性腺垂体功能减退症。

【诊断要点】

1. 临床表现 临床表现各异,无特异性,主要取决于原发疾病、腺垂体破坏程度、各种垂体激素减退速度及相应靶器官萎缩程度。腺垂体功能减退症主要表现为各靶腺(性腺、甲状腺、肾上腺)功能减退。

(1)性腺(卵巢、睾丸)功能减退:女性有产后大出血、休克、昏迷病史,产后无乳,月经不来潮,性欲减退,不孕,阴道分泌物减少,外阴、子宫、阴道萎缩,阴道炎,性交痛,毛发脱落尤以阴毛、腋毛为甚。成年男性性欲减退,阳痿,睾丸松软缩小,胡须稀少,无男性气质,肌力减弱,皮脂分泌减少,骨质疏松。儿童表现为青春期延迟。

(2)甲状腺功能减退:典型患者畏寒,乏力,便秘,嗜睡,手足肿胀感,记忆力减退,关节疼痛,体重增加,女性月经紊乱或月经过多,不孕。查体可见表情呆滞,声音嘶哑,面色苍白、颜面及眼睑水肿,唇厚舌大,常有齿痕,皮温低,皮肤干燥,毛发稀疏干燥,脉率缓慢,跟腱反射时间延长,胫前黏液性水肿。累及心脏可出现心包积液和心力衰竭,重者可发生黏液性水肿昏迷。

(3)肾上腺功能减退

①皮肤:色素减退,面色苍白,乳晕颜色变浅,毛发稀疏,眉毛脱落,阴毛、腋毛脱落,皮肤干燥。

②神经、精神系统:乏力,淡漠,疲劳,嗜睡,意识模糊,精神失常。

③消化系统:食欲减退,消化不良,恶心、呕吐、腹胀,腹痛,少有腹泻。

④心血管系统:头晕,眼花,血压降低,心脏缩小,心音低钝,直立性晕厥。

⑤代谢障碍:肝糖原耗损,低血糖发生。

⑥肾:低钠血症,高钾血症。

⑦生殖系统:女性阴毛腋毛稀疏、脱落,月经不调,闭经,过早停经,男性常有性功能减退、阳痿。

⑧结核症状:结核患者易出现发热、盗汗、消瘦等症状,可有多部位结核病灶同时出现。

⑨肾上腺危象:常发生于感染、手术、分娩、创伤、劳累、大量失水、出汗、呕吐、腹泻,突然停用糖皮质激素治疗等应激情况下,表现为高热,恶心呕吐,腹痛腹泻,血压下降,心率增快,低血糖,低钠血症,血钾升高,精神神经症状,昏迷,休克等,严重时可致死亡。

(4)生长激素缺乏:成人表现为肌肉减少,无力,腹型肥胖,易疲劳,注意力不集中,记忆力下降;儿童表现为生长发育迟缓,称垂体性矮小症。

(5)泌乳素缺乏:女性表现为闭经,溢乳;男性则出现乳房发育。

(6)垂体危象:在全垂体功能减退基础上,创伤、感染、手术、失血、呕吐、腹泻、应激等情况可诱发垂体危象,临床表现:①高热型(T>40℃);②低温型(T<30℃);③低血糖型;④低血压型;⑤水中毒型;⑥混合型,同时伴有消化系统、循环系统、神经精神方面症状。

2. 辅助检查

(1)性腺功能:女性 LH/FSH 低,雌二醇水平下降,无排卵及基础体温改变;男性睾酮水平下降,精子数量少,存活率低,活动度差,精液少。

(2)甲状腺功能:TSH 偏低或正常,T_3、T_4 下降。

(3)肾上腺功能:24 小时尿游离皮质醇及尿 17-羟皮质类固醇

减少,ACTH下降或正常,血皮质醇下降,皮质醇节律正常,葡萄糖耐量试验血糖低平曲线。ACTH兴奋试验:ACTH 250μg,静脉或肌内注射后,30分钟后测皮质醇,若>550nmol/L(20mg/dl),可排除皮质功能减退。胰岛素低血糖激发试验(静脉注射短效胰岛素0.1~0.15U/kg,在0、30、45、60、90、120分钟采血),如血糖<2.2mmol/L,提示试验成功,若皮质醇>500nmol/L(18mg/dl)可除外腺垂体功能减退症。

(4)GH:同时测定IGF-1;也可做胰岛素低血糖激发试验,成年人低血糖时GH≤3μg/L,儿童GH≤10μg/L,青春期GH≤5.0~6.1μg/L为诊断GH不足的切点。

3. 影像学检查

(1)冠状面CT:正常人垂体高度:儿童≤6mm,成人≤8mm,孕期可达10~12mm,垂体上缘扁平,大腺瘤有鞍背上翘,鞍底吸收。

(2)垂体MRI:正常人垂体组织T_1加权信号同脑组织,小腺瘤直径<10mm,信号低,T_2加权上腺瘤信号增强。

【治疗要点】

1. 肿瘤患者可选择手术、放疗、化疗。

2. 鞍区占位性病变,必须解除压迫及破坏作用,减轻和缓解颅内高压症状。

3. 出血、休克引起垂体坏死的患者重点在预防,加强产妇围生期护理。

4. 患者宜高热量、高蛋白、高维生素饮食,注意水、电解质平衡,尽量避免感染、过度劳累及应激刺激的发生。

5. 有生育要求的女性需给予性激素替代治疗,建立人工周期。

【处方】

1. 不伴有垂体危象、感染、应激反应的垂体功能减退症

(1)泼尼松5mg(8:00)、2.5mg(16:00)口服,注意监测血糖、

血压、电解质、精神状态。

(2)左甲状腺素钠片 25～50μg 或干甲状腺素片 20～40mg 空腹口服,逐渐增加剂量,监测心率变化。

(3)女性患者建立人工周期,月经周期第 1～25 天服用雌激素,如炔雌醇 5～20μg/d,或结合型雌激素 0.625～1.25mg/d,或己烯雌酚 0.2mg/d;月经周期第 12～25 天时口服孕激素,如甲羟孕酮(安宫黄体酮)5～10mg/d,或甲地孕酮 5～10mg/d。有生育要求者还应有 HMG 和 HCG 的用法和剂量。

(4)男性患者肌注丙酸睾酮 50～100mg,每周 1～2 次;庚酸睾酮 250mg,每 1～4 周 1 次;十一酸睾酮 40～120mg/d 口服。

2. 伴有感染、创伤、手术等应激反应的腺垂体功能减退症

氢化可的松　100mg 静脉滴注,根据病情轻重调整剂量。

甲状腺素片　20～40mg/d 空腹口服,不能早于糖皮质激素补充。

3. 垂体危象患者处理

(1)补充葡萄糖:50%葡萄糖 40～60ml 静脉推注,继以 5%～10%葡萄糖静脉滴注。

(2)每 500～1000ml 液体中加入氢化可的松 50～100mg 静脉滴注,第一个 24 小时氢化可的松 200～300mg。

(3)注意保温,给予干甲状腺激素片 20～40mg 口服。

(4)感染者予抗生素治疗。

【注意事项】

1. 腺垂体功能减退患者若诊断不及时,可能出现垂体危象,危及患者生命。要充分认识本病,早诊断,早治疗,避免垂体危象发生。

2. 无垂体危象时,首先给予肾上腺激素补充,其次为甲状腺激素,最后是性腺激素的补充。

3. 垂体危象时,首先纠正低血糖,再给予糖皮质激素补充,其次为甲状腺激素,待垂体危象消除后,予补充性腺激素。

4. 对于低钠血症患者,给予糖皮质激素补充后,血钠可回升,补钠不宜过快,以免出现脑桥脱髓鞘。

5. 禁用或慎用麻醉药、镇静药、催眠药及降糖药。

（靳艳艳）

第2章

甲状腺疾病

一、单纯性甲状腺肿

单纯性甲状腺肿(simple goiter),也称为非毒性甲状腺肿,是指非炎症和肿瘤原因,不伴甲状腺功能异常的甲状腺上皮细胞增生所形成的甲状腺肿大,是甲状腺肿大最常见原因之一。按病因可将甲状腺肿分为两类。①地方性甲状腺肿(endemic goiter):是由于碘摄入不足或过量,或食物、水源中含有导致甲状腺肿物质引起,呈地区性分布,病程长,甲状腺肿大明显,可形成甲状腺结节(又称结节性甲状腺肿);②散发性甲状腺肿(sporadic goiter):病因包括碘相对缺乏(如妊娠、青春期),或摄入各种导致甲状腺肿物质(如药物、食物、微量元素等)和甲状腺激素合成酶先天缺乏等。

【诊断要点】

1. 临床表现　本病诊断要点为甲状腺肿大和甲状腺功能正常。

(1)甲状腺肿大:多数患者甲状腺呈轻、中度弥漫性或多结节性肿大。部分表现为甲状腺重度肿大引起的压迫症状如颈部压迫感、吞咽困难、呼吸不畅、声音嘶哑、静脉回流受阻等。

(2)甲状腺功能基本正常:通常既无甲亢亦无甲减的症状,多因体检时或自觉颈部增粗而就诊。

2. 辅助检查

(1)实验室检查:①血清 T_3、T_4、FT_3、FT_4 水平正常,TSH 正常或轻度升高。②血清甲状腺球蛋白(Tg)增高,其程度与甲状腺肿体积呈正相关。③测定尿碘可作为人体是否缺碘的指标,尿碘<50μg/d 提示存在缺碘,有助于缺碘性甲状腺肿的诊断。

(2)甲状腺超声:甲状腺叶弥漫性轻度或中度肿大,伴或不伴甲状腺实性结节或囊性结构。

(3)甲状腺(^{131}I 或 ^{99m}Tc)扫描:评估甲状腺结节的功能状态及甲状腺组织的自主功能。早期放射性核素分布均匀,晚期可局限于一个或数个结节。常为冷结节(多见于囊性变者),有时为温结节,极少为热结节。

(4)细针穿刺活检(FNAC):甲状腺细针穿刺活检是鉴别良性、恶性结节的重要方法。早期滤泡上皮细胞增生肥大,呈柱状,向腔内突出。长期反复增生、复旧,则形成结节性甲状腺肿。

3. 鉴别诊断　本病需与甲状腺舌骨囊肿、皮样囊肿、甲状旁腺肿瘤或癌,慢性淋巴细胞性甲状腺炎、Graves 病等进行鉴别。

【治疗要点】　缩小肿大的甲状腺,解除压迫症状。地方性缺碘性甲状腺肿可采用碘化食用盐防治,高碘甲状腺肿应减少碘摄入。

1. 轻度无症状者不予以处理,密切观察,定期随访甲状腺超声。

2. 多数患者可通过补充甲状腺素制剂,抑制过多的内源性 TSH,达到缓解甲状腺增生的目的。

3. 腺体过大引起压迫症状,内科治疗无效者,疑有癌变者、胸骨后甲状腺肿、囊性结节反复内出血可选择手术治疗。术后推荐给予小剂量甲状腺激素替代治疗,防治甲状腺功能低下。

【处方】

1. 碘补充及病因治疗　对于缺碘性单纯甲状腺肿者,碘盐是最基本有效的措施之一。

复方碘溶液(Lugol 液)　口服,每日 2～3 滴,连用 2～4 周,停用 4 周再服 2～4 周,共 6～12 个月。

碘化钾　5mg,每日 1 次,口服 1 个月,休息 1 个月,再服 1 个月直至甲状腺体积缩小。

2. 甲状腺激素　对中度及以上的甲状腺肿有效。

左旋甲状腺素(L-T_4)　初始剂量 25～50μg,每日 1 次,口服,多数用药 6～12 个月,逐步增长至 TSH 值抑制达正常低限为终点。

甲状腺粉制剂　20～40mg,每日 1 次,口服,疗程一般 3～6 个月,维持基础代谢率正常范围,甲状腺肿大或结节有缩小为准,在此基础上调整剂量,停药后如有复发可重复治疗。

3. 同位素治疗　适用较大的结节性甲状腺肿。内科治疗无效且不能耐受手术治疗或手术后复发者可考虑[131]I 治疗。

4. 手术治疗　适用于甲状腺体积过大,引起压迫症状,内科治疗无效者。

【注意事项】

1. 对于骨质疏松、心脏病和老年患者应慎用甲状腺激素制剂,如应用强调小剂量起始,缓慢加量。多结节性甲状腺肿患者应慎用碘剂,避免诱发甲亢。

2. 甲状腺激素的使用量需根据 TSH 酌情调整,TSH 浓度控制在 0.4～1.0mU/L。

（张　燕）

二、Graves 病

Graves 病(GD)又称毒性弥漫性甲状腺肿,是一种自身免疫性疾病,临床表现为包括甲状腺系统在内的多系统综合征,包括:高代谢综合征、弥漫性甲状腺肿、突眼症、特征性皮损和甲状腺肢端病。目前认为本病的发生与自身免疫有关,属于器官特异性自身免疫病,遗传、自身免疫及环境因素均参与了 GD 的发生。由于多数患者同时有高代谢症和甲状腺肿大,故称为"弥漫性毒性甲状腺肿"。GD是甲状腺功能亢进症的最常见原因,占全部甲亢的 80%～85%,我国学者报道的发病率为 1.2%,女性显著高发,发病年龄以 20－50 岁多见。

【诊断要点】

1. 临床表现　典型症状包括高代谢综合征、甲状腺肿和突眼症三方面比较明显。

(1)高代谢综合征:怕热多汗、皮肤红润暖湿,体重减轻、疲乏无力;精神神经系统:失眠、烦躁易怒、紧张,舌、手细颤;心血管系统:心悸、气促、稍事活动即可明显加剧,重症者常有心律不齐、心脏扩大、心力衰竭等表现;消化系统:多食、消瘦、大便次数增多,甲状腺激素对肝可以直接有毒性作用,致肝大、ALT 升高;运动系统症状:甲状腺肌病、低钾伴周期麻痹、眼肌麻痹、重症肌无力;血液和造血系统:白细胞数偏低、淋巴及单核细胞增多,血小板生存期较短,有时可出现紫癜症;生殖系统:月经稀发,甚至闭经,但部分患者仍能妊娠、生育,男性多有阳痿,偶见乳房发育;其他系统:如胫前皮肤黏液水肿、指端粗厚。

(2)甲状腺肿:弥漫性对称性肿大,质软,吞咽时上下移动,部分可有结节、质韧。部分可有血管杂音和震颤。少数患者可以甲状腺不肿大。甲状腺弥漫性肿大伴杂音和震颤是本病一种特殊体征。

(3)突眼症:甲状腺性突眼或 GD 突眼。突眼可分为 2 类:第一类为单纯(良性、干性或非浸润性)突眼,与甲状腺毒症所导致的交感兴奋性增高,眼外肌群和上睑提肌张力增高所致。临床上以单纯突眼为最常见。①轻度突眼:突眼度 19～20mm;②上睑挛缩,眼裂增宽(Darymple 征);③Stellwag 征:瞬目减少,炯炯发亮;④Von Graefe 征:双眼向下看时,上眼睑不能随眼球下落或下落滞后于眼球;⑤Joffroy 征:向上看时,前额皮肤不能皱起;⑥Mobius 征:两眼看近物时,眼球辐辏不良。第二类为浸润性(水肿性、恶性)突眼,与眶周组织的自身免疫炎症反应相关。主要由于眼外肌和球后组织体积增加、淋巴细胞浸润和水肿所致。

(4)其他:约5%的患者可出现胫前黏液性水肿,常发生在伴有浸润性突眼的患者。极少数患者可出现骨端粗大,指趾甲末端与甲床分离,皮肤、甲床色素沉着等。

2.辅助检查

(1)甲状腺功能检查

①血清总甲状腺激素(TT_4)。

②血清总三碘甲腺原氨酸(TT_3)。

③血清游离甲状腺激素(FT_4)。

④游离三碘甲腺原氨酸(FT_3)。

⑤促甲状腺激素(TSH)。

⑥TSH受体抗体(TRAb)。

⑦^{131}I摄取率:正常人3小时5%～25%,24小时20%～45%,高峰在24小时内出现。

⑧T_3抑制试验:GD患者TSH对甲状腺刺激已为TSAb所取代,且不受T_3、T_4所抑制。

⑨促甲状腺激素释放激素(TRH)兴奋试验:正常者滴注TRH后血清TSH水平升高。如果TSH-IRMA降低,且不受TRH兴奋,提示甲亢。此法对于老年冠心病者不宜采用。

⑩抗甲状腺球蛋白抗体(TGAb)和抗甲状腺过氧化物酶抗体(TPOAb):在本病中可呈阳性,但不如桥本甲状腺炎高。

其中FT_4和FT_3是诊断甲亢的首选指标;TSH是反映甲状腺功能最敏感的指标;TRAb是鉴别甲亢原因,诊断GD指标之一。TRAb中包括刺激性(TSAb)和抑制性(TSBAb)两种抗体,当临床表现符合GD病时,一般将其视为TSH受体刺激性抗体;甲状腺功能亢进性甲状腺毒症患者^{131}I摄取率增高,而非甲状腺功能亢进类型的甲状腺毒症^{131}I摄取率减低。GD患者峰值前移,摄取率也高于24小时值。

（2）超声检查：多普勒超声检查可见患者甲状腺呈弥漫性或局灶性回声减低，血流信号明显增强，CDFI 呈"火海征"。腺体内血流速度明显增快、阻力减低。

（3）甲状腺放射性核素扫描：对于鉴别诊断甲状腺自主高功能腺瘤有意义。腺瘤区核素浓聚，腺瘤区外其他甲状腺组织无核素吸收。

（4）CT 和 MRI：可除外其他原因导致的突眼，评估眼外肌受累情况。

3. GD 的诊断标准

（1）高代谢症状和体征、甲状腺肿大、TT_4、FT_4 升高，TSH 减低。

（2）甲状腺弥漫性肿大（超声和触诊证实），极少数病例可无甲状腺肿大。

（3）突眼症。

（4）胫前液黏液性水肿。

（5）TRAb 阳性。

以上标准中（1）（2）为诊断必备条件，（3）（4）（5）为诊断辅助条件。TPOAb、TGAb 虽然不是本病致病性抗体，但可以交叉存在，提示本病的自身免疫原因。

4. 鉴别诊断　主要是甲亢所致甲状腺毒症与破坏性甲状腺毒症（如亚急性甲状腺炎、无症状性甲状腺炎等）的鉴别，两者均有高代谢表现、甲状腺肿和血清甲状腺激素水平升高，病史、甲状腺体征和 ^{131}I 摄取率或放射性核素扫描是主要鉴别手段。

【治疗要点】目前尚无有效针对病因和发病机制的根治方案，对症治疗主要是控制高代谢症状，促进器官特异性自身免疫的消退。针对甲亢常用的治疗方法有 3 种：抗甲状腺药物（ATD）、^{131}I 和手术治疗。

1. 一般治疗　低碘饮食、注意休息，避免过度紧张及精神刺激。进食高热量、高蛋白饮食，对于精神紧张、不安和失眠较重者,可给予镇静助眠药物。

2. **药物治疗** 具体详见【处方】。

抗甲状腺药物治疗:ATD 主要作用是抑制甲状腺的过氧化物酶,抑制甲状腺激素合成。抗甲状腺药物治疗是甲亢的基础治疗,但单纯 ATD 治疗的治愈率仅为 50% 左右,复发率达 50%～60%。ATD 可作为手术或严重甲亢[131]I 治疗前的准备阶段。常用的 ATD 分为硫脲类和咪唑类两类。硫脲类包括丙硫氧嘧啶(PTU)和甲硫氧嘧啶等;咪唑类包括甲巯咪唑(MMI)和卡比马唑等。

(1)适应证:①症状较轻,甲状腺轻至中度肿大者;②20 岁及以下的青少年及儿童患者;③孕妇;④手术复发且不适宜[131]I 治疗;⑤手术和[131]I 治疗前准备。

(2)ATD 常见不良反应:①粒细胞减少:ATD 引起粒细胞减少的发生率为 5%,严重导致粒细胞缺乏症的发病率达 0.37%,发生时间常在药物治疗 2～3 个月。当白细胞低于 $3\times10^9/L$ 或中性粒细胞低于 $1.5\times10^9/L$ 应停药。因为甲亢本身亦可以导致白细胞减少,因此甲亢治疗前和治疗后定期检查白细胞是必需的。②皮疹:发生率 2%～3%,可先用抗组胺药物,皮疹严重时需停药,避免剥脱性皮炎。③中毒性肝病:发生率 0.1%～0.2%,多发于用药 3 周左右,表现为变态反应性肝炎,转氨酶升高,肝穿刺可见片状肝细胞坏死,严重时可导致肝衰竭。另外甲亢本身亦可以导致转氨酶升高,因此甲亢治疗前需检查肝功能,以区别是否为药物副作用。

(3)停药指标:在任何阶段中,如有感染或精神因素等应激,宜随时酌增药量,待稳定后再进行递减。经过上述治疗,本病患者约有 50% 可获痊愈。一般而言,用药疗程愈长,停药后复发率愈低。如果患者经治后甲状腺明显缩小,T_3 抑制试验或(和)TRH 兴奋试验转正常反应,血内 TSH 受体抗体(TRAb)消失,则停药后复发机会较少。

3. 放射性[131]I治疗

(1)原理:甲状腺具有高度选择性聚[131]I能力,[131]I衰变时放出β和γ射线(其中99%为β射线,仅1%为γ射线)。β射线在组织内的射程仅约2mm,故电离辐射仅限于甲状腺局部而不影响邻近组织(如甲状旁腺)。[131]I在甲状腺内停留的有效半衰期平均为3～4天,因而电离辐射可使大部分甲状腺滤泡上皮细胞遭到破坏,从而减少甲状腺激素的产生,达到治疗目的,其效果如同外科手术切除。

(2)适应证和禁忌证:关于[131]I治疗本症的适应证和禁忌证各家意见不一。我们倾向于放射性[131]I治疗。应该合理选择,要认真考虑其适应证和禁忌证,特别是远期效应问题。

放射性[131]I治疗适用于下列情况:①年龄在25岁以上;②对抗甲状腺药物出现不良反应而不可持续使用者,或长期治疗无效,或停药后复发者;③甲状腺次全切除术后复发者;④合并有心脏病、糖尿病、严重肝或肾病、有手术切除禁忌证者;⑤甲亢伴有突眼者;⑥自主功能性结节伴甲亢者。

不适用放射性[131]I治疗的情况:①妊娠或哺乳期妇女;②年龄<25岁者(宜首选抗甲状腺药物治疗);③有严重或活动性肝、肾疾病患者;④周围血液白细胞总数少于3×10^9/L者(但如分类中中性粒细胞>2×10^9/L或经治疗改善后仍可考虑);⑤重度甲亢患者;⑥结节性肿伴功能亢进,结节扫描显示"冷区"者。

(3)[131]I治疗前后用药:对于重度甲亢,[131]I治疗前予以抗甲状腺药物及普萘洛尔治疗4～8周,后再行放射性碘治疗,可有效避免甲亢危象发生。放射性[131]I治疗前应用抗甲状腺药物会降低[131]I治疗效果,尤其是丙硫氧嘧啶,因此治疗前停用抗甲状腺药物是必要的,一般1～2周。[131]I治疗后因存在一过性甲状腺激素升高,可视病情在[131]I治疗后1周继续予以抗甲状腺药物。

4. 手术治疗 甲亢的手术治愈率在90%左右,复发率通常在5%以下,复发多数在术后3～5年发生,少数可在术后1～2年发生,甲亢手术复发后尽可能采用[131]I治疗,除非[131]I治疗有禁忌,可选用药物治疗。

(1)适应证:①中至重度甲亢、长期服药无效,或停药复发,或不能坚持服药者;②有甲状腺压迫症状或胸骨后甲状腺肿的甲亢,或疑有癌变者;③多节结节性甲状腺肿伴甲亢;④妊中期具有以上指征者,亦应考虑手术。

(2)禁忌证:①青少年甲亢;②轻度原发性甲亢;③伴严重 GD 眼病;④合并较重心、肝、肾疾病,不能耐受手术者。

(3)手术方式:通常为甲状腺次全切除术,两侧各留下 2～3g 甲状腺组织。手术并发症主要为手术损伤甲状旁腺致甲状旁腺功能减退和喉返神经损伤。

5. 其他治疗

(1)碘剂:减少碘的摄入是甲亢的基础治疗之一。所以甲亢患者需低碘饮食。复方碘化钠溶液仅在甲亢术前准备和甲亢危象时使用。

(2)β受体阻断药:作用机制:①阻断甲状腺激素对心脏的兴奋作用;②阻断外周组织 T_4 向 T_3 的转化。

(3)糖皮质激素:糖皮质激素可在下丘脑-垂体-甲状腺 3 个层面上控制甲亢,对于病程严重及伴有粒细胞减少或肝功能损害者,可适当应用。

【处方】

1. 初发甲状腺功能亢进者

(1)初治阶段:需 1～3 个月。

每日丙硫氧嘧啶(PTU) 100～300mg(分次给药)口服,每日 1～3 次。

或甲巯咪唑(MMI) 10～30mg 口服,每日 1 次。

(2)减药阶段:需 2～3 个月。

PTU 每次减少 50mg,或 MMI 每次减少 5mg,每 2～4 周递减药量 1 次。

(3)维持阶段:1～1.5 年,不稳定者,维持阶段可延至 2～3 年或更长。

PTU　25～100mg 口服,每日 1 次。

或 MMI　2.5～10mg 口服,每日 1 次。

2. 其他辅助治疗药物　小部分 Graves 病患者因无法耐受抗甲状腺药物的毒副作用而不适合上述药物,或因妊娠或先前摄碘过多,不适合^{131}I 治疗,或合并其他疾病手术高风险时,可考虑下述药物。

碳酸锂　300～400mg 口服,每 8 小时 1 次。

碘番酸　1g,口服,每日 1 次,疗程 2～3 个月。

过氯酸钾　1g,口服,每日 1 次,仅限短时间应用。

3. 初发甲亢伴心动过速者　加用 β 受体阻断药,对于有支气管疾病者,可选用 $β_1$ 受体阻断药。

普萘洛尔　每次 10～40mg,每日 3～4 次。

或阿替洛尔　每次 12.5～25mg,每日 3～4 次。

或美托洛尔　12.5～25mg,每日 2～3 次。

4. 伴有粒细胞减少者　外周血中性粒细胞 $<2×10^9/L$ 为粒细胞减少症,中性粒细胞 $<0.5×10^9/L$ 为粒细胞缺乏症,排除先天性或免疫性粒细胞缺乏症及化疗、放射性接触和其他血液系统疾病。

(1)存在感染症状者控制感染;或中性粒细胞 $<1.5×10^9/L$ 者应用药物后出现白细胞逐步下降的趋势,一般 $<3.0×10^9/L$,或中性粒细胞 $<1.5×10^9/L$ 者考虑停用抗甲状腺药物。

(2)升高白细胞治疗

利可君　20～40mg,口服,每日 3 次。

或地榆升白片　0.2～0.4g,口服,每日 3 次。

或咖啡酸片　0.1～0.4g,口服,每日 3 次。

当中性粒细胞 $<0.5×10^9/L$ 可应用糖皮质激素如泼尼松 10mg,每日 2～3 次。

当中性粒细胞＜$0.5×10^9/L$ 出现粒细胞缺乏症，可给予重组人粒细胞集落刺激因子 $50\sim300\mu g/d$。

（张　燕）

三、甲状腺危象

甲状腺危象（thyroid storm，thyroid crisis）是甲状腺功能亢进最严重的并发症，多发生在甲亢未治疗或控制不良患者，在感染、手术、创伤或突然停药后，大量甲状腺激素释放至血液循环中，患者血液循环中的甲状腺激素骤然升高，是引起甲亢危象的重要机制。常出现以高热、大汗、心动过速、心律失常、严重呕泻、意识障碍等为特征的临床综合征。甲状腺危象是甲状腺功能亢进症（甲亢）病情急剧恶化，导致全身代谢严重紊乱，心血管系统、消化系统及神经系统功能出现的严重障碍。

【诊断要点】　甲状腺危象常危及生命，如诊断和抢救措施不及时，病死率为 $20\%\sim50\%$。因此严重甲亢同时合并感染、败血症等其他疾病的患者如不能区分是否为甲亢危象，应按甲亢危象处理。

临床表现

（1）活跃型危象：①发热：体温＞39℃，皮肤潮红，大汗淋漓。②心血管表现：心动过速（140～240/分），心律失常，脉压增大，部分患者可发生心衰或休克。③胃肠道症状：食欲减退，恶心，呕吐及腹泻，部分患者伴有黄疸和肝功能损伤。④神经精神症状：烦躁不安，激动，定向异常，焦虑、幻觉，严重者可出现谵妄和昏迷。

（2）淡漠型危象：少部分中老年患者表现为神志淡漠、嗜睡、虚弱无力、反射降低、心率慢、脉压小，最后陷入昏迷而死亡。

【治疗要点】　甲亢危象的治疗原则是尽快减少甲状腺激素毒症，并予以对症支持治疗。

1. 对症处理　①吸氧，高热者物理降温；②高热量、高蛋白饮食，补充水、电解质、维生素，纠正水和电解质紊乱及心力衰竭等治疗;③烦躁时可使用镇静药,必要时可采用人工冬眠(哌替啶100mg,氯丙嗪及异丙嗪各50mg混合后静脉持续泵入);④有感染者,给予适当的抗生素治疗,同时积极祛除诱因。

2. 抑制甲状腺激素的合成及释放　详见【处方】。

3. 清除血中过多的甲状腺激素　在以上措施无效,血清T_3,T_4仍呈显著高浓度,可试用血浆置换、血液透析、腹膜透析等方法,迅速去除过多的甲状腺激素。

【处方】

1. 抑制甲状腺激素的合成(症状缓解后减至一般治疗剂量)。

丙硫氧嘧啶　起始600mg,口服,后250mg每6小时1次。

2. 阻止甲状腺激素的释放(病情控制后减量,一般治疗3～7日)。

复方碘溶液(Lugol液)　5滴,口服,每8小时1次。

或碘化钠　1.0g,溶于10%葡萄糖盐水溶液中静滴24小时。

或碳酸锂　0.5～1.5g/d,分3次口服,连用数日(适用碘剂过敏者)。

3. 降低周围组织对甲状腺激素和儿茶酚胺的反应性

普萘洛尔　20～40mg,每6～8小时1次,口服。

4. 增强机体对应激的抵抗

氢化可的松　50～100mg溶入5%或10%葡萄糖溶液中静脉滴注,每6～8小时1次。

或可的松　50mg,口服,每日3次。

或泼尼松　10mg,口服,每日3次。

【注意事项】

1. 甲亢危象目前尚无特异性诊断标准,应结合病史、临床表现及相关化验检查综合判定,对于临床高度疑似患者及甲亢危象前期患者应按甲亢危象对待,对于淡漠型甲亢应高度警惕。

2. 甲亢危象患者出现高热时物理降温,避免应用氨基水杨酸类退热药。因其可竞争性地与甲状腺激素结合球蛋白结合,而使

游离 T_3 和游离 T_4 水平升高,使机体的耗氧量和代谢水平进一步升高,加重甲亢危象。

3. 甲亢危象重在预防,避免一切可诱发甲亢危象的因素,如感染、过劳、精神紧张,以及未经准备或准备不充分的手术等。

4. 甲亢危象出现下列现象提示病情危重,如高热或体温不升、惊厥、昏迷、严重的心律失常和心力衰竭、休克。

5. 甲亢危象症状缓解 3~7 日后可停用碘制剂,目前认为碘制剂较抗甲状腺药物抑制甲状腺激素的合成更为有效。甲亢危象时两者应联合使用。糖皮质激素在甲状腺危象时作用重大,可短暂应用,但应注意其不良反应。

(张　燕)

四、甲状腺相关性眼病

【概述】　甲状腺相关性眼病(thyroid-associated ophthalmopathy,TAO)又称 Graves 眼病(GO),也称为浸润性眼病症,近来又倾向称为 Graves 眼病,是一种与甲状腺功能异常相关的器官特异性自身免疫性疾病。

【发病机制】　至今仍未完全阐明。目前多认为与自身免疫因素有关,近年的研究证明细胞免疫和体液免疫均与突眼的发生有关。

1. 体液免疫　突眼症一般认为系自身免疫性疾病,眶内组织可能与甲状腺存在共同的抗原决定簇,目前的研究发现 TSH 受体本身可能是突眼症的特异性抗原,在严重的突眼患者常有高滴度的 TRAb,并观察到 TRAb 的滴度与突眼的严重程度有关。其他还可能有一些抗原物质也参与其中。

2. 细胞免疫　内分泌突眼症的发生还有 T 细胞介导的自身免疫参与。对患者的眼外肌内浸润的 T 细胞,为 $CD4^+$ 和 $CD8^+$,该种 T 细胞有识别眼外肌抗原(可能为 TSH 受体本身)的功能,能刺激 T 细胞增殖和产生移动抑制因子。约有半数患者存有抗体依赖性细胞介导细胞毒作用(ADCG)。突眼症患者 NK 细胞活性多低下,导致自身抗体生成亢进。

3. 球后成纤维细胞的作用 在免疫因素刺激下,局部的 T 淋巴细胞产生细胞因子如干扰素-γ(IFN-γ),刺激成纤维细胞产生糖胺聚糖并在眼球外组织堆积,使眶内的脂肪组织和肌细胞肿胀,最终可发生纤维化,影响肌细胞功能。

到目前还没有发现独立的遗传因素在内分泌突眼中起显著性作用,一些环境因素被认为与突眼的发生有关,尤其是吸烟和放射性碘治疗。

【诊断要点】

1. 临床表现 起病可急可缓,患者有眼睑水肿、眼球胀痛、畏光流泪、视力减退等症状。眼肌麻痹时可出现斜视和复视。由于睑肌收缩,眼睑不能闭合,可引起角膜干燥,甚至继发溃疡、穿孔。少数病人由于眶内压增高影响了视神经的血液供应,可引起一侧或双侧视盘水肿、视神经炎甚至视神经萎缩,视力丧失。体格检查眼球突出度多在 19～20mm 以上,甲状腺肿大及甲亢表现,突眼的程度与甲亢病情轻重无关。部分患者可伴有局限性黏液性水肿皮损,以胫前发病较多。

2. 影像学检查

(1)眼 A、B 超:A 超可精确测量肌肉厚度,评估肌肉内反射率,B 超对眼外肌肥大敏感,可显示肌肉肥厚的形状。但超声不能反映眶内病变与周围结构的关系及眶内组织全貌,尤其眶后部的改变。

(2)CT 扫描检查:显示多条眼外肌增粗,其中以下直肌和外直肌最为常见。

(3)MRI 检查所能提供的信息和 CT 类似,但 MRI 可做各种角度扫描,还可以用来探测眼外肌的水肿和炎症情况。

(4)眼眶核素扫描:用于反映眼眶部炎症程度,在 TAO 活动性评判中有广泛的应用前景。

3. TAO 病变分级及临床活动性判断

(1)TAO 病变分级(Wemer 分级法):0 级,无明显症状和体征;1 级,无症状仅有轻度体征如上眼睑退缩、凝视和下视时上睑下垂慢于眼球的下移等;2 级,出现眶内软组织受累症状和体征,如异物感、多泪、畏光、结膜、水肿、充血和眼睑增厚等;3 级,出现眼球突出;4 级,眼外肌受累;5 级,角膜受累;6 级,视神经受累。

(2)TAO 临床活动性评分表(CAS)分为 7 项,每项 1 分:①自发性球后疼痛;②眼球运动时疼痛;③眼睑红斑;④结膜充血;⑤结膜水肿;⑥泪阜肿胀;⑦眼睑水肿。CAS≥3 分视为 TAO 活动,积分越多,活动度越高。

(3)诊断标准:①有眼睑退缩:合并眼球突出、眼外肌受累、视神经功能障碍和甲状腺功能异常 4 个特征中之一,TAO 的诊断成立;②无眼睑退缩:必须有甲状腺功能异常,合并眼球突出、视神经功能障碍和眼外肌受累这 3 个特征之一,且无法用其他疾病解释。

【治疗原则】

治疗原则:既要调节全身免疫功能,又要纠正局部损害。

TAO 的治疗:①有效控制甲亢是 TAO 基础性治疗;②根据 TAO 病情程度给予治疗:轻度 TAO 病程一般自限,不需要强化治疗,以局部治疗和控制甲亢为主。中度和重度 TAO 在上述治疗基础上强化治疗。

1. 局部治疗　注意眼睛休息,避免局部刺激,佩戴深色眼镜等避免强光刺激,避免吸烟及被动吸烟,复视者可用单侧眼罩减轻复视,眼裂不能闭合者睡眠时可应用抗菌眼膏、戴眼罩,严重者因眼裂闭合不全造成暴露性角膜溃疡时,可行眼裂缝合手术。

2. 糖皮质激素　是公认的疗效最确切的治疗方法(详见【处方】),在突眼早期应用效果较好。其作用机制主要为抗炎和免疫抑制,同时可减少眶内纤维母细胞合成及释放糖胺聚糖。

3. 免疫抑制药　如环孢素、硫唑嘌呤、甲氨蝶呤、环磷酰胺等也用于甲亢突眼的治疗。亦有报道环孢素剂量<7.5mg/(kg·d)为宜,或硫唑嘌呤每天 30～50mg 或甲氨蝶呤每天 15～20mg 与糖皮质激素联合应用于浸润性突眼。环磷酰胺每日或隔日 200mg 静脉注射和泼尼松每日或隔日 30～60mg 口服,疗程 3～4 周,见效后泼尼松减量至停药,环磷酰胺改为每天口服 50～100mg,维持较长时期。

4. 生长抑素类似物　此类制剂可抑制成纤维细胞增生和糖胺聚糖的合成。如奥曲肽 100μg,每日 3 次,皮下注射,疗程 12 周或兰瑞肽 40mg/次,2 周 1 次,肌内注射,疗程 12 周。

5. 球后放射治疗　除了药物治疗以外,也可以做眼球外部^{60}Co 放射治疗,通常为 10 次,每次 200rad,疗程为 2 周。但放射治疗后可导致眼睛局部炎症加剧,必须暂时性应用糖皮质激素或与糖皮质激素联合应用可以增加疗效。

6. 血浆置换　可迅速去除血浆中自身抗体,对于病程短、眼球突出急骤,有软组织、角膜病变及视力障碍者尤为有效。血浆置换每次 2L,共计 3～4 次,但次方法的疗效为一过性。

7. 外科手术　严重突眼且视力受明显威胁者,可行眶内减压手术治疗。在突眼的急性过程稳定以后,由于肌肉的纤维化或挛缩,常遗留复视或严重视神经病变,可行手术进行矫正。

【处方】　糖皮质激素是治疗 TAO 基本方法,常见的用药途径包括口服、静脉及局部(球后、结膜下)应用。全身用药效果优于局部用药,静脉用药效果优于口服用药,且副作用相似。

1. 泼尼松 60～100mg,分次口服,症状明显改善或连续服用 1 个月后逐渐减量,首次减量不超过原剂量 1/3,后根据病情(每 1～2 周减量 1 次,每次减量 5mg),直至停药或视病情许可停药。

2. 甲泼尼龙激素冲击治疗:目前甲泼尼龙静脉冲击治疗疗程、剂量尚未统一,常见冲击治疗方案如甲泼尼龙 0.5～1.0g 或 [15mg/(kg·d)],每周用药 1～3 次,而后剂量递减,总疗程 3～4 个月,总剂量不宜超过 4.5～6.0g,冲击治疗后改为泼尼松口服,逐渐减量维持治疗或冲击治疗间隔期口服泼尼龙治疗。

3. 局部用药:在全身使用糖皮质激素期间联合应用曲安奈德球后注射,将药物注射到肥大的眼外肌及其周围,可单眼注射、双眼同时注射或双眼交替注射。

【注意事项】

1. TAO 合并甲亢者若甲亢治疗不当,如抗甲状腺药物治疗剂量过大,控制症状过快,或者甲亢控制过度出现甲减情况等均有可能使突眼加重,因此在内科治疗时应注意。

2. 核素[131]I治疗或外科手术治疗后也有突眼加重者,这可能是因甲状腺受损,抗原释放增多所致。所以对合并恶性突眼的 Graves 病患者手术和[131]I 治疗均宜慎重。

3. 糖皮质激素是治疗 TAO 的基本方法,但可导致明显的副作用及不良反应,应明确用药的适应证和禁忌证,关注药物的不良反应。

五、甲状腺功能减退症

甲状腺功能减退症(hypothyroidism,简称甲减)是由多种原因引起的甲状腺激素合成、分泌或生物效应不足所致的全身低代谢综合征,其病理特点是黏多糖在组织和皮肤堆积,表现为黏液性水肿。本病女性较男性多见,且随年龄增长,其患病率逐渐上升。我国报道的临床甲减患病率为 1%,发病率 2.9/1000。①根据病变发生的部位分类:原发性甲减、中枢性甲减或继发性甲减、甲状腺激素抵抗综合征(外周组织甲状腺激素核受体 β 型氨基酸序列异常,拮抗甲状腺激素);②根据病变的原因分类:药物性甲减、手术后或[131]I 治疗后甲减;特发性甲减;垂体或下丘脑疾病(如肿瘤术后)引起的继发性及三发性甲减等;③根据甲状腺功能减低的程度分为临床甲减和亚临床甲减。

【诊断要点】 甲减的诊断包括明确甲减、病变定位及查明病因 3 个步骤。

1. **临床表现**　本病发病隐匿,病程较长,需详细询问病史,大部分患者缺乏特异症状和体征。临床表现以低代谢和交感神经兴奋性下降为主。典型症状包括畏寒、乏力、手足肿胀感、嗜睡、记忆力减退、少汗、关节疼痛、体重增加、便秘,甚至发生麻痹性肠梗阻,女性月经紊乱或月经过多、不孕。

2. **体格检查**　典型患者表情呆滞、反应迟钝、声音嘶哑、听力障碍、面色苍白、颜面或眼睑水肿,唇厚舌大,常有齿痕,皮肤干燥、粗糙、脱屑、皮温低、水肿,手脚皮肤姜黄色,毛发稀疏、干燥,跟腱反射延长、脉率减慢。少数患者出现胫前黏液水肿。累及心脏可见心包积液和心力衰竭。重症患者可发生黏液性水肿昏迷。

3. **辅助检查**

(1)实验室检查

①血清 TSH 和 TT_4、FT_4:是诊断甲减的第一线指标。原发性甲减 TSH 升高,TT_4、FT_4 降低,其程度与甲减呈正相关。甲状腺过氧化物酶抗体(TPOAb)、甲状腺球蛋白抗体(TGAb)是确定原发性甲减病因的重要指标和诊断自身免疫性甲状腺炎(包括桥本甲状腺炎、萎缩性甲状腺炎)的主要指标。

②TSH 兴奋试验:了解甲状腺对 TSH 刺激的反应。垂体性甲状腺功能减退症无反应,下丘脑性甲状腺功能减退症则可呈正常反应或迟发反应;而原发性甲状腺功能减退症,TSH 本已升高,此时可呈过量反应。

③其他指标:轻至中度贫血,总胆固醇、心肌酶如天冬氨酸转氨酶(AST)、乳酸脱氢酶(LDH)、肌酸激酶(CK),肌酸激酶同工酶(CK-MB)均可升高。部分患者泌乳素升高。

(2)心电图:低电压,窦性心动过缓,P-R 间期延长,T 波低平。可有完全性房室传导阻滞。

(3)超声心动图:示室间隔不对称性肥厚,心包积液。

4. **鉴别诊断**　应与特发性水肿、肾疾病、贫血、单纯性肥胖、更年期综合征、精神病、唐氏综合征及自身免疫性多内分泌腺综合征等相鉴别。

【治疗要点】

1. 甲状腺激素替代治疗是甲状腺功能减退症的基本疗法。应用小剂量开始,根据甲状腺功能逐步调整至合适剂量(详见【处方】)。

2. 治疗目标:临床甲减症状和体征消失,TSH、TT_4、FT_4维持正常范围。

【处方】

1. 甲状腺功能减退症起始治疗

甲状腺素片 10～20mg,每日 1 次。

或左甲状腺素钠片 25～50μg,每日 1 次。

每 1～2 周增加甲状腺素片 10～20mg 或左甲状腺素钠片25～50μg 逐步增加至维持剂量。

2. 维持治疗

甲状腺素片 60～180mg,每日 1 次。

或左甲状腺素钠片($L-T_4$) 75～150μg,每日 1 次。

【注意事项】

1. 应用甲状腺激素替代治疗,必须从小剂量开始,尤其年龄>50 岁,有甲状腺功能减退症心脏病或冠心病者更应慎重,避免发生心律失常或加重心肌缺血、诱发冠心病甚至心肌梗死发作。

2. 甲状腺片为动物甲状腺体制剂,其中甲状腺激素含量不稳定,目前推荐左甲状腺钠片($L-T_4$),80% 可吸收,半衰期 7 日。部分药物可影响 T_4 吸收和代谢,如氢氧化铝、碳酸钙、硫糖铝、硫酸亚铁、洛伐他汀、苯巴比妥、苯妥英钠、卡马西平、利福平、异烟肼、胺碘酮、舍曲林、氯喹等,应用这些药物时需增加 $L-T_4$ 量。

3. 儿童用量一般较成人量大,必须补足量防止影响生长发育及智力的发育,维持 T_4 在正常上限。足量替代一般 1 岁下幼儿为 6～8μg/(kg・d),儿童 2～4μg/(kg・d),成人 1.6～1.8μg/

$(kg \cdot d)$,老人 $1.4\mu g/(kg \cdot d)$,老年人替代量一般比成年人少 $20\%\sim30\%$。

4. 妊娠甲减可影响胎儿脑发育,且孕期甲状腺激素需要量增加 $30\%\sim50\%$,由于孕期甲状腺结合球蛋白升高,影响 TT_4 测定,应予测定 FT_4 评估甲状腺功能。妊娠前已确诊为甲减者需调整 L-T_4 剂量。目前国际上部分学者提示 TSH $2.5mU/L$ 为妊娠早期 TSH 正常范围上限。

5. 甲状腺激素替代治疗常需终身服药,定期检测甲状腺功能状态,根据甲状腺功能适当调整药物剂量,长期过量替代治疗可导致骨质疏松、心肌肥厚、心律失常。

6. 黏液性水肿昏迷:黏液性水肿昏迷是一种罕见的危及生命的重症,多见于甲状腺功能减退症的老年患者,通常由其并发疾病所诱发。临床表现为嗜睡、精神异常,木僵甚至昏迷,皮肤苍白、低体温、心动过缓、呼吸衰竭和心力衰竭等。本病预后差,病死率达 20%。治疗原则:①祛除或治疗诱因:感染占 35%;吸氧,必要时行气管插管,辅助通气;保温。②补充甲状腺激素(L-T_4)$300\sim400\mu g$,立刻静脉注射,继之 L-T_4 $50\sim100\mu g/d$ 静脉注射,直至患者能口服后换用片剂。③补充糖皮质激素,每 $4\sim6$ 小时给予氢化可的松 $50\sim100mg$,静脉滴注。④纠正代谢紊乱,注意水、电解质平衡。⑤对症治疗:伴呼吸衰竭、低血压、贫血、心力衰竭等采取相对应抢救措施。

7. 亚临床甲减:对于 $TSH>10\mu U/ml$ 的患者,适宜用小剂量 L-T_4 使 TSH 控制在 $0.3\sim3.0\mu U/ml$,TSH 升高但不超过 $10\mu U/ml$ 患者的替代治疗尚存在不同意见,但一般认为对甲状腺自身抗体阳性和(或)甲状腺肿大者也应当治疗。若不用 L-T_4,则应定期随访。

(张　燕)

六、甲状腺炎

(一)急性化脓性甲状腺炎

急性化脓性甲状腺炎(acute suppurative thyroiditis,AST)又称急性细菌性甲状腺炎,是由细菌病原体引起的甲状腺化脓性炎症,最常见的是金黄色葡萄球菌、溶血链球菌、肺炎链球菌或厌氧球菌,多继发于口腔、颈部等部位的细菌感染。随着抗生素的应用,AST 已较为罕见,其发病率尚无明确报道。

【诊断要点】

1. 临床表现　20-40 岁女性多见,可发生于任何年龄。急性起病,发热,体温多在 38～39℃,畏寒、寒战,甲状腺肿大,红肿疼痛明显,疼痛剧烈时,出现吞咽困难。多有波动感、化脓。可伴心动过速、头痛、头晕,周身乏力,全身疼痛等不适症状,体格检查触诊甲状腺肿大可为单侧或双侧,可有红、肿、热、痛及波动感,往往拒绝触摸。

2. 辅助检查

(1)实验室检查

①白细胞显著增多,可达(10～20)×10⁹/L,中性粒细胞比例常在 80％～90％及以上。血沉、C 反应蛋白(CRP)明显升高。

②甲状腺功能:甲状腺功能水平正常,亦可有一过性甲状腺毒症表现,一般无需治疗可恢复。

③咽拭子培养可发现葡萄球菌等致病菌。

(2)甲状腺核素扫描:表现为冷结节或在相关部位碘摄取缺失。

(3)细针穿刺(FNA):疑为急性化脓性甲状腺炎需细针穿刺、涂片和培养。

(4)甲状腺超声:可清楚显示病灶部位、大小、形态、内部回声及周围组织的关系及受累淋巴结的情况。

3. 鉴别诊断　任何与急性触痛、颈前包块相关的疾病,包括亚急性甲状腺炎、颈前蜂窝织炎、腺瘤或肿瘤急性内出血、甲状舌骨囊肿和腮腺囊肿。

【治疗要点】

1. 急性化脓性甲状腺炎时应根据鉴定病原菌选择有效抗生素治疗。

2. 出现波动感时，需穿刺抽脓或切开引流排脓，均可减少疼痛与发热。

3. 如有梨形陷窝内瘘亦应及时手术切开治疗。

(二)亚急性甲状腺炎

亚急性甲状腺炎(subacute thyroiditis)，是指亚急性疼痛性甲状腺炎。亚急性痛性甲状腺炎又称肉芽肿性甲状腺炎、巨细胞性甲状腺炎、亚急性非化脓性甲状腺炎、病毒性甲状腺炎等。它是甲状腺的一种自限性炎症状态，多由病毒感染引起，以短暂性甲状腺组织损伤伴全身炎症反应为特征。病程持续数周至数个月，有复发可能，一般不遗留甲状腺功能减退症。该病占就诊甲状腺疾病的 3%～5%，易发年龄 30—50 岁，女性发病率较高。

【诊断要点】

1. 临床表现　发病前数周可有上呼吸道感染征象。亦有些患者起病急剧、无明显前驱表现。甲状腺区明显疼痛及触痛，可放射至咽部、耳根部，吞咽时疼痛加重。同时可有乏力、周身不适、食欲减退、肌肉疼痛、轻度至中度发热等。体格检查甲状腺轻至中度肿大，质地较硬，偶有单侧肿大明显，少数患者有颈部淋巴结肿大。

2. 辅助检查

(1)实验室检查：白细胞正常或轻度升高，红细胞沉降率明显增快，C 反应蛋白升高。

甲状腺功能在不同阶段有特征性的变化。①甲状腺毒症阶段：T_3/T_4 水平升高，TSH 被抑制，甲状腺球蛋白水平升高，摄碘率降低([131]I 摄取率 24 小时＜2%)，血清甲状腺激素水平和甲状腺摄碘能力的"分离现象"是临床诊断所必需。②甲状腺功能减退阶段：T_4（有时伴 T_3）降低，TSH 升高。③恢复阶段：各项指标趋于正常。极少数患者遗留永久性甲状腺功能减退。血清甲状腺球蛋白（Tg）水平显著升高，与甲状腺破坏程度相一致。

（2）超声图像：甲状腺叶弥漫性轻度或中度肿大，内部回声分布不均匀，炎症病灶区可见低回声或无回声。CDFI 显示低回声或无回声区内血流信号消失或减少。

（3）细胞学检查：如诊断困难可做细针穿刺细胞学检查（FNAC）。早期典型细胞学涂片可见多核巨细胞、片状上皮样细胞，不同程度炎症细胞；晚期往往见不到典型表现。

（4）甲状腺核素扫描：早期甲状腺无摄取或摄取低下对诊断有帮助。

3. 诊断依据　根据急性起病，发热等全身症状及甲状腺疼痛、肿大且质硬，结合红细胞沉降率、CRP 升高，血清甲状腺激素浓度升高与甲状腺摄碘率降低双向分离可诊断此病。

4. 鉴别诊断　包括任何与急性触痛，痛性、颈前包块相关的疾病，如急性化脓性甲状腺炎、桥本甲状腺炎、甲状腺出血或坏死，甲状腺囊肿或甲状舌骨囊肿。

【治疗要点】

1. 亚急性甲状腺炎是一种自限性疾病，大多仅需对症治疗即可。轻症患者无需治疗。

2. 多数患者在非甾体抗炎药物治疗后症状缓解。如果局部或全身症状严重可给予糖皮质激素治疗。注意该病有 20% 复发率，一旦复发需重新开始激素治疗，撤药更需缓慢，临床症状及红细胞沉降率指标正常后逐渐减量至停药（详见【处方】）。

【处方】

1. 泼尼松 10～20mg，每日 2～4 次，口服。在 1～2 周后，泼尼松可每 2～3 日减少 5mg，疗程 1～2 个月。如果疼痛不能快速缓解，则应质疑亚急性甲状腺炎的诊断。减量过程中疼痛加重或复发,可加量和重新开始减量。

2. 非甾体抗炎药

布洛芬缓释胶囊　0.3g,每日 2 次,口服。

或阿司匹林　0.5～1g,每日 3 次,口服。

或吲哚美辛　25～50mg,每日 3 次,口服。

或塞来昔布　100mg,每日 1 次,口服。

3. 出现甲状腺毒症时 β 肾上腺素能受体阻断药可缓解症状,不推荐抗甲状腺药物。

普萘洛尔　10～20mg,每日 3 次,口服。

或阿替洛尔　12.5～100mg,每日 2～3 次,口服。

或美托洛尔　12.5～100mg,每日 2 次,口服。

4. 约 10% 患者遗留永久减退,需长期甲状腺激素替代治疗。每 2～4 周检测甲状腺功能,依据甲状腺功能调整剂量。

甲状腺素片　40mg,每日 1 次,口服。

或左甲状腺素钠(L-T$_4$)　25μg,每日 1 次,口服。

(三)慢性淋巴细胞性甲状腺炎

慢性淋巴细胞性甲状腺炎(chronic lymphocytic thyroiditis)也称为桥本甲状腺炎,是公认的器官特异性的自身免疫疾病。其病理特征是甲状腺组织内淋巴细胞浸润、滤泡细胞萎缩或增生、纤维化。是引发甲状腺功能减退的最常见原因。本病起病缓慢、隐匿,可发生于各年龄组,主要见于 30－50 岁,女性多见。

【诊断要点】

1. 临床表现　一般甲状腺呈弥漫性对称性肿大,无疼痛,质地较坚韧,表面凹凸不平。部分患者甲状腺可不大。本病早期仅为 A-TPO 阳性,无临床症状。晚期出现甲状腺功能减退的表现,如怕冷、心动过缓、便秘,甚至黏液性水肿等;多数病例以甲状腺肿或甲减症状首次就诊。

2. 辅助检查

(1)实验室检查

①甲状腺自身抗体测定:慢性淋巴细胞性甲状腺炎患者中90％TPOAb、20％～50％TgAb滴度显著升高,是最有意义的诊断指标。

②甲状腺功能测定:甲状腺功能损伤时可以出现亚临床甲减(血清 TSH 增高,TT_4 和 FT_4 正常)和临床甲减(血清 TSH 增高,TT_4 和 FT_4 减低)。

(2)甲状腺超声检查:腺体内部回声减弱,欠均匀、呈弥漫性改变。

FNAC检查:细针细胞穿刺活检细胞涂片示成堆淋巴细胞,甲状腺滤泡细胞出现嗜酸变性。

(3)甲状腺摄碘率:早期可以正常,甲状腺滤泡破坏后降低,伴发 Graves 病可增高。

(4)甲状腺核素扫描:可显示不规则浓聚与稀疏,或呈"冷结节"改变。

3. 鉴别诊断　该病需与甲状腺恶性肿瘤、单纯性甲状腺肿及Graves 病相鉴别。

【治疗要点】

1. 大多数慢性淋巴细胞性甲状腺炎患者甲状腺功能正常,甲状腺肿大也较轻微,无需治疗。

2. 对于明显甲状腺功能减退者应使用甲状腺激素替代治疗。

3. 对于少数压迫气管及周围器官的巨大甲状腺肿,以及甲状腺肿大伴持续疼痛,同时药物治疗无效者,应实施手术治疗。

【处方】

1. 甲状腺功能减退者　年龄大,特别伴有心血管疾病患者应小剂量(如 12.5～25μg/d L-T_4)开始治疗;亚临床甲状腺功能减退者中 TSH＞10U/L 时,80％将发展成为甲状腺功能减退,也应予以替代治疗。

甲状腺素片　20～40mg,每日 1 次,口服。逐渐增量至120～180mg,每日 1 次,口服。

或 L-T$_4$ 25～50μg，每日 1 次，口服。逐渐增量至 100～200μg，每日 1 次，口服。

2. 甲状腺功能亢进者 每 2～4 周检测甲状腺功能，依据甲状腺功能调整剂量。

丙硫氧嘧啶(PTU) 100～150mg，每日 3 次，口服。

或甲巯咪唑(MMI) 10～15mg，每日 3 次，口服。

3. 伴有心率快者可加用 β 受体阻断药缓解症状

普萘洛尔 10～20mg，每日 3 次，口服。

或阿替洛尔 12.5～100mg，每日 2～3 次，口服。

或美托洛尔 12.5～100mg，每日 2 次，口服。

4. 甲状腺肿大迅速或伴有疼痛、压迫症状者

泼尼松 10～20mg，每日 2～4 次，口服。在 1～2 周后，泼尼松可每 2～3 日减少 5mg，疗程 1～2 个月。

或甲泼尼龙 40～80mg，每日 1 次，静脉滴注。在 1～2 周后，剂量减半或调整为泼尼松口服治疗。

或甲状腺局部注射地塞米松 10mg(每侧 5mg)，每周 1 次，共 5 次左右。

(四)无痛性甲状腺炎

无痛性甲状腺炎(painless thyroiditis，PT)又称为静息型甲状腺炎(silent thyroiditis，ST)，是甲状腺炎的一种特殊类型。自 1971 年 Hamburger 首先描述 1 例称为"潜在型亚急性甲状腺炎"以来，越来越多的学者相继报道此类病例，并承认这是一种独立的自身免疫性疾病。PT 具有亚急性甲状腺炎和慢性淋巴细胞性甲状腺炎的共同特点，但又不完全相同。疾病特点为甲状腺毒症为自限性，组织学表现为淋巴细胞浸润。本病与病毒感染无关，也不同于甲状腺炎，淋巴细胞浸润程度低，不伴生发中心形成。此外，本病尚有亚急性非化脓性甲状腺炎、产后无痛性甲状腺炎等名称。

【诊断要点】

1. 临床表现 典型症状包括突然出现甲状腺毒症,如神经过敏、怕热、心悸、体重减轻。约半数患者出现甲状腺轻度弥漫性肿大,质地稍硬,无疼痛,无血管杂音。

2. 辅助检查

(1)实验室检查

①甲状腺自身抗体测定:约半数患者中 TPOAb、TgAb 阳性,滴度升高,TPOAb 增高常更明显。少数患者存在 TSAb 或 TSBAb。自身抗体阳性不作为必备诊断条件。

②甲状腺功能测定:甲状腺毒症期血清 T_3、T_4 增高,T_3/T_4 比值<20 对诊断有帮助,甲减期减低,恢复期逐渐恢复正常。在甲状腺毒症症状出现之前 TG 已经明显升高,可持续多至 2 年,但该指标对诊断意义不大。

(2)甲状腺摄碘率:甲状腺毒症阶段<3%,是重要的鉴别指标,恢复阶段甲状腺摄碘率逐渐回升。

(3)甲状腺超声检查:腺体内部回声减弱,欠均匀、呈弥漫性改变。

(4)FNAC 检查:细针穿刺活检细胞涂片示成堆淋巴细胞,甲状腺滤泡细胞出现嗜酸变性。

(5)甲状腺核素扫描:可显示甲状腺无摄取或摄取率低下。

3. 鉴别诊断 本病很难与无突眼、甲状腺肿大不大的 Graves 病鉴别;后者病程较长,甲状腺毒症症状更明显,T_3/T_4 比值往往>20,甲状腺摄碘率增高伴高峰前移。必要时可行甲状腺细针穿刺病理检查鉴别。

【治疗要点】

1. 甲状腺毒症阶段 由于甲状腺毒症是由于甲状腺滤泡完整性受破坏,导致甲状腺激素溢出至血液循环所致,而非甲状腺激素合成过多,故避免应用抗甲状腺药物及放射性碘治疗。β受体阻断药可缓解患者的临床症状。糖皮质激素可缩短甲状腺毒症病程,但并不能预防甲减发生,一般不主张使用。

2. 甲减期　一般不需要治疗,如症状明显或持续时间久,可短期小剂量甲状腺激素治疗,数个月后停用。每 2～4 周检测甲状腺功能,依据甲状腺功能调整剂量。永久性甲减患者需终身替代治疗(详见【处方】)。

【处方】

甲状腺素片　40mg,每日 1 次,口服。

或左甲状腺素钠(L-T$_4$)　25μg,每日 1 次,口服。

(张　燕)

七、甲状腺肿瘤

甲状腺肿瘤(thyroid tumor)是一常见的肿瘤,以颈前部肿块为主要症状。根据其分化程度和生物学特征可分为良性及恶性两大类。良性肿瘤可分为甲状腺腺瘤和囊肿。恶性肿瘤 95％以上为原发性甲状腺癌,极少数可有恶性淋巴瘤及转移瘤。

【诊断要点】　对任何年龄出现的甲状腺肿块,无论单发或多发,包块质地、光滑度如何,均应提高警惕。青年或儿童患者近期出现的孤立单发结节、质硬而不规则、有压迫症状或颈部淋巴结肿大,或静止期包块近期增大,尤其儿童期颈部有 X 线照射史均提示恶性肿瘤。

1. 临床表现

(1)颈前肿块:颈前有结块肿大是本病最基本的临床特征,也是诊断本病的主要依据。但甲状腺肿大可见于多种甲状腺疾病,若触及表面不光滑,边缘不清楚,并且固定不动的无痛肿块,则绝大可能为恶性肿瘤。

(2)甲状腺功能紊乱症状:部分甲状腺肿瘤转化为毒性结节时,可伴有甲状腺功能亢进,出现心悸、烦躁、汗出、恶热、易于激动、手抖等高代谢症状;当甲状腺肿瘤有退行性变时,可伴有神疲、乏力、畏寒等甲状腺功能减退的症状。但大多数甲状腺肿患者甲状腺功能在正常范畴,临床无甲状腺功能紊乱的表现。

(3)局部压迫症状:在肿瘤增大时,部分患者可有局部压迫症状,压迫气管可引起胸闷、气憋、咳嗽;压迫声带可致声带麻痹,声音嘶哑;压迫颈交感神经,可出现 Horner 综合征等。

2. 辅助检查

(1)甲状腺功能检查:一般均在正常范围,少数患者可出现甲状腺功能亢进,个别发生退行性变时可有甲状腺功能减退。

①促甲状腺激素:所有甲状腺结节患者均应检测 TSH 水平,研究显示甲状腺结节患者 TSH 水平低于正常,其结节恶性比例低于伴 TSH 水平正常或升高者。

②甲状腺球蛋白(Tg):是甲状腺滤泡上皮细胞产生的特异性蛋白,多种甲状腺疾病可导致其升高。如分化型甲状腺癌、甲状腺肿、甲状腺组织炎症或损伤、甲亢等,但 Tg 不能鉴别甲状腺结节的良恶性。

③降钙素(Ct):由甲状腺滤泡旁细胞(C 细胞)分泌。血清 Ct>100pg/ml 提示甲状腺髓样癌(MTC)。但 MTC 发病率低,血清 Ct 升高但不足 100pg/ml 时,诊断 MTC 的特异性较低。

(2)超声波检查:高分辨率超声检查是评估甲状腺结节的首选方法。对于触诊怀疑,或在 X 线、CT、MRI 或[18]F-FDG 正电子断层成像(PET)检查中提示的"甲状腺结节",均应进行颈部超声检查。颈部超声可明确甲状腺结节的大小、数量、位置、质地(实性或囊性)、形态、边界、包膜、钙化、血供和周围组织的关系等情况,同时评估颈部区域有无淋巴结和淋巴结的大小、形态和结构特点。

(3)[131]I甲状腺扫描:可发现肿瘤的结节阴影,随其摄取功能的不同,可有热结节、温结节、凉结节、冷结节之分。甲状腺肿瘤以冷结节居多。尤其对于直径>1cm 且伴有血清 TSH 降低的甲状腺结节,应行[131]I 或[99m]Tc 核素显像,可判断结节是否有自主摄取能力。

(4)甲状腺 CT 检查:CT 检查中可观察气管有无移位被压的迹象,甲状腺肿瘤有无钙化,良性肿瘤较少有钙化,而癌肿发生钙化的较多,其钙化阴影呈磨玻璃状,边缘多不规则,这对肿瘤的性质及肿瘤与周围邻近组织器官的关系判断有一定帮助。

(5)正电子发射计算机断层扫描(positron emission tomography,PET):可用于甲状腺癌颈部淋巴结转移及远处转移和复发的诊断,但 PET 费用昂贵,普及率低,难以广泛应用。

(6)甲状腺细针穿刺活检(FNAB):术前评估甲状腺结节良恶性时,FNAB 是敏感和特异度最高的方法。超声引导下 FNAB 可以提高取材成功率和诊断准确率。对于直径>1cm 的甲状腺结节均可考虑 FNAB 检查。但在下述情况下,FNAB 不作为常规:①经甲状腺核素显像证实为有自主摄取功能的"热结节";②超声提示为纯囊性的结节;③根据超声影像已高度怀疑为恶性的结节。

总之,本病的诊断主要依据于局部触诊及超声波、^{131}I 甲状腺扫描及甲状腺细针穿刺活检。

【治疗要点】

1. 甲状腺良性肿瘤

(1)内科治疗:适用于老年体弱,合并其他疾病的患者,拒绝外科治疗的患者。

①TSH 抑制疗法:应用左甲状腺素钠(L-T$_4$)100μg/d,可使 TSH 下降 0.05mU/L,可使肿瘤缩小,如给药 6～12 个月不见肿瘤缩小即为无效,无效者多见为滤泡状腺瘤。

②乙醇经皮注入疗法(PETT):在超声引导下由技术熟练者实施。对于囊泡状病变,将囊泡中内容物完全吸净,按吸出量 1/10 的纯乙醇,从原部位注入。对于实质性病变(<4cm 者)用纯乙醇 2ml 注入瘤体内。注入过程要严格防止乙醇外漏损伤喉返神经而引起麻痹。

③放射性碘治疗:主要适用于功能性结节患者。大剂量^{131}I,

使病变部位产生甲状腺激素的肿瘤细胞受到强照射后引起坏死，由放射科医师掌握给予的放射剂量。

(2)手术治疗：①绝对适应证：肿瘤急速增大，压迫气管引起呼吸困难者；压迫上腔静脉引起上腔静脉综合征者；肿瘤内出血，肿块迅速增大产生压迫症状、疼痛者等。②相对适应证：细胞病理诊断不能完全排除甲状腺恶性肿瘤者，功能性腺瘤，反复抽吸仍大量贮留的囊泡状结节。

2. 甲状腺恶性肿瘤

(1)手术治疗：甲状腺分化癌，对于低危人群，国内外指南均推荐甲状腺腺叶＋峡叶切除术及术后甲状腺激素抑制治疗；对于高危人群(男性＞40岁、女性＞50岁，肿瘤包膜外侵犯，肿瘤直径＞4cm及合并远处转移)接受近全/全甲状腺切除术，术后给予放射性[131]I治疗及甲状腺激素抑制治疗。甲状腺未分化癌，唯一治疗方法是手术，放射性[131]I治疗及甲状腺激素抑制均无效，术式：近全/全甲状腺切除术＋功能性颈部淋巴结清扫术。

(2)放射性核素[131]I治疗：放疗通常在术后2～3周。治疗前要求患者低碘饮食1～2周(停用2～3周L-T$_4$或使用重组人TSH，使TSH＞30mU/L)，避免应用含碘造影剂和药物(如胺碘酮)。首次清甲多采用固定剂量：3.7GBq(100mCi)的[131]I，儿童患者需要根据体重或体表面积来调整剂量。清甲兼顾清灶时直接应用3.7～7.4GBq(100～200mCi)。

(3)全身化疗：对于分化型甲状腺癌的全身化疗用药，一线用药紫杉醇类、蒽环类和铂类；二线用药主要是抗微管类药物，主要有伊沙匹隆、康普瑞汀等。

(4)TSH抑制治疗：应根据肿瘤进展危险度及TSH抑制治疗不良反应，采取不同程度TSH抑制治疗。

肿瘤进展高危，TSH抑制治疗不良反应低危的患者，将TSH抑制到检测不出(＜0.1mU/L)。

肿瘤进展高危，TSH抑制治疗不良反应中高危险的患者，初治时，TSH 抑制到 0.1mU/L 以下，后根据临床情况调整 TSH。

肿瘤进展高危，随访 5～10 年为临床或生化肿瘤完全缓解者，TSH 可放宽至 0.1～0.5mU/L。

肿瘤进展中危，TSH 抑制治疗不良反应中高危患者，初治 1 年将 TSH 抑制至 0.1mU/L 以下。

随访期肿瘤进展中危，TSH 抑制治疗不良反应高危患者，根据临床情况调整 TSH；随访 5～10 年后，没有临床或影像证明肿瘤存在，TSH 控制于 0.5～2mU/L。

肿瘤进展低危，TSH 抑制治疗不良反应低危的患者：初治时 TSH 控制在 0.1～0.5mU/L；一旦肿瘤临床完全缓解，无病生存的 TSH 可保持正常范围低限。

肿瘤进展低危，TSH 抑制治疗不良反应中高危患者，初治时 TSH 控制在 0.5～1mU/L；无病随访期可将 TSH 控制于正常范围内。

TSH 抑制治疗通常采用左甲状腺素钠（L-T_4），剂量个体化［通常 75～150μg/d 或 1.5～2.5μg/(kg·d)］，根据复查的甲状腺功能状态进行调整。

（张　燕）

第3章

甲状旁腺疾病

一、原发性甲状旁腺功能亢进症

原发性甲状旁腺功能亢进症（primary hyperparathyroidism，PHPT，简称原发性甲旁亢）系甲状旁腺组织本身病变致甲状旁腺激素（parathyroid hormone，PTH）合成、分泌过多而导致的钙、磷和骨代谢紊乱的一种全身性疾病。主要表现为骨骼和泌尿系病变，患者可有多种症状和体征，包括反复发生的肾结石、消化性溃疡、精神改变及广泛的骨吸收。无症状 PHPT 患者只表现为血清钙、磷生化改变和血 PTH 升高。该病女性多见，男女比约为 1:3，大多数为绝经后女性，儿童期发病少见。PHPT 有腺瘤、增生和腺癌 3 种病理改变，以腺瘤为常见。其可以是多发性内分泌腺瘤病 1 型（MEN-1）和 2A 型（MEN-2A）的组分之一。

【诊断要点】

1. 临床表现

（1）高钙血症症状：血钙升高所引起的症状可影响多个系统。神经肌肉系统可出现淡漠、嗜睡、性格改变、反应迟钝、记忆力减退、情绪不稳定、肌张力减退等。消化系统可出现食欲缺乏、恶心、呕吐、反酸、腹胀腹痛、便秘、消化性溃疡、急慢性胰腺炎等。软组织钙化可引起非特异性关节痛。皮肤钙盐沉积可引起皮肤瘙痒。

（2）骨骼病变：全身或局部的骨关节疼痛，伴明显压痛。开始症状是腰腿痛,逐渐发展到全身骨及关节,可出现活动受限。典型病变是广泛脱钙,纤维囊性骨炎,骨囊肿形成。严重者可有骨畸形及病理性骨折。常伴有骨量减少和骨质疏松。

(3)泌尿系症状:患者常可出现烦渴、多饮和多尿。可反复发生泌尿系统结石或肾实质钙化,表现为肾绞痛、血尿或砂石尿等,可引起尿路梗阻和尿路感染,如不及时治疗,可进一步影响肾功能。肾钙质沉着症可引起肾功能不全。

(4)体征:少数患者颈部可触及肿物。骨骼有压痛、畸形、局部隆起和身材缩短等表现。心电图示心动过速,Q-T 间期缩短,可伴心律失常。

2. 辅助检查

(1)实验室检查

①血清钙:甲旁亢时血清总钙值持续性或波动性增高,少数人可正常,需要多测几次。血清钙浓度>2.75mmol/L 称为高钙血症,在没有高钙血症时,仍要警惕血钙正常的 PHPT 可能。如多次测定血总钙水平正常,需注意是否合并维生素 D 缺乏、佝偻病/骨软化、低蛋白血症等因素。

②血清磷:甲旁亢时血清磷水平降低,肾功能不全时血清磷水平可正常或增高。

③血清碱性磷酸酶(ALP):甲旁亢时血总 ALP 增高,但应排除肝胆系统病变。

④血 PTH:原发性甲旁亢患者血 PTH 水平增高,血 PTH 升高程度与血钙浓度、肿瘤大小呈正相关。

⑤24 小时尿钙:甲旁亢患者尿钙排出增加。

⑥24 小时尿磷:甲旁亢患者尿磷排出增加,但受饮食因素影响较大。

⑦骨转换指标:反映骨吸收的指标如血清Ⅰ型胶原羧基末端肽(S-CTX)、抗酒石酸酸性磷酸酶(TRAP)、尿吡啶啉(Pyr)等;反映骨形成的指标如骨钙素(OC)、Ⅰ型原胶原 N-端前肽(PINP)、

Ⅰ型原胶原 C-端前肽(PICP)等。因 PTH 增强骨转换,上述骨转换指标可增高。

(2)颈部超声:高分辨率超声探头可显示较大的病变腺体,敏感性可达 80%左右,可发现直径 1cm 以上的腺瘤,但不能发现异位和胸骨后甲状旁腺病变。

(3)颈部和纵隔 CT:能发现纵隔内病变,对位于前上纵隔腺瘤的诊断符合率为 67%。可检出直径 1cm 以上的病变。对手术失败的病例,可利用高分辨 CT 检查以除外纵隔病变。

(4)磁共振成像:诊断价值不如 CT,其敏感性为 56%,特异性为 85%。

(5)放射性核素检查:采用 ^{99m}Tc-甲氧基异丁基异腈(^{99m}Tc-MIBI)行甲状旁腺显影,可检出直径 1cm 以上的病变,敏感性和特异性均在 90%以上。

(6)选择性甲状腺静脉取血测 PTH:是有创性 PHPT 定位检查手段。血 PTH 的峰值点反映病变甲状旁腺的位置,特异性强、费用高,定位诊断率 70%~90%。

(7)骨骼 X 线检查:骨膜下骨吸收,骨囊性变,纤维囊性变,多发性骨折和骨畸形。早期患者 X 线征可不明显。

(8)骨密度测定:可有骨质疏松或骨量较少。常用的骨密度测量方法为单光子吸收法、双能 X 线吸收法、定量计算机断层扫描测量法。

(9)泌尿系统影像学:腹部 X 线摄片及泌尿系超声可发现结石。

3. 诊断标准

(1)具备以下第 1~8 项即可诊断 PHPT:①血清钙经常>2.5mmol/L;②血清无机磷低下或正常下限(<1.13mmol/L);③血氯上升或正常上限(>106mmol/L);④血 ALP 升高或正常上限;⑤尿钙排泄增加或正常上限(>200mg/d);⑥复发性两侧尿路结石,骨吸收加速;⑦血 PTH 增高(>0.6ng/ml)或正常上限;⑧无恶性肿瘤。

（2）PHPT 高钙危象诊断标准：① 血清钙水平 ＞ 3.75mmol/L;②PTH 水平升高;③临床出现危象症状。

4. 鉴别诊断

（1）多发性骨髓瘤：可有局部和全身性骨痛、骨质破坏及高钙血症。通常球蛋白、特异性免疫球蛋白增高,血沉增快,尿中本-周（Bence-Jones）蛋白阳性,骨髓可见瘤细胞。血 ALP 正常或轻度增高,血 PTH 正常或降低。

（2）恶性肿瘤：恶性肿瘤性高钙血症常见于：①肺、肝、甲状腺、肾、肾上腺、前列腺、乳腺和卵巢肿瘤的溶骨性转移。血磷正常,血 PTH 正常或降低。临床上有原发肿瘤的特征性表现。②假性甲旁亢（包括异位性 PTH 综合征）,患者不存在溶骨性的骨转移癌,但肿瘤（非甲状旁腺）能分泌体液因素引起高钙血症。体液因素包括 PTH 类物质、前列腺素和破骨性细胞因子等。

（3）结节病：有高血钙、高尿钙、低血磷和 ALP 增高,与甲旁亢颇相似,但无普遍性骨骼脱钙,血浆球蛋白升高,血 PTH 正常或降低。类固醇抑制试验有鉴别意义。

（4）继发性甲旁亢：其原因很多,主要有：①各种原因引起低血钙和高血磷,均可刺激甲状旁腺增生、肥大,分泌过多的 PTH。如慢性肾功能不全、维生素 D 缺乏,胃、肠道及肝胆、胰疾病,长期磷酸盐缺乏和低磷血症等。②假性甲状旁腺功能减退（由于 PTH 效应器官细胞缺乏反应,血钙过低、血磷过高）,刺激甲状旁腺,使 iPTH 增高。③降钙素过多（如甲状腺髓样癌分泌降钙素过多）。④其他（如妊娠、哺乳、皮质醇增多症）等。

（5）肾性骨营养不良：骨骼病变有纤维性囊性骨炎、骨硬化、骨软化和骨质疏松 4 种。血钙降低或正常,血磷增高,尿钙排量减少或正常,有明显的肾功能损害。

【治疗要点】 治疗原则：以手术治疗为主,内科缓解症状治疗为辅。

1. **一般处理** 多饮水,限制食物中钙的摄入量,如忌饮牛奶,注意补充钠、钾和镁盐等,并忌用噻嗪类利尿药、碱性药物和抗惊厥药物。

2. **手术治疗** 为首选治疗方法,手术指征如下。

(1)有症状的 PHPT 患者。

(2)无症状的 PHPT 患者合并以下任一情况:①血钙高于正常上限 0.25mmol/L(1mg/dl);②肾损害,肌酐清除率＜60ml/min;③任何部位骨密度 T 值＜－2.5,和(或)出现脆性骨折;④年龄＜50 岁;⑤患者不能接受常规随访。

(3)无手术禁忌证,病变定位明确者。90％甲旁亢患者可通过成功的手术治疗有效缓解症状,降低血钙和血 PTH 水平。术后可出现低钙血症,轻者手、足、唇和面部发麻,重者手足搐搦,应积极予以补钙治疗。

3. **药物治疗** PHPT 患者如出现严重高钙血症甚至高钙危象时,需及时处理。对于不能手术或拒绝手术的患者,可考虑药物治疗及长期随访。对高钙血症的治疗取决于血钙水平和临床症状。通常对轻度高钙血症患者和无临床症状的患者,暂无需特殊处理;对出现症状和体征的中度高钙血症患者,需积极治疗。当血钙＞3.5mmol/L 时,无论有无临床症状,均应立即采取有效措施降低血钙水平。髓襻利尿药(如呋塞米)可抑制肾小管髓襻升支对钙的重吸收,增加尿钙排出。双膦酸盐类可通过抑制骨吸收降低血钙。降钙素能够抑制破骨细胞活性,快速降低血钙。经上述治疗无效或严重危及生命时,可行血液透析或腹膜透析降低血钙。长期治疗药物还包括雌激素受体替代治疗(HRT)、选择性雌激素受体调节药(SERM)和拟钙化合物。

【处方】

1. 高钙血症

(1)西咪替丁:每次 200mg,每 8 小时 1 次,口服。

(2)阿仑膦酸钠:每次 70mg,每周 1 次,口服。

(3)拟钙化合物:西那卡塞,每次 30mg,每日 2 次,口服。

2. **高钙危象(血清钙>3.75mmol/L)**

(1)补液扩容:生理盐水 4～8L 第 1 日静脉滴注(最初 6 小时输入总量的 1/2～1/3)。小儿、老年人及心、肾、肺衰竭者应慎用,并将部分生理盐水用 5％葡萄糖液代替。

(2)利尿:呋塞米(速尿)20～40mg,每日 3～4 次静脉注射。

(3)双膦酸盐:①帕米膦酸钠 30～60mg,1 次/日,静脉滴注,通常加入 500ml 液体中静脉滴注 4 小时以上;②唑来膦酸钠 4mg,1 次/日,静脉滴注,通常加入 100ml 液体中静脉滴注 15 分钟以上;③伊班膦酸钠 2～4mg,1 次/日,静脉滴注,通常加入 500ml 液体中静脉滴注 2 小时以上。

(4)降钙素:鲑鱼降钙素 2～8U/kg,鳗鱼降钙素 0.4～1.6U/kg,每 6～12 小时 1 次,皮下或肌内注射,或酌情增减剂量。密钙息每次 100U,每 6 小时 1 次,肌内注射。益钙宁每次 40U,每 6 小时 1 次,肌内注射。

(5)西咪替丁:每次 200mg,每 6 小时 1 次,口服。

(6)糖皮质激素:氢化可的松每日 200～300mg,静脉滴注。

(7)用无钙透析液进行血液或腹膜透析。

【注意事项】

1. 手术前应先行内科治疗,将高血钙控制在安全范围内(<3.5mmol/L)。

2. 术后监测:病变甲状旁腺成功切除后,血钙及 PTH 在术后短期内降至正常,甚至出现低钙血症。术后 1 周血钙和 PTH 仍未纠正者,提示手术失败,需警惕甲状旁腺异位,甲状旁腺切除不足,甲状旁腺癌或复发。

3. 骨饥饿综合征:多见于术前骨骼受累严重者,术后随着钙、磷大量沉积于骨组织,出现低钙血症、低磷血症,导致手足搐搦,严重者需补充大量钙剂。

4. 术后随访：术后随访观察内容包括：症状、体征、血钙、血磷、骨转换指标、PTH、尿钙等，复查时间为 3～6 个月 1 次，病情稳定者可逐渐延长至每年 1 次。

5. 双膦酸盐多用于严重高钙血症，用药前需要检查肾功能，要求肌酐清除率＞35ml/min。少数患者可出现体温升高，有时会出现类似流感样症状，可予以对症处理。

6. 降钙素半衰期短，每日需多次注射。但其降低血钙的效果存在脱逸现象（多在 72～96 小时发生），不适于长期用药。高钙危象时可用于双膦酸盐药物起效前的过渡期。

7. 高钙危象时，必须注意迅速扩容和有效利尿，细胞外液容量补足后再使用呋塞米，但应警惕水、电解质紊乱。由于噻嗪类利尿药可减少肾钙的排泄，加重高钙血症，因此绝对禁忌。

8. 服用西咪替丁后血浆肌酐上升，故肾功能不全或肾病继发甲旁亢高血钙患者要慎用。

9. 短期雌激素替代治疗主要适用于无雌激素禁忌证的绝经后 PHPT 患者。SERM 治疗 PHPT 需要更多的临床研究去评价。

（周亚男）

二、继发性甲状旁腺功能亢进症

继发性甲状旁腺功能亢进症（secondary hyperparathyroidism，SHPT，简称继发性甲旁亢），是指各种原因导致的低钙血症刺激甲状旁腺分泌过量的 PTH 引起的一种临床综合征。伴有不同程度的甲状旁腺增生，但并非甲状旁腺本身疾病所致。病因常包括慢性肾功能不全、肠吸收不良综合征、Fanconi 综合征和肾小管酸中毒、维生素 D 缺乏或抵抗及妊娠、哺乳等。临床除原发病外，可出现甲旁亢样骨病如骨质软化、骨质硬化、骨质疏松、纤维囊性骨炎等，亦可发生肾石病及其他临床表现。

【诊断要点】

1. 临床表现

(1)SHPT 表现为多系统损害的临床症状。

①骨骼系统:骨痛、病理性骨折、骨骼畸形、肌肉病变、关节周围钙化等。

②血液系统:肾性贫血进行性加重、白细胞减少、血小板功能不全,使用促红细胞生成素治疗疗效减低。

③神经系统:周围神经炎、脑电波异常、辨识力差。

④循环系统:心力衰竭、心律失常、高血压等。此外,皮肤瘙痒、皮肤钙化、软组织肿瘤样钙化等钙化防御表现也十分常见。

(2)体征:骨痛部位常有明显压痛;若合并骨折,可出现明显骨骼变形或骨畸形,如胸廓塌陷、椎体变形、骨盆畸形、四肢弯曲、身材变矮等;部分患者可出现骨囊肿,触诊局部骨质隆起。

2. 辅助检查

(1)实验室检查

①血钙、磷测定:与原发性甲状旁腺功能亢进时血钙升高不同,SHPT 血钙浓度降低或正常,血磷浓度升高或正常。如果出现持续性高血钙则往往提示已经形成甲状旁腺自主分泌性增生结节或腺瘤。

②甲状旁腺素(PTH)测定:高 PTH 血症在肾衰竭早期即出现,并逐渐加重。

③血清碱性磷酸酶(ALP)测定:ALP 升高反映骨高转化状态,对诊断有较大意义。

(2)影像学检查:X 线检查可见骨质普遍性脱钙表现,或有病理性骨折、骨畸形、骨质纤维化、硬化等表现。甲状旁腺 B 超、CT、磁共振成像(MRI),以及发射型计算机断层扫描(ECT)检查可发现弥漫性或结节样增生的甲状旁腺或甲状旁腺腺瘤。

3. 诊断　常见 CRF 所致的继发性甲旁亢依靠相应的症状、体征和实验室检查结果可作出临床诊断。包括:①引起低钙血症的原发病的相应症状,如慢性肾衰竭。②低钙血症的症状和体征,如肢体麻木、抽搐等。③严重患者可有原发性甲旁亢的症状,如骨痛、骨病等。④血生化检查血钙浓度降低,血磷升高,血碱性磷酸酶异常改变,血 PTH 升高,血 $1,25\text{-}(OH)_2D_3$ 下降,影像学检查可发现肿大的甲状旁腺。慢性肾衰竭及肌酐清除率 < 40ml/min 者均有不同程度的 SHPT,肾衰竭患者有 PTH 增高时即可诊断。

【治疗要点】 SHPT 的治疗包括内科治疗和手术治疗。治疗的目的是纠正代谢紊乱,维持血钙、磷和 PTH 浓度在正常范围内。在发生严重的 SHPT 症状前就给予适当治疗,可使多数患者免于手术。一般慢性肾衰竭患者当肌酐清除率约 40ml/min 时,即应开始预防继发性甲旁亢的发生。

1. **内科处理** 包括积极治疗原发病,减少摄入含磷高的肉类及奶制品,使每天磷摄取量保持在 0.6~0.9g。补充钙剂,元素钙摄入量应达到 1.2~1.5g/d,以碳酸钙为首选,补钙过程中,每 2 周左右测定 1 次血清钙、磷浓度,防止补钙过量致高钙血症,保持血钙、磷乘积(单位为 mg/dl)低于 55,以防止软组织异位钙化。补钙的同时需补充维生素 D 制剂,以促进肠道钙吸收。肾功能不全引起的继发性甲旁亢,宜选用骨化三醇[$1,25\text{-}(OH)_2D_3$],剂量为 0.25~2.0μg/d。因消化系疾病导致的维生素 D 吸收障碍,也可用维生素 D 油剂 4 万~8 万 U/d 口服,或 30 万 U 肌内注射,每个月 1 次。血液透析患者每天口服 2g 碳酸镁或氢氧化镁可以有助于控制高血磷,但应避免使用大剂量,大剂量会导致腹泻和高血钾。拟钙剂可减少 PTH 释放,不增加肠道钙、磷吸收。

2. **手术治疗** 并非所有 SHPT 患者都要进行手术治疗。对于慢性肾衰竭合并 SHPT 早期应用钙剂、磷结合剂、活性维生素 D 等药物治疗,可以维持适当血钙磷浓度、抑制 PTH 分泌,改善临床症状。但尽管积极治疗,仍有 50% 的严重甲旁亢患者对药物治疗不敏感,需要手术治疗。手术包括甲状旁腺次全切除、或全切除后自体移植。三发性甲旁亢需切除甲状旁腺腺瘤。

(1)手术指征:①慢性肾衰竭及 SHPT 有症状及并发症(严重瘙痒、广泛软组织钙化、骨痛、病理性骨折、精神神经疾病等)。血清钙磷乘积持续＞70,或血清钙＞2.75mmol/L 者。②经 B 超、核素扫描及 CT 等检查证实甲状旁腺明显增大及 PTH 明显增高者。③肾移植后持续高血钙(钙＞2.87mmol/L)6 个月以上,患者有复发高血钙及 ALP 增高,特别是肾功能损害加重者。④临床和实验室检查确诊为三发性甲旁亢者。⑤尽管患者 PTH 正常,但当有全身乏力、高钙血症症状时,也是手术指征之一。甲状旁腺次全或全切除后可能发生明显低血钙,需要立即治疗。

(2)手术禁忌证:对于严重的 SHPT,已发生明显的骨骼畸形、骨折及血管、心瓣膜等转移性钙化者,由于术后难以逆转这些病变,故不宜手术治疗。对此类患者,可在超声引导下行无水乙醇甲状旁腺注射治疗。

【处方】　适用于肾功能不全。

骨化三醇[1,25-(OH)$_2$D$_3$]　0.25～2.0μg/d 口服,或阿法骨化醇[1α-(OH)D$_3$]1～3μg/d 口服＋元素钙 1.2～1.5g/d 口服。

西那卡塞　起始剂量为每次 25mg,每日 1 次口服;可逐渐加量至每次 75mg,每日 1 次口服。

【注意事项】

1. 原发病的处理:要积极保护肾功能,祛除诱发肾功能进一步损害的因素,如感染、电解质平衡失调,避免应用对肾有毒性的药物,必要时采用血液透析及肾移植。治疗影响维生素 D 吸收的消化系统疾病。对卧床者,要增加户外活动。尽可能减少糖皮质激素的用量,并缩短用药间期。

2. 使用活性维生素 D 及其类似物治疗前后定期监测患者血钙、血磷水平。

3. 在使用传统治疗方法纠正低血钙、控制高血磷及使用活性维生素 D 及其类似物治疗无法将 iPTH 控制在目标范围时,建议

CKD 5D 期患者可选择性使用拟钙剂。西那卡塞增量调整间隔不少于 3 周,给药初期建议每周测定一次血钙,维持期可 2 周测定 1 次血钙,其不良反应主要是胃肠道反应、低钙血症、上呼吸道感染。

4. 拟钙剂可直接激活位于甲状旁腺细胞与 G 蛋白偶联的钙敏感受体,从而降低血 PTH 水平,降低钙磷乘积水平。由于其无升高血钙的作用,故可以与维生素 D 制剂合用,但当血钙<2.1 mmol/L(8.4 mg/dl)时禁用。

5. 对肌酐清除率在 30ml/min 以上的患者,PTH 水平应维持在正常水平;肌酐清除率在 30~10ml/min 者,PTH 水平应比正常高 1~2 倍;而肌酐清除率<10ml/min 者,PTH 水平应比正常高 2~3 倍。

6. 甲状旁腺次全或全切除后可能发生明显低血钙,需要立即治疗。手术当晚应测定血清钙和钾,以后几天每天测 1 次。若血钙为 1.62~2.00mmol/L,可口服钙剂,每 4 小时 2.5g。若低血钙较明显,应给予 10%氯化钙 10~20ml 静脉注射,每 5~10 分钟 1 次,直至手足搐搦停止。然后以 10%氯化钙 10~50ml 加于 5%葡萄糖液 1000ml 中静脉滴注,滴速控制在保持血清钙≥1.75mmol/L。

7. 甲状旁腺次全切除并前臂自体移植的患者术后 PTH 水平再次升高,其可能的原因包括:①移植物分泌过多 PTH;②残余甲状旁腺组织或前纵隔甲状旁腺组织;③甲状旁腺癌。用止血带扎紧移植侧前臂,然后再测血 iPTH,如果快速下降,证明是移植物分泌过多,反之,要做扫描、超声、CT 或 MRI 检查来寻找其他部位的甲状旁腺组织。

(周亚男)

三、甲状旁腺功能减退症

甲状旁腺功能减退症(hypoparathyroidism,HPP,简称甲旁减)是指甲状旁腺激素(PTH)分泌减少或 PTH 靶器官不敏感所引起的钙、磷代谢紊乱而导致的一组临床综合征。主要表现为低血钙、高血磷,以低钙血症的神经肌肉兴奋性增高为特征,可伴有躯体、骨等器官畸形。临床常见类型有特发性甲旁减、继发性甲旁减、假性甲旁减等。甲状旁腺功能减退症的病因见表 3-1。

表 3-1 甲状旁腺功能减退症的分类与病因

分类	病因
特发性甲旁减	自身免疫病变
单一性甲旁减	
伴其他内分泌腺功能减退	
继发性甲旁减	
手术后低钙血症(继发性甲旁减)	手术损伤
放射损伤甲状旁腺	射线损伤
甲状旁腺被浸润	肿瘤浸润
低镁血症	抑制 PTH 合成分泌
假性甲旁减	周围组织对 PTH 抵抗
暂时性甲旁减	
新生儿低钙血症	母亲甲旁亢或高钙血症
原发性甲旁亢术后	正常甲状旁腺功能被抑制
与复杂遗传综合征相关联的甲旁减	周围器官对 PTH 有抵抗性
Di George 综合征	22q11.2 或 10p13-14 部分缺失
线粒体疾病	
Kearns-Sayre 综合征	线粒体基因大片段缺失

【诊断要点】

1. 临床表现

(1)神经肌肉兴奋性增高:急、慢性低钙血症症状是各类甲旁减共同的临床表现,轻者可出现指端或口周麻木,手足与面部肌肉痉挛,较严重病例可出现手足搐搦(典型者呈"助产士手");严重者影响自主神经功能,平滑肌痉挛发生于呼吸道可致喉痉挛、支气管痉挛(哮喘),肠痉挛引起腹痛、腹泻或胆绞痛,膀胱括约肌痉挛有尿急感。动脉痉挛可发生偏头痛、心绞痛,肢端动脉痉挛(雷诺现象),即所谓血管型或内脏型手足搐搦症。轻型或潜在型手足搐搦一般不自行发作,但在月经期、妊娠期或合并症时可发作。肌痉挛发作时成人的神志始终清醒,如成人神志不清要考虑合并癫痫,小儿可有神志改变。缓解时症状消失的顺序是,最先出现的症状最后缓解。

(2)中枢神经系统表现:神经、精神系统的表现复杂多样,有些患者,特别是儿童可出现惊厥或癫痫样全身抽搐。长期慢性低钙血症可出现帕金森病表现,慢性甲旁减患者可出现烦躁、易激动、抑郁等。

(3)外胚层组织营养变性:与微血管痉挛供血不足有关。白内障最常见,皮肤干燥脱屑、色素沉着、湿疹、银屑病甚至剥脱性皮炎,指甲薄脆、易裂、有横沟,幼儿期发病者出牙晚,牙釉质发育障碍,出现横沟。成人发病者提早脱牙,有龋齿。

(4)其他:关节周围钙盐沉积较为常见。脑基底节及小脑齿状核易钙化,其可能是癫痫的原因。与遗传综合征相关联的患者可伴有神经性耳聋、器官发育不良、视网膜色素变性等。

(5)体征

①面神经叩击试验(Chvostek 征):用叩诊锤或手指叩击面神经,位置在耳前 2～3cm 处,相当于面神经分支处,或鼻唇沟与耳垂连线的中点,即颧弓的下方,可引起口轮匝肌、眼轮匝肌及鼻翼抽动为阳性反应。

②束臂加压试验(Trousseau 征):捆缚充气袖带(与测量血压的方法相同),充气加压至收缩压以上 20mmHg(2.67kPa)处。多数要求持续 3 分钟,亦有要求达 5 分钟者,若诱发出手足搐搦则

为阳性反应。

2. 辅助检查

(1)实验室检查:血钙下降,多次测定血清钙,若血清钙<2.2mmol/L者,提示存在低血钙。有症状者,血清总钙一般≤1.88mmol/L,血清游离钙≤0.95mmol/L。血磷增加,24小时尿钙、尿磷减少,碱性磷酸酶可正常,血清iPTH浓度多数低于正常,也可以在正常范围。假性甲旁减及假性特发性甲旁减患者血清iPTH高于正常。

(2)心电图:Q-T间期延长,T波低平,可伴传导阻滞。

(3)脑电图:主要呈阵发慢波,单一或多发棘波,或二者兼有,或暴发性慢波及有尖波、癫痫样放电改变。

(4)X线检查:头颅基底节可有钙化。X线片亦可发现全身或局部骨密度增加,外生骨疣,长骨骨皮质增厚,颅骨骨板加宽。颅骨X线片可见基底节钙化,但阳性率较低。

(5)CT检查:头颅CT易于发现钙化斑,钙化发生的频度依次为苍白球、尾状核、壳核、视丘、额叶、齿状核、小脑皮质及脑干中部。

3. 诊断标准

(1)继发性HPP的诊断标准:①有甲状腺、甲状旁腺手术或颈部放射治疗史;②患者出现低钙血症症状,特别是手足搐搦史;③发作前或发作时Chvostek征和(或)Trousseau征阳性;④血钙<2.0mmol/L,血PTH明显降低或测不出;有前3条者即应考虑HPP,应结合血钙检测结果作出诊断。

(2)特发性HPP的诊断标准:①血钙低(血钙<2.0mmol/L,但血清白蛋白>35g/L);②血磷高或正常;③慢性手足搐搦史;④X线片无佝偻病或骨质软化症表现;⑤无肾功能不全、慢性腹泻、脂性腹泻或原因明显的碱中毒等引起低钙血症的原因;⑥血ALP正常;⑦无甲状腺、甲状旁腺或颈部手术史,无颈部放射线照射或浸润的情况;⑧肾功能正常,24小时尿钙降低、尿cAMP减少；⑨用大剂量维生素 D(或其有生理作用的衍生物)和钙剂方可控制发作；⑩Ellsworth-Howard 试验阳性。对外源性 PTH 有反应。脑电图提示异常慢波及棘波。

(3)假性 HPP 的诊断依据：①具有特发性甲旁减的临床表现、低钙血症、高或正常血磷；②血 PTH 不降低(正常或升高)；③无特殊体态，且对外源性 PTH 反应良好；④肾功能大致正常；⑤血清镁＞0.4mmol/L。⑥常伴有先天发育畸形，甲状旁腺本身无病变。

4. 鉴别诊断

(1)维生素 D 缺乏引起的成人骨质软化症：血清无机磷低或正常，一般不升高。X 线骨片有骨质软化特征表现。

(2)肾性骨病：肾衰竭患者虽可有低血钙和高血磷，但常伴有氮质血症和酸中毒。

(3)假性甲旁减：假性甲旁减(PSHP 或 PHP，或 Seabright-Bantam 综合征)，是一种罕见的家族性甲状旁腺疾病，X 伴性显性遗传。临床表现为甲旁减，患者具有甲旁减的低血钙、高血磷、手足搐搦及尿钙磷变化的特点。但甲状旁腺增生，PTH 分泌增多。甲状旁腺不是功能减退，而是功能亢进或腺体增生。

(4)癫痫样发作的鉴别：癫痫患者没有低血钙、高血磷及缺钙体征，如 Chvostek 征或 Trousseau 征。

【治疗要点】

1. 治疗原则　早期诊断和及时治疗，不仅可以消除低血钙所造成的神经精神症状，而且可以延缓各种病变的发展，尤其可预防低钙性白内障和基底节钙化的进展。治疗目标是控制病情，缓解症状，纠正低血钙，使尿钙排量＜8.75mmol/24h(350mg/24h)，慢性低钙血症宜使血钙维持在 2.13～2.25mmol/L。

2. 一般处理　宜多食用高钙、低磷和富含维生素 D 的食品。避免用加重低血钙的药物如苯妥英钠、地西泮、避孕药等。低镁血症者应补充镁盐。

3．内科治疗

(1)慢性低钙血症的治疗：包括补充钙剂和维生素 D 类似物，甲状旁腺激素替代治疗。永久性甲旁减患者需终身给予维生素 D 治疗(加或不加口服钙)，应注意避免维生素 D 中毒。因国人钙摄入普遍不足，一般应长期口服钙剂，应每天摄入元素钙 1000～1500mg，分 2～3 次口服。碳酸钙和枸橼酸钙是最常用的口服钙补充剂。碳酸钙中钙含量为 40%，枸橼酸钙中钙含量为 21%。在补充钙的同时，需补充活性维生素 $D(1,25\text{-}(OH)_2D_3$；骨化三醇)。维生素 D 类似物 $1\alpha\text{-}(OH)D_3$(阿法骨化醇)和双氢速甾醇也可用于治疗甲状旁腺功能减退症。

美国指南推荐下列情况可考虑使用 PTH 或 PTH 类似物替代治疗：①难以纠正的低钙血症。②传统治疗药物需要量大：钙剂用量＞2.5g/d，活性维生素 $D＞1.5\mu g/d$，$1\alpha\text{-}(OH)D_3＞3.0\mu g/d$。③高钙尿症或肾结石/肾钙化或 eGFR＜60ml/min。④高磷血症和(或)钙磷乘积＞$55mg^2/dl^2$。⑤与吸收不良相关的胃肠道疾病。⑥生活质量降低。

(2)急性低钙血症的治疗：当发生低钙血症手足搐搦、喉痉挛、哮喘、惊厥或癫痫大发作时，必须静脉补充钙剂。

4．外科治疗 甲状旁腺移植疗效尚需继续研究。

【处方】

1．慢性低钙血症

(1)元素钙：1～1.5g/d 口服。

(2)维生素 D：骨化三醇$[1,25\text{-}(OH)_2D_3]$ 0.25～2.0μg/d，分 1～2 次口服；或阿法骨化醇$[1\alpha\text{-}(OH)D_3]$ 0.5～3.0μg/d 口服。

2．急性低钙血症

(1)10% 葡萄糖酸钙或氯化钙 10～20ml，缓慢静脉推注，必要时 1～2 小时后重复给药。

(2)搐搦严重或难以缓解者，可采用持续静脉滴注 10% 葡萄糖酸钙 100ml(含元素钙 900mg)稀释于生理盐水或葡萄糖液

500～1000ml 内,持续静脉滴注,速度以每小时不超过元素钙 4mg/kg 为宜,定期监测血清钙水平,使之维持在＞1.75mmol/L (7mg/dl)即可,避免发生高钙血症,以免出现致死性心律失常。

3. 低镁血症　血清镁低时,可口服补充镁,氧化镁每次 0.25～0.5g,每日 3 次;或氢氧化镁每次 0.2～0.3g 每日 3～4 次;血清镁＜0.4mmol/L 时,25％硫酸镁 10～20ml＋5％葡萄糖 盐水 500ml 缓慢静脉滴注,总剂量一般为 0.25mmol/(L·kg· d)(应在心电监护下静脉补充镁盐)。

4. PTH 替代治疗　适用于血钙水平用补钙和补充维生素 D 不能控制的患者。

重组人甲状旁腺激素(rhPTH),起始剂量为 50μg/d,大腿皮 下注射,同时将活性维生素 D 的剂量降低 50％。开始给药后每 3～7 日和每次改变给药剂量时监测血清钙浓度。每 4 周 1 次逐 渐增加 rhPTH 的给药剂量,以停止服用活性维生素 D,并将口服 钙补充剂的量减少到 500mg/d,同时保持血清钙浓度在正常低值 范围内。达到稳定治疗方案后,每 3～6 个月监测血清钙和磷水 平,至少每年检测一次尿钙排泄量。

5. 甲状旁腺移植　包括组织移植、细胞移植和甲状旁腺微囊 化移植,疗效尚需继续研究。

【注意事项】

1. 不同患者对维生素 D 制剂的需求个体差别较大。治疗时 应密切观察血钙变化,初治测血钙每 1～2 周 1 次,剂量稳定后测 血钙每 2～3 个月 1 次,使血钙于 2.13～2.25mmol/L 为宜。

2. 治疗中应避免维生素 D 中毒,故维生素 D 尽可能应用最 小剂量,当因情绪波动、呕吐、劳累、月经等因素而出现低血钙症 状持续时,可连续查血钙以调整维生素 D 制剂用量。如出现高钙 血症时应立即停药,然后每日用 20％,再开始重新治疗。

3. 噻嗪类利尿药可用于增加远端肾小管钙重吸收,通常联合 低盐饮食使用,以促进钙滞留。氢氯噻嗪给药剂量为 25～

100mg/d,由于血浆半衰期短,通常需要每日给药 2 次。在使用氢氯噻嗪时同时使用钾补充剂或保钾和保镁利尿药,以预防低钾血症和低镁血症的发生。

（周亚男）

第4章

肾上腺疾病

一、皮质醇增多症

皮质醇增多症又称库欣综合征(Cushing syndrome,CS),是由于肾上腺皮质长期过量分泌皮质醇所产生的一组综合征;而长期应用外源性糖皮质激素或饮用大量酒精饮料也可引起类似库欣综合征的临床表现,称为类库欣综合征,本节主要讨论内源性库欣综合征。根据病因可分为 ACTH 依赖型和 ACTH 非依赖型两大类。ACTH 依赖型包括库欣病,指因垂体分泌过多 ACTH,同时伴肾上腺皮质增生,垂体上多有腺瘤及垂体之外的肿瘤分泌过量 ACTH 伴肾上腺皮质增生;ACTH 非依赖型主要是肾上腺皮质存在占位,如腺瘤、癌及皮质结节性增生。

【诊断要点】

1. 临床表现

(1)向心性肥胖:指脸部及躯干部胖,但四肢、臀部不胖。满月脸、水牛背、悬垂腹和锁骨上窝脂肪垫是其特征性表现。

(2)负氮平衡引起的表现:由于蛋白质分解加速,合成减少导致肌萎缩,皮肤菲薄,宽大火焰状紫纹,毛细血管脆性增加所致皮肤瘀斑,骨质疏松所致腰背痛,以及好发于肋骨及胸腰椎的病理性骨折,伤口不愈合等。

(3)代谢异常:因高皮质醇致糖原异生作用加强,以及胰岛素拮抗作用可致糖耐量减低或糖尿病。

(4)高血压及低血钾:源于皮质醇的潴钠排钾作用,可致轻至中度高血压病,低血钾碱中毒也较轻;但异位 ACTH 综合征及肾上腺皮质癌患者低血钾碱中毒的程度较重。

(5)性功能紊乱:高皮质醇血症抑制促性腺激素分泌,导致女性月经紊乱或闭经、痤疮、多毛、少数女性男性化(肾上腺皮质癌可见);男性表现为性功能减退、阳痿。

(6)精神症状:多数人可见,一般为欣快感、情绪不稳、失眠;少数人可见躁狂或精神分裂。

(7)感染:因免疫功能减退,易伴发感染,如毛囊炎、泌尿系感染、体癣等。

(8)生长发育障碍:因高皮质醇抑制生长激素分泌及作用致青春期延迟、生长停滞。

(9)其他表现:骨钙动员所致高钙尿症,血钙正常低限或低于正常,易并发泌尿系结石;常伴结膜水肿,少数患者有轻度突眼。

2. 实验室检查

(1)初步检查:对高度怀疑皮质醇增多症患者,应同时进行以下 2 种化验。

①24 小时尿游离皮质醇:测定的是游离态的皮质醇,故不受皮质醇结合球蛋白浓度影响。因多数儿童患者的体重接近成人体重(>45 kg),故也适用于儿童。此结果在库欣综合征患者变异很大,故至少应该检测 2 次。

②午夜唾液皮质醇测定:唾液中为游离皮质醇与血中游离皮质醇浓度平行,其昼夜节律改变和午夜皮质醇低谷消失是库欣综合征患者较稳定的生化改变,文献报道测定午夜 0:00 唾液皮质醇用于诊断库欣综合征的敏感性为 92%～100%,特异性为 93%～100%。

③血清皮质醇昼夜节律检测:库欣综合征患者血清皮质醇昼夜节律发生改变,检查时需测定 8:00、16:00 和午夜 0:00 的血清皮质醇水平。对临床高度怀疑库欣综合征,而 24 小时尿皮质醇

水平正常且可被小剂量地塞米松(DST)抑制的患者,如睡眠状态下 0:00 血清皮质醇>1.8μg/dl(50 nmol/L,敏感性 100%,特异性 20%)或清醒状态下血清皮质醇>7.5μg/dl(207 nmol/L;敏感性>96%,特异性 87%)则提示库欣综合征的可能性较大。

(2)进一步检查:当初步检查结果异常时,则应进行小剂量地塞米松抑制试验来确诊。

①1mg 过夜地塞米松抑制试验:于第 1 天晨 8:00 取血,次日 0:00 口服地塞米松 1mg,晨 8:00 再次取血(服药后),标本保存待测定血清皮质醇水平。服药后血清皮质醇水平<1.8μg/dl(50nmol/L),敏感性>95%、特异性约 80%。

②经典小剂量地塞米松抑制试验:口服地塞米松 0.5 mg,每 6 小时 1 次,连续 2 天,服药前和服药第 2 天分别留 24 小时尿测定尿游离皮质醇或尿 17-羟皮质类固醇(17-OHCS),或测定服药前后血清皮质醇。对于体重<40kg 的儿童,地塞米松剂量调整为 30μg/(kg·d)分次给药。特异性较过夜试验高。口服地塞米松第 2 天,24 小时尿游离皮质醇<27nmol/24h(10μg/24h)或尿 17-羟类固醇<6.9μmol/24h(2.5mg/24h),血清皮质醇<1.8μg/dl(50nmol/L)。

(3)定性检查

①血浆促肾上腺皮质激素(ACTH)浓度:测定 ACTH 可用于患者的病因诊断,即鉴别 ACTH 依赖型和 ACTH 非依赖型库欣综合征。如 8:00-9:00 的 ACTH<10 pg/ml(2pmol/L)则提示为 ACTH 非依赖型库欣综合征;但某些肾上腺性库欣综合征患者的皮质醇水平升高不明显,不能抑制 ACTH 至上述水平;如 ACTH>20 pg/ml(4pmol/L)则提示为 ACTH 依赖型库欣综合征。如 ACTH 浓度为 10~20 pg/ml(2~4pmol/L)时,建议进行促肾上腺皮质激素释放激素(CRH)兴奋试验测定 ACTH。

②大剂量地塞米松抑制试验:口服地塞米松 2mg,每 6 小时 1 次,服药 2 天,于服药前和服药第 2 天测定 24 小时尿游离皮质醇

(24h UFC)或尿 17-羟皮质类固醇(17-OHCS)或血清游离皮质醇;主要用于鉴别库欣病和异位 ACTH 综合征,如用药后 24h UFC、24 小时尿 17-OHCS 或血皮质醇水平被抑制超过对照值的 50%则提示为库欣病,反之提示为异位 ACTH 综合征。敏感性为 60%～80%,特异性较高。

③促肾上腺皮质激素释放激素(CRH)兴奋试验:静注 CRH 后 ACTH 比基线升高 35%～50%,而皮质醇升高 14%～20%,提示为库欣病;而肾上腺性库欣综合征患者通常对 CRH 无反应,其 ACTH 和皮质醇水平不升高。

④去氨加压素(DDAVP)兴奋试验:为 CRH 兴奋试验的替代试验,敏感性及特异性均低于 CRH 兴奋试验。

3. 影像学检查

(1)鞍区 MRI:优于 CT,可发现 60%的垂体腺瘤;若临床表现典型,各项功能试验均支持库欣病诊断且所检出的垂体病灶≥6 mm,则可确诊。

(2)肾上腺 B 超、CT、MRI:肾上腺 CT 薄层扫描或 MRI 可发现绝大部分肾上腺肿瘤;肾上腺薄层 CT 增强扫描,直径 1cm 以上的肿瘤不会漏诊,B 超可发现多数肾上腺肿瘤,对无 CT 地区很有用。

(3)胸部 CT:因 60%异位 ACTH 瘤发现于胸部,故胸部 CT 应列为常规检查。可结合临床完善其他部位检查。

(4)双侧岩下窦插管取血(BIPSS):建议在经验丰富的医疗中心由有经验的放射科医师进行。对垂体 ACTH 瘤的识别定位有重要意义。

4. 鉴别诊断

(1)肥胖症:肥胖症患者也可伴随高血压、糖耐量异常、月经稀少或闭经,腹部可有条纹,但多为白色或淡红色,较窄,血皮质醇节律正常,尿皮质醇正常。

(2)酗酒兼有肝损害:可有库欣综合征表现,并存在血、尿皮质醇分泌增多,且不能被小剂量地塞米松所抑制,但戒酒 1 周后生化指标恢复正常。

(3)抑郁症:患者可存在尿游离皮质醇、17-羟皮质类固醇增高,且不能被小剂量地塞米松抑制,但无库欣综合征的其他表现。

【治疗要点】 本病的治疗目标是改善患者症状及体征,激素水平及生化指标恢复或接近正常,长期控制防止复发,根据不同的病因治疗方式不同。

1. 库欣病 首选方法为经蝶或经鼻垂体腺瘤摘除术,治愈率80%以上,术后复发率10%左右。

经蝶手术未能发现或切除垂体腺瘤,或基于某种原因不能行垂体手术,病情重者可行一侧肾上腺全切,另一侧大部切除或全切,术后激素替代治疗。病情轻或儿童患者可用垂体放疗。

药物治疗主要用于术前准备或术后疗效不满意时,用药物达到暂时的病情缓解。主要包括皮质醇合成抑制药米托坦、氨鲁米特、美替拉酮;类固醇合成抑制药酮康唑;糖皮质激素受体拮抗药米非司酮;血清素抑制药赛庚啶等。

2. 肾上腺腺瘤 手术摘除腺瘤,并保留萎缩的腺瘤外的肾上腺组织。术后会有一过性肾上腺皮质功能减退,需短期内糖皮质激素替代,6～12 个月后可逐渐撤去。

3. 肾上腺腺癌 尽早诊断,早期可切除肿瘤,若已为晚期肿瘤转移,则应用药物抑制皮质激素产生,首选米托坦。

4. 异位 ACTH 综合征 首选切除分泌 ACTH 的异位肿瘤;若存在转移,可切除原发灶后行放疗;若肿瘤无法切除或存在远处转移或高度怀疑异位 ACTH 综合征而未发现病灶,可行肾上腺切除或应用药物抑制皮质激素合成。

5. 肾上腺大结节增生 行双侧肾上腺切除,术后激素替代。

【处方】

1. 皮质醇合成抑制药

米托坦 开始 2～6g/d,口服,每日 3～4 次,必要时增至 8～

10g/d,口服,每日 3～4 次。尤其适用于肾上腺癌。

美替拉酮　2～6g/d,口服,每日 3～4 次。

氨鲁米特　0.75～1.0g/d,开始为 0.25g 口服,每日 2 次,1～2 周后无不良反应可改为 0.25g 口服,每日 3～4 次。

2. 类固醇合成抑制药

酮康唑　0.2～1.0g/d,分次口服。

3. 糖皮质激素受体拮抗药

米非司酮　5～22mg/(kg·d)。

4. 血清素抑制药

赛庚啶　6～12mg/d,口服,每日 2～3 次。

甲麦角林　8～12mg/d,分次口服。

溴隐亭　5～20mg/d,小剂量起始,分次口服。

5. 生长激素抑制药

奥曲肽　100～300μg/d,皮下注射,每日 2～3 次。

6. 切除肾上腺者激素替代治疗

氢化可的松　20～30mg/d 或可的松 25～37.5mg/d,随肾上腺功能恢复剂量递减。

【注意事项】

1. 切除垂体或肾上腺有发生急性肾上腺功能不全的危险,故于麻醉前静脉注射氢化可的松 100mg,后每 6 小时 100mg 静脉滴注,次日起剂量逐渐减少,第 5～7 日改为口服生理维持剂量,泼尼松 5mg 口服,每日 3 次。

2. 库欣病治疗后效果不一,需定期观察有无复发,有无肾上腺皮质功能不全,如患者皮肤色素沉着逐渐加深,提示有 Nelson 综合征可能。

3. 药物治疗者应密切观察药物不良反应,如食欲减退、恶心、头痛、眩晕等,应用酮康唑同时应密切监测肝功能,少数可出现严重肝损害。

(郭亚楠)

二、原发性醛固酮增多症

原发性醛固酮增多症是由于肾上腺皮质分泌过多的醛固酮，导致水钠潴留、排钾增多、肾素-血管紧张素系统活性受抑制，临床上主要表现为高血压伴低血钾的临床综合征，又称为 Conn 综合征。多由于肾上腺皮质增生或占位导致醛固酮分泌增多所致，而有研究表明，醛固酮分泌增多与心肌肥厚、心衰及肾功能异常有关，与原发性高血压相比，原发性醛固酮增多症患者的心脏、肾等靶器官损害更严重，故需早期诊断与治疗。

【诊断要点】

1. 临床表现

(1)高血压：最早且最常见的表现，多数患者表现为缓慢进展的良性高血压，随病程延长，血压逐渐升高，多数为中等程度升高，少数为恶性高血压，舒张压可达 120～150mmHg 及以上，一般降压药效果差。

(2)低血钾：80%～90%患者存在低血钾，部分人血钾正常，低血钾可致肌无力及周期性瘫痪，夜间发作较多，劳累、寒冷、高糖饮食、排钾利尿药可诱发；也可出现心律失常，心电图出现 U 波或 ST-T 段改变；严重低血钾时可有肢端麻木、手足搐搦及肌痉挛，与低钾引起代谢性碱中毒使血中游离钙减少有关；而长期血钾低，可致肾小管空泡变性，浓缩功能减退，导致夜尿增多，烦渴多饮，尿比重低，一般夜尿量大于日尿量，且易伴发肾石病及尿路感染，严重者可有肾功能不全。

(3)其他：缺钾抑制胰岛 B 细胞释放胰岛素，可致患者出现糖耐量减低甚至糖尿病；原发性醛固酮增多症患者尿钙排泄增多，为维持正常血钙水平，PTH 分泌增多。

2. 辅助检查

(1)血尿电解质测定：测定前停用利尿药 2～4 周，可为低血钾(2～3mmol/L)或正常；血钠正常或略高；血氯正常或偏低；尿钾明显增高,如血钾<3.5mmol/L,尿钾>25mmol/24h。

(2)血尿酸碱度测定:血气分析示血 pH 呈碱性,CO_2 结合力正常或高于正常,提示代谢性碱中毒;尿 pH 为中性或偏碱性。

(3)血浆醛固酮、肾素活性测定:普食卧位过夜,晨 8:00 抽取卧位空腹静脉血,后肌内注射呋塞米 40mg,立位活动 2 小时,于 10:00 抽取立位静脉血,若患者卧位血浆醛固酮升高,而肾素活性受抑制,并且应用利尿药及立位时肾素活性不明显升高,有助于原发性醛固酮增多症的确诊;目前临床上将血浆醛固酮与肾素活性比值(ARR)作为原发性醛固酮增多症的筛查指标,当醛固酮单位为 ng/dl,肾素活性单位为 ng/(ml·h)时切点为 30,ARR$>$30,原发性醛固酮增多症可能性大。

(4)生理盐水输注试验:卧床休息 1 小时,予生理盐水 2L 静滴 4 小时,整个过程监测血压、心率,并在静滴生理盐水前及后采血测定血浆肾素活性、血醛固酮、皮质醇及血钾水平。生理盐水试验后血醛固酮>10ng/dl 原发性醛固酮增多症诊断明确,$<$5ng/dl 排除该病。敏感性为 95.4%,特异性为 93.9%。

(5)卡托普利试验:坐位或站位 1 小时后口服卡托普利 50mg,服药前及服药后 1 小时和 2 小时采血测定血浆肾素活性、醛固酮、皮质醇水平;试验期间患者始终坐位;正常人试验后血醛固酮下降>30%,而原发性醛固酮增多症患者不受抑制。

(6)口服高钠饮食及氟氢可的松试验:也是原发性醛固酮增多症的确诊试验,但由于操作烦琐,准备时间长,无药等,国内少有开展。

(7)肾上腺 B 超:为无创性检查,可检出直径>1.3cm 的肿瘤,但对较小肿瘤和增生者难以明确。

(8)肾上腺 CT:在肾上腺病变的定位诊断中为首选。目前高分辨 CT 能检测出直径为 7~8mm 大小的肾上腺肿块。对醛固酮腺瘤的诊断准确性约为 70%。

(9)磁共振成像(MRI):MRI 在对分泌醛固酮肿瘤和其他肾

上腺肿瘤的分辨方面并不优于 CT。但有人认为 MRI 对醛固酮瘤的诊断特异性高,准确性约为 85%。

(10)放射性碘化胆固醇肾上腺扫描:如果肾上腺 CT 正常,则放射性碘化胆固醇扫描也不会有很大帮助,所以此项检查通常在其他检查结果有矛盾时选用。

(11)双侧肾上腺静脉采血:是区分单侧或双侧分泌最可靠、最准确的方法,是原发性醛固酮增多症分型诊断的"金标准"。

3. 鉴别诊断

(1)原发性高血压:如患者长期服用排钾利尿药,也可出现高血压、低血钾情况。可测定血醛固酮、肾素活性等。同时停用利尿药,观察血钾变化。

(2)继发性醛固酮增多症:如肾血管或肾实质病变所致高血压,以及急进性恶性高血压所致肾缺血所致的继发性醛固酮增多,也可伴随低钾血症,但血醛固酮、肾素活性可行鉴别,也可行相关肾及血管检查,协助明确诊断。

(3)Liddle 综合征:为一种常染色体显性遗传病,临床表现为高血压、低钾血症伴碱中毒。主要因肾小管离子转运异常所致,应用醛固酮拮抗药螺内酯不能纠正低钾血症,而应用氨苯蝶啶可以纠正高血压、低血钾情况,故可根据此来鉴别。

(4)先天性肾上腺皮质增生:如 11β-羟化酶缺陷及 17α-羟化酶缺陷时醛固酮合成不足,但去氧皮质酮(DOC)等生成增多,表现为高血压、低血钾等,但同时存在性激素合成障碍所致的性腺发育不全等。

(5)其他:同时需要与异位 ACTH 综合征、皮质醇增多症、肾上腺去氧皮质酮分泌瘤等鉴别。

【治疗要点】

1. 治疗原则　原发性醛固酮增多症的治疗有手术治疗和药物治疗两种方式,治疗方案取决于原发性醛固酮增多症的病因及患者对药物的反应。腺瘤、癌肿、单侧肾上腺增生应选择手术治疗。特发性醛固酮增多症和糖皮质激素可抑制性醛固酮增多症(GRA)应采用药物治疗。

2. 手术治疗　对于确诊肾上腺醛固酮腺瘤或单侧肾上腺增生患者行腹腔镜下单侧肾上腺切除术。术前纠正电解质及酸碱平衡紊乱,使血钾恢复正常,如低血钾严重,可在服用螺内酯的同时,口服静脉补钾,并适当降低血压。一般术前准备 2～4 周。术后第 1 天即可停用螺内酯,并减少降压药物用量,若血钾 <3.0mmol/L,可静脉补钾;如低醛固酮表现明显,可服用氟氢可的松替代治疗。

3. 药物治疗　凡确诊特发性醛固酮增多症、GRA,以及手术治疗疗效不佳的患者宜采用药物治疗;而不愿手术或不能耐受手术的醛固酮腺瘤患者亦可用药物治疗,使症状得到控制。推荐特发性醛固酮增多症首选螺内酯,依普利酮为次选。GRA 推荐小剂量糖皮质激素为首选。

(1)醛固酮受体拮抗药

①螺内酯:初始剂量一般为 20mg/d,如病情需要可增量至100mg/d;应每周监测血钾,根据血钾调整药量。因其可阻断睾酮合成及雄激素的外周作用,可引起女性月经紊乱和男性乳腺发育、阳痿、性欲减退等不良反应。可同时加用氨苯蝶啶、阿米洛利减少螺内酯剂量,以减轻其不良反应。

②依普利酮:选择性醛固酮受体拮抗药,不拮抗雄激素及孕激素受体,不导致严重内分泌紊乱,起始 25mg/d,建议每日 2 次,注意肾功能不全 3 期慎用,肾功能不全 4 期禁用。

(2)糖皮质激素:通过抑制垂体 ACTH 分泌以减少醛固酮作用,建议服用长效或中效糖皮质激素。地塞米松起始剂量0.125～0.25mg/d,泼尼松起始 2.5～5mg/d,均为睡前服用。

(3)其他药物:阻滞肾远曲小管的钠通道,具有排钠潴钾作用的阿米洛利、氨苯蝶啶,但作用较弱。ACEI、ARB 可能对部分血管紧张素Ⅱ敏感的特发性醛固酮增多症有一定疗效;CCB 类,有报道称硝苯地平、氨氯地平可改善原发性醛固酮增多症的临床表现。阻断醛固酮合成药酮康唑,氨鲁米特亦可用于治疗原发性醛固酮增多症,但不良反应较大。

【处方】

1. 醛固酮受体拮抗药

螺内酯　起始剂量 20mg/d,口服,每日 3～4 次,若病情需要可增至 100mg/d。

依普利酮　起始 25mg/d,口服,每日 2 次。

2. 肾远曲小管钠通道阻滞药

阿米洛利　起始剂量 10～20mg/d,口服,每日 2 次,若病情需要可增至 40mg/d。

氨苯蝶啶　起始剂量 25～100mg/d,口服,每日 2 次,最大剂量不超过 300mg/d。

3. CCB 类降压药

硝苯地平缓释片　30～60mg/d,口服,每日 2～3 次。

非洛地平缓释片　2.5～10mg/d,口服,每日 1 次。

苯磺酸氨氯地平　5～10mg/d,口服,每日 1 次。

4. 糖皮质激素

地塞米松　起始 0.125～0.25mg/d,口服,睡前 1 次。

泼尼松　起始 2.5～5mg/d,口服,睡前 1 次。

5. ACEI 类降压药

卡托普利　25～50mg/d,口服,每日 2～3 次。

贝那普利　10～40mg/d,口服,每日 1～2 次。

依那普利　10～40mg/d,口服,每日 1 次。

6. 阻断醛固酮合成药

酮康唑　0.2～0.4g/d,口服,每日 1～2 次。

氨鲁米特　起始 250mg/d,口服,每日 1 次;逐渐加量至 250mg,口服,每日 3～4 次;维持量 250mg,口服,每日 2 次。

上述两药不良反应较大。

【注意事项】

1. 推荐血压持续＞160/100mmHg,难治性高血压(3 种降压药物包括利尿药联合应用,血压仍＞140/90mmHg 者,或联合应用 4 种以上降压药物血压＜140/90mmHg);高血压合并低钾血症;高血压合并肾上腺意外瘤;早发高血压家族史或家族中有小于 40 岁的脑血管意外家族史者;高血压合并阻塞性呼吸睡眠暂停综合征者筛查原发性醛固酮增多症;本身存在高血压而家族中存在原发性醛固酮增多症患者。

2. ARR 为目前首推的筛查试验,为避免假阳性,应选择一种或几种确诊试验来避免过度诊断。

3. ARR 受多种因素影响,筛查前应尽量控制血钾在正常范围,停用醛固酮受体拮抗药、排钾利尿药、ACEI、ARB 等药物 2～4 周,停用 β 受体阻断药至少 2 周。

4. 应用醛固酮受体拮抗药时,为避免高钾血症,在肾功能不全 CKD3 期慎用,在肾功能不全 CKD4 期时应禁用。

5. 原发性醛固酮增多症主要分为醛固酮瘤、特发性醛固酮增多症、原发性肾上腺皮质增生、家族性醛固酮增多症及分泌醛固酮的肾上腺皮质癌,建议发病年龄很轻的原发性醛固酮增多症患者行基因检测,以除外家族性醛固酮增多症。

6. 推荐特发性醛固酮增多症患者首选药物治疗,螺内酯为首选,依普利酮次选,而家族性醛固酮增多症则首选小剂量糖皮质激素。

(郭亚楠)

三、先天性肾上腺皮质增生症

先天性肾上腺皮质增生症(congenital adrenal hyperplasia,CAH)是一组因编码皮质激素合成的必需酶基因突变致肾上腺皮质类固醇类激素合成障碍所引起的疾病,为常染色体隐性遗传。其主要病因为在皮质醇合成过程中,由于酶缺陷引起皮质醇合成不足,继发下丘脑 CRH 和垂体 ACTH 代偿性分泌增加,导致肾上腺皮质增生。

【诊断要点】

1. 临床表现 依病因分为多种类型,主要有 21-羟化酶缺陷症、3β-羟类固醇脱氢酶缺陷症、11β-羟化酶缺陷症、17α-羟化酶缺陷症,StAR 缺陷症旧称胆固醇碳链酶缺陷症,病因不同会有不同表现。

(1)21-羟化酶缺陷症:CAH 最常见的类型,由于 CYP21 基因缺陷所致,若 21-羟化酶缺陷较完全,则出现皮质醇分泌绝对不足,若缺陷不完全,可因 ACTH 继发增多,使皮质醇代偿性分泌增多达到正常水平,但应激状态下易出现相对不足而出现症状。临床表现为皮质醇缺乏表现,伴或不伴醛固酮缺乏表现,以及继发的 ACTH 增多导致肾上腺皮质增生导致的性激素分泌增多的表现,根据其临床表现的严重程度主要分为 3 种。

①极度严重型 CYP21 缺陷症:也称失盐型,其临床表现主要与皮质醇醛固酮缺乏和胎儿早期雄激素分泌过多有关。在胎儿时期起病,出生后表现为女性外生殖器男性化,并伴失盐症状如低钠血症、高钾血症、代谢性酸中毒,严重时出现低血糖及低血容量性休克,即失盐危险,多在 2 周内的新生儿中发生,临床上尚表现为拒食、昏睡、呕吐、腹泻、脱水、体重下降等;在血钠＞125mmol/L 时其症状和体征可能不明显。随年龄的增长醛固酮缺乏可逐渐好转,但血钠仍低于正常。

②中度严重型 CYP21 缺陷症:也称单纯男性化型,临床表现主要与雄激素分泌明显增多有关,胎儿期起病,表现为女性患儿外生殖器男性化,严重时与正常男性的阴茎难以区分,但性腺和内生殖器发育正常。而男性患儿在出生时外生殖器一般无异常,少数可仅在会阴部有轻度色素及阴茎稍大。随年龄增长,女性外生殖器男性化程度进一步加重,而男性患者则可出现阴毛提早出现,阴茎增大,但睾丸很小等男性假性性早熟表现。患儿在儿童

期生长速度超过同龄人,表现为肌肉较发达,骨龄超前,骨骺融合提前,早期比同龄儿童高大,但最终身高却不及常人。女性患者同时存在月经稀发、不规则或闭经,多数患者不孕,嗓音变粗,出现痤疮、喉结、多毛甚至胡须,阴毛、腋毛提早出现;男性患者通常存在小睾丸和生精障碍而致不育,少数患者有正常的睾丸发育和生育能力。由于 ACTH 过度分泌所致,CYP21 缺陷症患者可有色素沉着、肤色加深。由于 ALD 合成基本不受影响,故无失盐表现。

③轻度 CYP21 缺陷症:临床表现差距大,可无临床表现或表现较轻。女性患者出生时外生殖器正常,但在出生后童年期、成年期因有轻度雄激素过多症状如性毛早现、痤疮、生长轻度加速、阴蒂轻度肥大、多毛症、月经紊乱和不孕等和体征而被诊断。男性患者可无症状或症状较轻,可出现青春发育提前、性毛早现、痤疮、生长轻度加速,但成年后身材较矮、生精障碍和生育能力下降。

(2)11β-羟化酶缺陷症:为 CAH 中第 2 常见类型。因 11-去氧皮质酮和 11-去氧皮质醇不能进一步转化成皮质酮、皮质醇,导致 ACTH 继发增多,肾上腺皮质增生,使皮质酮、皮质醇前体增多,而这些前体可通过其他通路合成雄激素,故雄激素生成增多;同时 11-去氧皮质酮蓄积,其弱盐皮质激素作用使水钠潴留,并抑制血浆肾素活性,导致醛固酮分泌减少。临床表现为高血压(区别于 21-羟化酶缺陷症),通常为轻至中度高血压,但 1/3 可存在左心室肥厚及视网膜病变;失盐表现如高血钾、低血钠;男性化表现与 21-羟化酶缺陷症机制相似。

(3)3β-羟类固醇脱氢酶缺陷症:该酶缺陷对所有类固醇激素合成均有影响,由于酶活性在肾上腺及性腺均降低,故在男性患者中表现为男性假两性畸形,出生时外生殖器难辨性别,出现小阴茎、尿道下裂、阴唇与阴囊后壁部分融合,部分患者出现泌尿生殖窦或者盲端阴道,睾丸藏于阴囊中,并且青春期多数出现乳房发育;在女性患者中表现为女性假两性畸形,阴蒂增大、偶有阴唇与阴囊皱襞融合;因此型患者多数有醛固酮分泌不足情况,故多有失盐表现;非典型的 3β-羟类固醇脱氢酶缺陷症患者出生时则无明显异常,女性患者在青春期可出现多毛、痤疮、月经稀发等表现。

(4)17α-羟化酶缺陷症:极少见,肾上腺皮质醇及性激素合成下降,盐皮质激素合成增加,尤其是皮质酮和 DOC;故患者无明显肾上腺皮质功能减退的表现。但 DOC 分泌过多致钠潴留、血容量增加和高血压,其高血压在儿童期即有表现,若不治疗可成进展性严重高血压,同时可导致 PRA 抑制,醛固酮的分泌极度减少。患者还可有低血钾和碱中毒等表现。

(5)StAR 缺陷症:为 CAH 中最严重且极为罕见的一种类型。该酶缺陷导致盐皮质激素、糖皮质激素、性激素均不能合成。新生儿因母体通过胎盘供给糖皮质激素,故出生时无异常。自出生第 2 周左右临床严重失盐,表现如拒奶、昏睡、腹泻、脱水、呕吐、体重下降、低血压、低钠血症、高钾血症、高尿钠和代谢性酸中毒等。同时可有类似 Addison 病样色素沉着,且极易并发感染和肾上腺危象,如未早期诊断和治疗,多在新生儿期死亡。无论男女患者均表现为正常女性外生殖器,且存在性激素缺乏的表现。女性患者第二性征不发育,男性多表现为完全性假两性畸形(外生殖器似幼女型,有盲端阴道,无子宫),有发育不良的睾丸(可位于腹腔、腹股沟区或"阴唇"中)。

2. 辅助检查

(1)21-羟化酶缺陷症

激素基础值测定和 ACTH 兴奋试验:血 17α-羟孕酮(17α-OHP)、21-去氧皮质醇和尿 17α-OHP 代谢产物孕三醇基础值或 ACTH 兴奋试验后增高。严重失盐型和非失盐型 CYP21 缺陷症患者的血 17α-OHP 和雄烯二酮基础值或 ACTH 兴奋后增高(表4-1)。

表 4-1 快速 ACTH 兴奋试验中各种肾上腺类固醇的正常反应值

	新生儿		青春发育前		青春发育后	
	基础值	兴奋后 60min	基础值	兴奋后 60min	基础值	兴奋后 60min
孕酮	35	100	35	125	60	150
DOC	20	80	8	55	8	55
Δ^5-17P	225	55	55	320	120	800
17α-OHP	25	190	50	190	60	160
11-去氧皮质醇	80	60	60	200	60	170
皮质醇	10	30	13	30	60	25
DHEA	40	70	70	125	260	560

注:ACTH1-24 的剂量为:新生儿 0.1mg,2 岁以下儿童 0.15mg,2 岁以上儿童及成人 0.25mg

表中数值为均值。皮质醇单位为 μg/dl,其余各指标均为 ng/dl。

DOC.11-去氧皮质酮;Δ^5-17P. 17α-羟孕烯醇酮;17α-OHP. 17α-羟孕酮;DHEA:去氢表雄酮

①中剂量地塞米松抑制试验:主要用于鉴别 CAH 与肾上腺肿瘤。有 5 日法和 1 日法两种。与 5 日法相比,1 日法有同样的诊断价值,故此处只介绍 1 日法:予地塞米松 0.75mg,口服,每 6 小时 1 次,测定对照日和服药后第 2 日的血浆 17α-OHP 和 17-KS(血和尿)值。

②限钠试验:用于区分失盐型和单纯男性化型 CYP21 缺陷症,为失盐型的确诊试验。试验前至少 1 周前停用盐皮质激素,试验开始后每日饮食摄入钠为 10mmol/d,正常人低钠饮食第 4 天,尿钠可低至 10mmol/d 而无失盐表现,但失盐型患者会出现失盐表现。

(2)11β-羟化酶缺陷症:基础状态下血浆 DOC、11-去氧皮质醇、血浆肾上腺雄激素(雄烯二酮、DHEAS)水平增高,而 ACTH 兴奋状态下可进一步升高。

(3)3β-羟类固醇脱氢酶缺陷症

①血浆孕烯醇酮、17α-羟孕烯醇酮和 DHEA 升高,尿孕三醇和 16-孕三醇增多,血浆或尿中 Δ^5/Δ^4-类固醇比值升高。其中非经典型 3β-羟类固醇脱氢酶缺陷症需 ACTH 兴奋试验来确诊。ACTH 兴奋状态下,3β-羟类固醇脱氢酶缺陷症患者的血浆DHEA、17α-羟孕烯醇酮和 24 小时尿 17-KS 水平显著升高,17α-羟孕烯醇酮/皮质醇比值及 17α-羟孕烯醇酮/17α-OHP 比值均大于正常均值 2 个标准差,而且 17α-羟孕烯醇酮和 DHEA 水平均显著高于非经典型 21-羟化酶缺陷症的多毛妇女。

②可行地塞米松抑制试验来鉴别肾上腺或卵巢分泌类固醇的肿瘤。方法:地塞米松 0.5mg,口服,每 6 小时 1 次,连服 3 日。对于卵巢肿瘤,还需同时做炔诺酮(norlutin)试验,即炔诺酮10mg,口服,每 8 小时 1 次,连服 3 日。在这两种试验中,若类固醇不能被抑制,则应高度怀疑肾上腺或卵巢肿瘤,可进行肾上腺及卵巢的 CT、MRI 和 PET 等影像学检查以明确。

(4)17α-羟化酶缺陷症:ACTH 水平升高,经 17α-羟化的类固醇如雌激素、雄激素、11-去氧皮质醇、皮质醇和 17α-OHP 等水平极低或测不到,24 小时尿 17-KS 和 17-OHCS 排泄量极少,在ACTH 兴奋状态下亦无升高。而血浆孕烯醇酮、孕酮水平升高,DOC、皮质酮及其 18-羟产物等也升高,在 ACTH 兴奋状态下呈过强反应,并可被糖皮质激素所抑制。PRA 和 ALD 水平极低。经糖皮质激素治疗,DOC 逐渐下降,PRA 和 ALD 水平可以回升至正常。生化检查还可发现低钾血症和碱中毒。

(5)StAR 缺陷症:血和尿中均检测不到任何肾上腺类固醇激素,大剂量 ACTH 或 HCG 兴奋后也不能检测出。但血 ACTH基础值和 PRA 水平极高,即使应用大量糖皮质激素仍不能降至正常。FSH、LH 在青春期后可明显升高。

(6)影像学检查

①B 超:敏感性差,如未发现结节不能排除肾上腺病变。一

般双侧肾上腺增生不能被 B 超检测到,若发现双侧肾上腺回声增强、增宽,则应行 CT、MRI 等进一步明确。

②CT 和 MRI:绝大部分肾上腺肿瘤可在薄层 CT 扫描或 MRI 中发现,故一般首选 CT、MRI 检查,但并不能鉴别腺瘤有无功能腺瘤。StAR 缺陷症患者则可见肾上腺明显增大,还可见肾因受压而向下移位。

③[131]I 标记胆固醇肾上腺皮质扫描:CAH 患者 ACTH 分泌增加,肾上腺皮质细胞摄取胆固醇增加。[131]I 标记胆固醇可浓集于双侧肾上腺皮质区,核素扫描呈双侧肾上腺影像对称增强,但不可用于判断肾上腺皮质功能高低。如[131]I 标记胆固醇浓集于一侧肾上腺皮质区则提示为肾上腺皮质肿瘤,而且有功能;如果 CT 或 MRI 确定一侧肾上腺有肿瘤,而因[131]I 胆固醇扫描不摄取[131]I 胆固醇,则多为无功能的肿瘤或转移癌。

【治疗要点】　21-羟化酶缺陷症经典型行糖皮质激素及盐皮质激素替代治疗,女性假两性畸形者行阴道重塑手术及阴蒂退缩治疗,非经典型为糖皮质激素治疗;3β-羟类固醇脱氢酶缺陷症经典型行糖皮质激素及盐皮质激素替代治疗,同时进行与性别一致的替代治疗及行外生殖器矫正手术,非经典型使用糖皮质激素治疗;11β-羟化酶缺陷症经典型行糖皮质激素替代治疗,女性假两性畸形者行阴道重塑手术及阴蒂退缩治疗,非经典型使用糖皮质激素治疗;17α-羟化酶缺陷症使用糖皮质激素治疗,女性患者行性激素替代,男性患者行外生殖器矫正,并行性激素替代治疗。

1. GC 替代措施　通过抑制 ACTH 的过量分泌而减少雄激素的产生,使患者的生长速度和骨龄逐渐恢复至正常。在 11β-羟化酶缺陷症和 17α-羟化酶缺陷症,糖皮质激素可通过抑制 ACTH 的过量分泌使 DOC 的分泌恢复正常,使高血压得到缓解。

2. 盐皮质激素替代治疗　对于失盐型 CYP21 酶缺陷症、3β-羟类固醇脱氢酶缺陷症和 StAR 缺陷症患者,还需要补充盐皮质激素进行替代治疗,同时要每日增加食盐的摄入量。婴幼儿可口服食盐 1～2g/d,因盐皮质激素的作用必须要以充分的钠摄入为基础。

3. 性激素替代治疗 缺乏相应性别性激素的患者需在青春期行激素替代治疗,以诱导第二性征出现。

4. 外科手术治疗 对于 1 岁以内存在两性畸形的患儿,如情况稳定,可行外科手术对外生殖器进行矫正至指定性别。目前手术时机及必要性仍有较大争议。

5. 降血压 如治疗前 17α-羟化酶缺陷症及 11β-羟化酶缺陷症患者的高血压已持续多年,应用糖皮质激素后仍不能降至正常,可加用降压药物,如小剂量的保钾利尿药、钙离子拮抗药等。

【处方】

1. 婴儿、儿童、青春早期

(1)严重失盐型

氢化可的松 8～25mg/m² ,口服,每日 2～3 次。剂量分配:早晨 2/4、2/3、1/3、1/2;下午 1/4、1/3、1/3;睡前 1/4、1/3、1/3、1/2。

氟氢可的松 0.05～0.15mg,口服,早 8:00 剂量根据血压和 PRA 调整。

氯化钠(仅婴儿和儿童) 1g,静脉滴注。

(2)严重女性男性化型

氢化可的松 8～20mg/m² ,剂量分配同失盐型。

氟氢可的松 0.05～0.15mg,口服,早 8:00。

(3)轻度型

氢化可的松 8～15 mg/m² ,口服,每日 2 次。剂量分配:早晨 2/3、1/2;下午 1/3、1/2。

(4)严重应激状态

氢化可的松 剂量为原有剂量的 2～5 倍,若出现腹泻或呕吐,则加服 1 次。

2. 青春后期、成年人

(1)严重失盐型

泼尼松 10mg,口服。剂量分配:早晨 5mg,下午 5mg。

氟氢可的松 0.05～0.2mg,口服,早 8:00。

(2)严重女性男性化型

泼尼松 7.5 ～ 10mg,口服。剂量分配:早晨 5mg,下午 2.5mg。

氟氢可的松 0.05～0.15mg,口服,早 8:00。

(3)轻度型

泼尼松 5～7.5mg,口服,每日 2 次。剂量分配:早晨 5mg,下午 2.5mg。

(4)严重应激

泼尼松 每次剂量较常量增加 2～5 倍。

氟氢可的松 若出现腹泻或呕吐,则加服 1 次。

3. 性别分化异常治疗

(1)女性激素替代

妊马雌酮 0.3mg,口服,每日 1 次,连续服用 21 日,周期性应用,替代 6～12 个月或月经来潮后,再联合孕激素。

或炔雌醇 5μg,口服,每日 1 次,连续服用 21 日,周期性应用,替代 6～12 个月或月经来潮后,再联合孕激素。

甲羟孕酮 2～5mg/d,口服,每日 1 次,为上述雌激素后续治疗,口服 7～10 日。

黄体酮 200mg,口服,每日 2 次,为上述雌激素后续治疗,口服 7～10 日。

(2)男性激素替代治疗(12－13 岁开始)

庚酸睾酮 50mg,肌内注射,每个月 1 次,逐渐增量,当骨龄达 16 岁时,增至 200mg,肌内注射,每 2～3 周 1 次。

4. 降压治疗

螺内酯 10～20mg/d,口服,每日 2～3 次。

或阿米洛利　1.25～5mg,口服,每日1～2次。

硝苯地平　5～10mg,口服,每日2次。

或非洛地平缓释片2.5～5mg,口服,每日1次。

【注意事项】

1. 对于所有类型的CAH,临床上应选用氢化可的松口服生理剂量替代治疗,原则上先大后小。如果糖皮质激素应用的剂量过小,则不能充分抑制ACTH分泌,女性男性化临床表现得不到改善;如果剂量过大,则会引起医源性皮质醇增多症。

2. 单纯男性化型21-羟化酶缺陷症患者在婴幼儿期及儿童期应予盐皮质激素替代,以抑制肾素活性。绝大部分失盐型CAH患者在成年后可以停止补盐及盐皮质激素替代治疗。可能机制为,正常情况下肾11β-羟类固醇脱氢酶使皮质醇转变为皮质素而失去活性,随着生长发育,肾11β-羟类固醇脱氢酶的活性下降,其对皮质醇的这种作用减低,因此成人对氢化可的松的盐皮质激素作用变得更"敏感"而不再需要另外补充盐皮质激素。

3. 需应用性激素替代者,应在青春期予小剂量起始,以维持正常发育,避免起始大剂量导致骨骺愈合,影响身高。应用过程中,监测第二性征情况。

4. 定期监测相关指标以明确治疗效果,其中PRA可用于监测所有类型CAH的治疗。在21-羟化酶缺陷症、3β-羟类固醇脱氢酶缺陷症等治疗中,疗效差时PRA升高提示效果差,而下降提示效果好;在11β-羟化酶缺陷症和17α-羟化酶缺陷症等治疗中,PRA下降提示效果差,升高时提示效果好。

（郭亚楠）

四、原发性肾上腺皮质功能减退症

原发性肾上腺皮质功能减退症又称Addison病,由于多种原因导致双侧绝大部分的肾上腺被破坏所致。常见原因为肾上腺结核、自身免疫性肾上腺炎、真菌感染、艾滋病、肿瘤、白血病等。

按病程可分为慢性和急性两种。

【诊断要点】

1. 临床表现　原发性肾上腺皮质功能减退症的临床表现主要与肾上腺皮质大部分破坏，糖皮质激素、性激素、盐皮质激素分泌较少及促肾上腺皮质激素分泌增多有关。

（1）ACTH 分泌增多：皮肤黏膜色素沉着，这是慢性原发性肾上腺皮质功能减退症最具特征的表现。色素沉着表现为全身性，但以暴露部位及身体相互摩擦处更为明显，如面部、双手、束腰部位、瘢痕等；同时色素沉着处皮肤上常存在白色斑点。

（2）皮质醇缺乏：可引起多系统的症状。

①胃肠道表现：食欲缺乏、体重下降，胃酸过少，消化不良，出现恶心、呕吐、腹泻者提示病情加重。

②神经、精神表现：乏力、睡眠障碍、抑郁症甚至精神失常等。

③心血管表现：心输出量减少，血压降低。

④水电解质平衡失调：与其弱盐皮质激素活性有关，缺乏时肾排水能力下降，水分过度潴留，可致稀释性低钠血症。

⑤代谢相关表现：葡萄糖异生减弱，肝糖原耗竭，同时胰岛素敏感性增加，可发生低血糖症。

⑥应激能力减弱易发生感染，同时在遭遇应激如感染、外伤等易诱发肾上腺危象。

（3）ALD 缺乏：体内钠丢失增多，引起体液丢失，低钠血症及轻度的代谢性酸中毒，同时血钾升高，致高钾血症。

（4）其他表现：与原发疾病有关，如肾上腺结核病所致，可呈现结核中毒表现如低热、盗汗症状。如为自身免疫性内分泌疾病时，可呈现自身免疫性多腺体功能衰竭综合征。

（5）肾上腺皮质危象：此为肾上腺皮质功能减退急骤加重的表现，常发生于应激之后，如突发感染、创伤、手术、分娩、过度劳累、大量出汗、呕吐、腹泻、失水或突然中断治疗等情况。

大多患者有高热，体温可升高至 40℃ 以上；直立性低血压，甚至低血容量性休克,表现为心动过速、四肢湿冷;极度虚弱无力、萎靡淡漠和嗜睡;也可表现为烦躁不安和谵妄惊厥,甚至昏迷;消化系统表现为恶心、呕吐和腹泻,伴有腹痛可被误诊为急腹症,此时腹部查体虽有肌紧张和深部压痛,但多缺乏特异性定位体征。急性肾上腺出血患者还可伴肋和胸背部疼痛或低血糖昏迷等。

2. 辅助检查

(1)常规及生化:可有低血钠及高血钾。脱水严重者低血钠可不明显,高血钾一般不严重,如若高血钾较重则应明确有无肾功能不全或其他原因。少数患者可有轻度或中度高血钙,与皮质醇缺乏其促进肾、肠排钙作用减退有关。常有正细胞、正色素性贫血,程度较轻,淋巴细胞及嗜酸性粒细胞增多。

(2)血糖和糖耐量试验:可有空腹低血糖,口服糖耐量试验示低平曲线。

(3)血浆皮质醇:一般认为血浆总皮质醇基础值$\leqslant 3\mu g/dl$可确诊本病,$\geqslant 20\mu g/dl$可除外此病。

(4)血浆 ACTH:原发性肾上腺皮质功能减退症患者因皮质醇等水平降低,继发血浆 ACTH 常升高。故血 ACTH 值如在正常范围,可除外本病诊断。即使总皮质醇在正常范围,血浆 ACTH 也常$\geqslant 100pg/ml$。

(5)血醛固酮(ALD)水平:血或尿 ALD 水平在原发性肾上腺皮质功能减退症时可降低或正常低限,而血浆肾素活性(PRA)或浓度则升高。

(6)尿游离皮质醇:通常低于正常,不推荐。

(7)尿 17-OHCS 和 17-KS:一般多低于正常,少数患者可在正常范围内,应考虑部分性 Addison 病的可能,以及部分病态的肾上腺皮质在 ACTH 刺激下,尚能分泌接近于正常或稍多于正常的类固醇激素。

(8)ACTH 兴奋试验:原发性肾上腺皮质功能减退症由于内源性 ACTH 已经最大限度地兴奋肾上腺分泌皮质醇,因此外源性 ACTH 不能进一步刺激皮质醇分泌,血浆总皮质醇基础值低于正常或在正常低限,刺激后血浆总皮质醇很少上升或不上升;正常人则表现为给予 ACTH 后血皮质醇分泌增多。

(9)胰岛素低血糖试验:正常情况下,低血糖时皮质醇作为升糖激素的一种应分泌增多,而原发性肾上腺皮质功能减退症患者血皮质醇不升高。

(10)简化美替拉酮试验:于午夜口服美替拉酮 30mg/kg,次日上午 8 时测定血浆 11-去氧皮质醇、皮质醇和 ACTH。正常人血浆 11-去氧皮质醇应≤8μg/dl,以明确肾上腺皮质激素合成是否被抑制。正常反应为兴奋后血 11-去氧皮质醇上升≥7μg/dl,ACTH 一般>150pg/ml。

(11)oCRH1-41 兴奋试验:静脉注射 100μg oCRH1-41 后,分别于 0、15、30、45、60、90 和 120 分钟后抽取血标本,同时测定 ACTH 和皮质醇。正常反应为刺激后 ACTH 和皮质醇峰值≥原基础值的 100%,继发性肾上腺皮质功能减退症血 ACTH 和皮质醇上升不足。

(12)心电图:可示低电压,T 波低平或倒置,P-R 间期与 Q-T 间期可延长。

(13)肾上腺 CT:于肾上腺结核患者可显示肾上腺增大及钙化阴影。其他感染、出血、转移性病变在 CT 扫描时也示肾上腺增大。自身免疫病因所致者肾上腺不增大。

(14)垂体 MRI:可用于区分原发性或继发性肾上腺皮质功能减退症。

(15)B 超或 CT 引导下肾上腺细针穿刺活检:有助于肾上腺病因诊断。

3. 鉴别诊断　相关表现如皮肤色素沉着、食欲缺乏、恶心、呕吐等并非 Addison 病所特有,在严重肝病变及消耗性疾病时也可有上述表现,故需行进一步鉴别;同时需要鉴别肾上腺皮质功能减退症的原因,需行垂体 CT 或 MRI 检查等。

【治疗要点】 治疗包括两方面:肾上腺危象时的急性治疗和生理性激素替代治疗。肾上腺危象的治疗包括静脉给予大剂量糖皮质激素,纠正低血容量和电解质紊乱,全身支持疗法和祛除或处理诱因等。而慢性肾上腺皮质功能减退替代治疗则应遵循长期坚持用药,必要时同时补充盐皮质激素,尽量减少激素用量,以避免激素所诱发的骨质疏松、肥胖等不良反应,应激状态下激素加量或改为静脉给药。替代治疗时,激素的补充应模拟本身激素昼夜分泌的规律,早晨服全日量的 2/3,下午服 1/3。如已明确肾上腺皮质功能减退症的病因,则应给予病因治疗。

【处方】

(1)肾上腺危象时糖、盐皮质激素的补充治疗:磷酸氢化可的松或琥珀酸氢化可的松 100mg,静脉注射即刻;后磷酸氢化可的松或琥珀酸氢化可的松 50～100mg,静脉滴注,每 6 小时 1 次;24 小时内氢化可的松用量 200～400mg(若患者肾功能无异常,多数病情可得到控制,低钠血症及高钾血症可得到纠正);此后改为氢化可的松 50mg,静脉滴注,每 6 小时 1 次,静脉滴注,后继续减量至每 24 小时 100mg,第 4～5 日减量至口服维持剂量,氢化可的松早 20mg,下午 10mg,口服;若病情危重,则氢化可的松 50～100mg,静脉滴注,每 6 小时 1 次,直至病情稳定后再逐渐减量,若呕吐停止,进食可,可改为口服激素替代治疗,同上;当氢化可的松用量在 50～60mg/24h 以下时常需加用盐皮质激素,9α 氟氢可的松 0.05～0.2mg,口服,每日 2 次。

(2)肾上腺危象时补液治疗:补液量约为体重的 6%,可予葡萄糖生理盐水 2000～3000ml/24h,或生理盐水 500～1000ml/h,同时监测心功能。

(3)慢性肾上腺皮质功能不全患者的激素替代。

氢化可的松 25～30mg/d,口服,早晨 15～20mg,下午(16:00～17:00)10mg。

醋酸可的松 25～37.5mg/d,口服,早晨 12.5～25mg,下午

(16:00～17:00)12.5mg(因需要在肝内转化为氢化可的松后方起效,故肝功能差的患者应避免使用)。

泼尼松　5～7.5mg/d,口服,早晨5mg,下午(16:00～17:00)2.5mg。

9α氟氢可的松　0.05～0.2mg/d,口服,每日2次。

醋酸去氧皮质酮(DOCA)油剂　肌内注射,每日1～2mg或隔日2.5～5.0mg。

去氧皮质酮缓释锭剂　每锭含DOCA 125mg,埋藏于腹壁皮下,每日可释放0.5mg,潴钠作用持续8～12个月。

去氧皮质酮三甲基酸　肌内注射,每次25～50mg,潴钠作用持续3～4周。

中药甘草流浸膏　20～40ml/d,稀释后口服,也有潴钠作用。

苯丙酸诺龙　每次10～25mg,肌内注射,每周2～3次。

甲睾酮　5.0mg,舌下含服,每日2～3次。

上述两种为雄激素,孕妇、充血性心力衰竭者慎用。

(4)ACI外科手术时的激素替代治疗:术前氢化可的松100mg,肌内注射,即刻。

在麻醉恢复时,氢化可的松50mg,肌内注射或静脉滴注,后每6小时1次,至24小时用量200mg。如果病情控制满意,则减至氢化可的松25mg,肌内注射或静脉滴注,每6小时1次;后维持此剂量3～5日。当恢复口服用药时注意补充氟氢可的松。如有发热、低血压或其他并发症出现,应增加氢化可的松剂量至200～400mg/24h。

(5)孕妇的激素替代治疗:孕早期存在早孕反应较重的患者,可予地塞米松1mg/d,肌内注射。

糖、盐皮质激素替代治疗剂量同平常。孕晚期某些患者需适当增大激素剂量。

分娩期:氢化可的松25mg,静脉滴注,每6小时1次。

若出现分娩时间延长,则应给予氢化可的松100mg/h持续静脉滴注。

分娩后 3 日,激素可逐渐减至维持量。

【注意事项】

1. 慢性肾上腺皮质功能不全患者若有明显低血钠时,可加用盐皮质激素治疗。同时每日保证 10g 以上的钠盐摄入。

2. 在糖皮质激素替代治疗的过程中,要求患者时刻注意自身症状,以判断糖皮质激素用量是否适当。应用过量通常表现为体重过度增加;而糖皮质激素用量不足则表现为乏力、皮肤色素沉着。

3. 盐皮质激素替代是否适量,主要依靠监测血压、血钾。用量过多则引起高血压和低血钾;而用量不足则表现为乏力倦怠、直立性低血压、低血钠、高血钾。

4. 若因肾上腺结核所致肾上腺皮质功能减退,则应给予抗结核治疗。由于糖皮质激素治疗可导致陈旧性结核复发或已有结核扩散,故即使初诊患者处于结核非活动期,也应常规应用半年以上的抗结核治疗。

(郭亚楠)

五、嗜铬细胞瘤

嗜铬细胞瘤是起源于嗜铬组织的肿瘤,根据其分布的解剖部位不同,分为来源于肾上腺髓质的嗜铬细胞的肿瘤,以及来源于肾上腺外的嗜铬组织的肿瘤。由于瘤细胞阵发性或持续性地分泌大量儿茶酚胺(catecholamine,CA),临床上表现为阵发性或持续性高血压及代谢紊乱综合征。约 10% 的嗜铬细胞瘤为恶性,鉴别良恶性主要取决于肿瘤有无包膜,血管中是否有瘤栓,是否存在肿瘤在非嗜铬组织的远处转移。

【诊断要点】

1. 临床表现 以心血管系统症状为主,兼有其他系统表现。

(1)心血管系统表现

①高血压:为嗜铬细胞瘤患者最常见表现,可为阵发性(25%～40%)、持续性(50%)或持续性高血压伴阵发性加重。阵发性高血压为此病特征性表现,为间歇期血压正常,发作期血压骤升,收缩压可达 300mmHg,舒张压可达 180mmHg,一般在 200～250/100～150mmHg,伴剧烈头痛、心悸,同时可有心前区压榨性疼痛,面色苍白,大汗淋漓等。头痛、心悸、多汗对嗜铬细胞瘤诊断意义重大,发作可由精神刺激、剧烈运动、体位变换、大小便,肿瘤被挤压等而诱发,发作持续时间数秒至数天,发作频次增多,最后可转化为持续性高血压伴阵发性加剧。一般常规抗高血压药物治疗无效,但对 α-肾上腺能受体阻断药反应良好,有时对钙通道阻滞药和硝酸酯类降压药有反应,故高血压患者出现上述情况同时伴多汗、心悸、头痛、直立性低血压或血压波动大时,要考虑嗜铬细胞瘤可能。

②低血压和休克:本病也可发生低血压甚至休克。可能与肿瘤释放活性物质导致循环血容量减少(分泌 CA)或血管过度扩张(分泌多巴胺、舒血管肠肽)或肿瘤坏死 CA 分泌中断引起。

③心脏改变:长期的高 CA 血症可损害心肌细胞,造成心肌细胞变性、坏死和纤维化而引起 CA 心肌炎导致多种心律失常、心肌缺血或梗死,而残存的心肌细胞呈代偿性增生、肥大、心室壁增厚、心肌收缩力下降,致充血性心衰。

(2)代谢紊乱

①基础代谢增高:CA 使体内耗氧增加,基础代谢率上升,致怕热、多汗、体重减轻等,部分患者可伴发热,但平时为低热,高血压危象发作时体温随之升高,甚至出现高热。

②糖代谢紊乱:CA 可使肝及肌肉中糖原分解加速,并可促进糖原异生,另外 α_2 受体有抑制胰岛素释放及抑制胰岛素降血糖的作用,导致血糖升高。部分患者可出现糖耐量异常或糖尿病。少数患者高血糖可能与嗜铬细胞瘤分泌释放的 ACTH、CRH、GH-RH 有关。

③脂代谢紊乱:CA 促进脂肪分解,使血中游离脂肪酸增多。

④电解质紊乱:有的患者出现高钙血症,可能与肿瘤分泌的甲状旁腺激素相关肽(PTH-rP)有关。少数有低钾血症,可能与 CA 促 K^+ 细胞内移有关。

(3)其他系统表现

①消化系统症状:高浓度 CA 抑制肠蠕动引起便秘甚至结肠扩张;有时还可有恶心、呕吐。引起胃肠壁血管增殖性及闭塞性动脉内膜炎致肠梗死、溃疡出血、穿孔等。引起胆囊收缩减弱, Oddi 括约肌张力增高,引起胆汁潴留。同时高血压发作时引起恶心、呕吐。

②泌尿系统:长期持续性高血压可使肾血管受损,引起大量蛋白尿,甚至肾功能不全。如肿瘤起源于膀胱壁内的嗜铬组织,则可有血尿,排尿期或排尿后高血压危象发作。

③腹部肿块:约 15% 的患者可扪及腹部肿块,扪诊时可诱发高血压的发作,如瘤体内出现出血和坏死时、相应部位可出现疼痛或压痛。

④伴发其他疾病:此病可为多发性内分泌腺瘤病Ⅱ型的一部分,可同时或先后发生甲状腺髓样癌、甲旁亢等疾病,表现出相应的临床症状。

2. 辅助检查

(1)尿 CA 测定:尿 CA 和 CA 代谢产物明显增加,即可诊断为嗜铬细胞瘤。为了提高诊断的可信度,收集尿液测定 CA 及其代谢产物至少应 2 次以上。少数阵发性高血压发作患者,需收集发作时的尿,因发作时间短,收集 24 小时尿液可能导致 CA 及代谢产物稀释,故收集发作时一段时间(2~4 小时)的尿测定,并与次日不发作时同样时间和条件下收集的尿液测定结果比较。多数嗜铬细胞瘤患者尿 $CA>1500nmol/d(250\mu g/d)$。

(2)尿总甲基 E(MN+NMN)测定:MN(3-甲氧基 E)和 NMN(3-甲氧基 NE)分别是 E 和 NE 的中间代谢产物,多数嗜铬细胞瘤患者尿 MN+NMN 的量为正常值的 2~3 倍,其排量反映了嗜铬细胞瘤分泌 CA 的功能活性。

(3)尿 VMA 测定:VMA 即尿香草扁桃酸,是 E 和 NE 的代谢终产物,正常值$<35\mu mol/d$(7.0mg/d)。同时测定尿 CA 及其代谢产物可增加诊断准确性。

(4)血浆 CA 测定:价值有限。正常人在平卧安静时血浆 NE 浓度为 3.0~3.5nmol/L,E 多<545pmol/L,多数嗜铬细胞瘤患者血浆 NE>9nmol/L,E>1.6nmol/L。

(5)血 MN 及 NMN 测定:为国际上推荐的首选生化指标,血浆 MNs 敏感性为 97%~99%,特异性 82%~96%,假阳性率仅 1%~2%。

(6)激发试验:适用于疑诊本病的阵发性高血压患者,对持续性高血压或年龄较大患者不宜行此类试验。试验前应先行冷水加压试验以观察患者血管反应性,提前备好酚妥拉明以防高血压危象。此类试验包括冷加压试验、胰高血糖素试验、组胺试验、甲氧氯普胺(胃复安)试验、酪胺试验,后三种基本已淘汰。

(7)抑制试验:适用于持续性高血压、阵发性高血压发作期,或上述激发试验阳性的患者,当血压$>170/110$mmHg 或血浆 CA 水平中度升高时实行。抑制试验包括酚妥拉明试验、可乐定(氯压定)试验。

(8)CT 及 MRI 检查:CT 及 MRI 均可作为首选的定位诊断方法。CT 上表现为圆形或类圆形软组织块,密度不均,恶性者一般瘤体较大,外形不规则,常伴周围组织浸润和远处转移。CT 定位诊断的敏感性为 77%~98%,特异性 29%~90%。MRI 敏感性为 85%~100%,特异性约 67%。在一般情况下,MRI 优于 CT,特别是在妊娠期妇女,因无 X 线的影响而更加适用。

(9)B 超检查:其敏感性低于 CT 或 MRI,不过对肾上腺外如腹腔、盆腔、膀胱等部位的嗜铬细胞瘤进行初步筛选有较大的实用价值,在儿童中因其腹膜后脂肪较少而实用价值较大。但超声波探头的加压可能引起发作。

(10)^{123}I/^{131}I间碘苄胍闪烁扫描(^{123}I/^{131}I-MIBG):MIBG 是胍乙啶的芳烷基衍生物,其结构与 NE 相似,能被肿瘤组织的小囊泡摄取并储存,集中于嗜铬细胞中使之显像。对于有功能的嗜铬细胞瘤,用^{123}I 或^{131}I 标记后静脉注射,可有阳性显像,故可同时进行肿瘤的定性和定位诊断。敏感性为 75%~92%。

(11)下腔静脉插管分段取血测血浆 CA 水平:当定性诊断确诊为嗜铬细胞瘤而上述定位检查未能发现肿瘤时,可采用此方法。应注意在操作时有诱发高血压危象发作的可能,必须准备酚妥拉明并建立静脉通道。

(12)其他:正电子发射示踪 X 线体层扫描(PET)用于肿瘤定位逐渐应用于临床。其敏感度、特异度均较高,也有应用数字减影血管造影术来确定肿瘤血供情况并诊断治疗者。

3. 鉴别诊断

(1)原发性高血压:某些原发性高血压也可伴随心悸、焦虑等高肾素能特点,同时存在血尿 CA 稍升高,此时须行可乐定抑制试验来鉴别 CA 升高是来自嗜铬细胞瘤或者交感神经。

(2)甲状腺功能亢进症:当甲状腺功能亢进症患者合并高血压时,可同时存在血压升高及高代谢表现,但一般血压升高不明显,且存在甲状腺激素异常。

(3)糖尿病:当糖尿病患者合并高血压同时已存在神经病变时,可能存在直立性低血压等,故可行相关化验明确。

除此之外,还需与围绝经期综合征、某些药物不良反应等鉴别。

【治疗要点】

1. 手术切除 手术切除肿瘤病灶是嗜铬细胞瘤首选治疗手段,一经确诊,应尽早手术,避免高血压危象反复发作而危及生命。包括常规手术及腹腔镜手术。

术前应常规给予药物治疗,目的是控制血压、心率,扩充血容量,避免术中诱发 CA 危象及可能的心血管并发症。

(1)α 受体阻断药:包括酚苄明、酚妥拉明、哌唑嗪、特拉唑嗪、多沙唑嗪和乌拉地尔;酚苄明为长效的、非选择性的、非竞争性的 α 受体阻断药,常为首选术前用药;酚妥拉明是短效的非选择性的 α 受体阻断药,作用迅速,半衰期短,需反复静脉注射或静脉滴注,用于高血压危象发作时手术中控制血压,不适用长期治疗和术前准备。哌唑嗪、特拉唑嗪、多沙唑嗪都是选择性 $α_1$ 受体阻断药,也可用于嗜铬细胞瘤的术前准备。乌拉地尔(压宁定)不仅阻断突触后 $α_1$ 受体,还阻断外周 $α_2$ 受体,对心率无明显影响,也可作术前准备。

(2)β 受体阻断药:应用酚苄明等治疗后,β 肾上腺能活动相对增强,可致患者心动过速,心肌耗氧量增加,加用 β 受体阻断药阻断心肌 β 受体,可使心率减慢,心输出量减少,血压下降。故如果患者在应用 α 受体阻断药后出现心动过速和室上性心律失常时可加用 β 受体阻断药,通常小剂量开始,然后根据心率调整剂量。

(3)CA 合成抑制药:甲基酪氨酸是酪氨酸羟化酶的竞争性抑制药,可使 CA 合成减少。用于嗜铬细胞瘤的患者,可降低术前及术中血压,减少术中血量丢失和输血量。

(4)其他降压药治疗:钙通道阻滞药可以通过阻滞钙离子内流而抑制肿瘤细胞 CA 的释放;且可直接扩张小动脉降低外周阻力而降低血压、增加冠脉血流量,预防 CA 引起的冠脉痉挛和心肌损伤,适用于伴有冠心病和心肌病的嗜铬细胞瘤患者。ACEI 对嗜铬细胞瘤高血压也有一定的降低作用。硝普钠可扩张周围血管、降低外周阻力使血压下降,可用于嗜铬细胞瘤高血压危象发作时或手术中血压持续增高时的抢救。

2. 嗜铬细胞瘤高血压危象的治疗　取半卧位,立即建立静脉通道,静脉注射酚妥拉明 1mg,然后每 5 分钟静脉注射 2~5mg,至血压控制,再静脉滴注酚妥拉明以维持血压,必要时可加用硝普钠静脉滴注;如用酚妥拉明后心率加快,可静脉注射 1～2mg 普萘洛尔控制;用肾上腺能受体阻断药的同时应注意补充血容量,以免发生低血压休克。高血压危象一旦被控制后,即应改为口服 α 受体阻断药直到手术前。

3. 复发性或恶性嗜铬细胞瘤的治疗　首先考虑尽量手术切除。但术后 10 年内常复发,对于手术不能完全切除,或术后复发并有局部组织浸润和远处转移的患者,应予长期药物治疗。首要为降压治疗,防止危象发作;头颈部副神经节瘤由于血流丰富且邻近神经血管,切除难度大,故可行放疗,研究表明放疗后平均 10 年肿瘤控制率达 94％,生存率达 95％。同时可启用化疗,研究表明 CVD(环磷酰胺＋长春新碱＋达卡巴嗪)疗法在部分患者中可诱导肿瘤分化从而缓解症状,但长期生存率并未提高。尚在进一步探索中的药物治疗包括靶向治疗和酪氨酸激酶受体抑制药、生长抑素、生长抑素类似物和生长抑素受体拮抗药等。

4. 特殊个体嗜铬细胞瘤的治疗

(1)妊娠合并嗜铬细胞瘤:一旦确诊,即应使用 α 受体阻断药。在妊娠早期或中期,做好充分的术前准备后应手术切除肿瘤,不必终止妊娠,但手术本身有引起流产的可能。在妊娠晚期,如果胎儿已足月,可在肿瘤切除后行剖宫取胎术;如果胎儿未发育成熟,可在用受体阻断药的同时密切观察病情变化,直到胎儿发育成熟至能存活再行手术。但如果临床表现恶化则应立即手术。虽然在妊娠过程中受体阻断药的安全性尚不确定,但只要诊断明确,在没有明显毒性作用的情况下必须使用。

(2)儿童嗜铬细胞瘤:诊断和治疗方法与成人嗜铬细胞瘤相同,一旦确诊即开始用 α 受体阻断药治疗,并尽快手术,手术后应注意密切随诊。但术后的预后较差。

【药物处方】

1. 术前准备

酚苄明　起始剂量 10mg,口服,每日 2 次;根据血压调节用量,可逐渐加量至60mg/d或更多。术前至少服用2周。

哌唑嗪 起始剂量0.5mg或1mg,口服,每日2～3次;按需增量至2～4mg,口服,每日2～3次。

多沙唑嗪 起始剂量0.5mg,口服,每日1次;可逐渐增量至2～8mg,口服,每日1次。

特拉唑嗪 首次剂量1mg,睡前口服;维持剂量2～10mg,口服,每日1次;首次给药应密切监测患者,避免发生严重低血压反应。

乌拉地尔 起始剂量30mg/d,口服,每日2次,维持剂量30～180mg/d。

2. 控制心律失常

普萘洛尔 起始剂量10mg,口服,每日2～3次;按需增加剂量至达到控制心率的目的。

阿替洛尔 常用量为每次6.25～12.5mg,口服,每日2次,可按需增至50～200mg/d。

美托洛尔 常用剂量50mg,口服,每日2～3次。

艾司洛尔 1mg/kg,30秒内静脉注射,继续予0.15mg/(kg·min)静脉滴注,维持剂量为0.3mg/(kg·min),可迅速减慢心率。

3. 其他

硝苯地平缓释片 10～30mg/d,口服,每日1～3次。

非洛地平缓释片 起始量5mg,口服,每日1次;常用剂量为5～10mg,口服,每日1次。

苯磺酸氨氯地平 起始量5mg,口服,每日1次;最大量为10mg,口服,每日1次。

卡托普利 12.5～25mg,口服,每日3次。

依那普利 起始剂量10～20mg,口服,每日1次,最大剂量40mg/d。

硝普钠 小量起始,逐渐增至50～200μg/min,严密监测血压,用于高血压危象或术中血压持续升高者。

【注意事项】

1. 术前必须有充分的药物准备,降压、扩容,术前若准备不充分不宜手术,避免术后出现低血压性休克等。

2. 术前准备的时间推荐至少 10~14 日,若阵发性高血压发作较频繁的患者需提前 4~6 周准备。准备充分的指标包括血压 120/80mmHg 左右,心率<80~90/min;无阵发性高血压出现,无心悸、出汗等不适。体重逐渐上升,四肢末端有温暖感,甲床红润等微循环良好指标及体重增加等。

3. 腹腔镜手术具有创伤小、恢复快、住院时间短等特点,但能否行腹腔镜手术治疗除手术医师的技术外,主要取决于肿瘤大小,一般肿瘤<6cm 时,考虑应用腹腔镜手术。而肿瘤体积巨大、恶性、肾上腺外副神经瘤、多发需探查者,应采用开放性手术。

4. 治疗后注意随访,因此病有一定的复发率,随访内容包括监测血压,监测血 MNs、24 小时尿 CA 及复查相关部位的 CT 等影像学检查。

(郭亚楠)

六、糖皮质激素的临床应用

糖皮质激素为类固醇激素,生理剂量的糖皮质激素在体内参与糖、脂肪、蛋白质的代谢,并具有调节水电解质代谢的作用,对维持机体的内环境平衡有重要作用;而药理剂量的糖皮质激素在临床也有广泛应用,主要涉及抗炎、免疫抑制、抗休克和抗毒等作用(表 4-2)。正确、合理应用是保证疗效、减少不良反应的关键。而正确、合理应用的前提取决于:①掌握治疗适应证;②选用合适的品种及给药方案。

(一)常用糖皮质激素种类

1. 按其生物效应分类　分为短效、中效和长效激素(表 4-2)。短效激素有可的松、氢化可的松,天然激素,抗炎效力较弱,作用时间短,主要作为肾上腺皮质功能不全的替代治疗。中效激素为人工合成激素,有泼尼松、泼尼松龙、甲泼尼龙及曲安奈德,抗风湿病治疗主要选用中效激素。长效激素包括倍他米松和地塞米松等,抗炎作用强,作用时间长,但对下丘脑-垂体-肾上腺轴抑制明显,不宜长期使用。

2.**按给药途径分类** 分为口服、注射、吸入及局部外用。

(1)口服类激素换算:1 片地塞米松＝1 片泼尼松＝1 片甲泼尼龙＝1 片氢化可的松。

(2)吸入类激素换算:二丙酸倍氯米松 1000μg＝布地奈德 800μg＝氟替卡松 500μg。

(3)局部应用类:包括弱效醋酸氢化可的松、中效醋酸泼尼松龙、醋酸地塞米松、曲安奈德等,强效包括丙酸氯倍他索等。

(二)糖皮质激素适用范围

1.**内分泌系统** 可用于肾上腺皮质功能减退症、先天性肾上腺皮质增生的替代治疗;以及肾上腺危象、垂体危象、甲状腺危象等紧急情况的抢救;Graves 眼病、激素类生物制品如胰岛素等药物过敏的治疗等。同时可用于某些内分泌系统疾病的诊断,如大、小剂量地塞米松抑制试验可用于库欣综合征诊断和病因的鉴别。

2.**风湿性疾病和自身免疫病** 此类疾病种类繁多,常见有系统性红斑狼疮、类风湿关节炎、干燥综合征、系统性硬皮病和系统性血管炎等。糖皮质激素是最基本的治疗药物之一。

3.**呼吸系统疾病** 呼吸科主要利用其抗炎作用,常见于支气管哮喘、放射性肺炎、结节病、特发性间质性肺炎的治疗。

4.**血液系统疾病** 血液科应用糖皮质激素主要为两种情况:①治疗如自身免疫性溶血性贫血、特发性血小板减少性紫癜等自身免疫病;②利用糖皮质激素溶解淋巴细胞的作用,将其作为联合化疗的一部分,用于如急性淋巴细胞白血病、淋巴瘤、多发性骨髓瘤等淋巴系统恶性肿瘤的治疗。

表4-2 常用糖皮质激素不同制剂的作用比较

类别	药物	对糖皮质激素受体的亲和力	水盐代谢（比值）	糖代谢（比值）	抗炎作用（比值）	等效剂量（mg）	血浆半衰期（min）	作用持续时间（h）
短效	氢化可的松	1.00	1.0	1.0	1.0	20.00	90	8~12
	可的松	0.01	0.8	0.8	0.8	25.00	30	8~12
中效	泼尼松	0.05	0.8	4.0	3.5	5.00	60	12~36
	泼尼松龙	2.20	0.8	4.0	4.0	5.00	200	12~36
	甲泼尼龙	11.90	0.5	5.0	5.0	4.00	180	12~36
	曲安奈德	1.90	0	5.0	5.0	4.00	>200	12~36
长效	地塞米松	7.10	0	20.0~30.0	30.0	0.75	100~300	36~54
	倍他米松	5.40	0	20.0~30.0	25.0~35.0	0.60	100~300	36~54

注：表中水盐代谢、糖代谢、抗炎作用的比值均以氢化可的松为1计；等效剂量以氢化可的松为标准计算

5. 肾系统疾病　肾内科常用药,主要用于肾病综合征、多种肾小球肾炎和部分间质性肾炎的治疗。

6. 严重感染或炎症反应　严重细菌感染性疾病如中毒性菌痢、重症肺炎,若伴有休克或其他与感染有关的器质性病变时,可在有效抗感染治疗的同时,加用糖皮质激素以缓解中毒症状和相关器质性病变;糖皮质激素在严重病毒性疾病的治疗中也可充当重要的辅助治疗,如严重病毒性肝炎的治疗。

7. 休克　因大剂量糖皮质激素具扩张痉挛血管、降低对缩血管活性物质敏感性、稳定溶酶体膜、提高机体对内毒素耐受力等作用,故其可应用于各种原因所致休克的治疗中,但须积极祛除病因治疗并给予抗休克治疗。

8. 异体器官移植　糖皮质激素具有免疫抑制作用,故可用于异体组织器官移植排斥反应及异基因造血干细胞移植后的移植物抗宿主病的预防及治疗。

9. 过敏性疾病　糖皮质激素可用于多种过敏性疾病的治疗,常见的如急性荨麻疹。

10. 神经系统损伤或病变　其抗炎作用也可用于如急性脊髓损伤,急性脑损伤等治疗。

11. 慢性运动系统损伤　如肌腱末端病、腱鞘炎等。

12. 预防与治疗某些炎症反应后遗症　可在某些炎症反应后遗症及手术后反应性炎症的预防中起重要作用,如预防术后组织粘连、瘢痕挛缩等。

(三)糖皮质激素的用药疗程

不同的疾病疗程不同,一般可分为以下几种情况。

1. 冲击疗法　用药多小于 5 日。主要用于如过敏性休克、严重哮喘持续状态等危重症患者的抢救。可迅速停药,大部分不可在短时间内重复。

2. 短程治疗　一般用药时间小于 1 个月。适用于如剥脱性皮炎或器官移植急性排斥反应等感染或变态反应类疾病。需逐渐减少药量至停药。

3. 中程治疗 用药时间在 3 个月以内。适用于如风湿热等病程较长且累及多种器官的疾病。生效后逐渐减药至维持剂量,直至逐渐减至停药。

4. 长程治疗 用药时间一般超过 3 个月。适用于器官异体移植后排斥反应的预防和治疗,以及如系统性红斑狼疮等多器官受累的慢性自身免疫病等。维持治疗可采用每日或隔日给药,停药前亦应逐步过渡到隔日疗法后逐渐停药。

5. 终身替代治疗 适用于肾上腺皮质功能减退症,并应在应激情况下增加剂量。

(四)糖皮质激素的不良反应

长期应用可引起一系列不良反应,其严重程度与用药剂量及用药时间成正比。

1. 医源性库欣综合征,症状同库欣病。

2. 大剂量糖皮质激素可加速免疫球蛋白分解,故可诱发或加重各种感染。

3. 使胃壁细胞增多,使胃酸及胃蛋白酶分泌增多,使胃十二指肠溃疡加重,严重者致消化道出血或穿孔。

4. 大量糖皮质激素可使水钠潴留,同时对儿茶酚胺的允许作用增强可致高血压、充血性心力衰竭,同时其促脂肪分解等作用加速动脉粥样硬化、血栓形成。

5. 促进脂肪分解,增加游离脂肪酸入血,造成高脂血症,尤其是高三酰甘油血症。

6. 大量长期应用糖皮质激素可促蛋白质分解,负氮平衡,导致肌无力、肌肉萎缩、伤口愈合迟缓。

7. 皮质类固醇性青光眼、皮质类固醇性白内障。

8. 可诱发焦虑、欣快或抑郁、失眠、性格改变精神症状,严重时甚至出现精神失常、癫痫发作。

9. 长期过量应用糖皮质激素抑制蛋白质合成,促蛋白质分解,同时骨吸收增强,骨骼矿化不足,影响儿童生长发育。

10. 长期外用糖皮质激素类药物时也可因其促蛋白质分解作用,导致局部皮肤出现萎缩变薄、毛细血管扩张、色素沉着、继发感染等不良反应;长期外用于面部时,可出现口周皮炎、酒渣鼻样皮损等。

11. 如为长期吸入糖皮质激素,除可导致声音嘶哑、咽部不适外,由于免疫抑制可致念珠菌定植、感染。

【注意事项】

1. 以下情况应尽量避免应用糖皮质激素

(1)对糖皮质激素过敏。

(2)存在严重精神疾病。

(3)癫痫。

(4)消化性溃疡活动期。

(5)近期内的胃肠吻合术。

(6)新发骨折。

(7)处于创伤修复期。

(8)单纯疱疹性及溃疡性角膜炎,单纯疱疹性结膜炎。

(9)严重的高血压。

(10)较严重的糖尿病。

(11)尚未控制的感染。

(12)肺结核活动期。

(13)较严重的骨质疏松。

(14)孕早期及产褥期。

(15)寻常型银屑病。

但是如果患者存在上述情况并存在必须应用糖皮质激素治疗的危急时刻,可在积极治疗原发疾病、严密监测上述病情变化的同时,慎重加用糖皮质激素。

2. 下列情况下应慎重使用糖皮质激素

(1)当患者存在皮质醇增多症、动脉粥样硬化、胃肠道疾病、慢性营养不良及近期曾行手术治疗时慎用。

(2)患者存在急性心衰、糖尿病、精神异常、青光眼、高脂血症、高血压、重症肌无力、骨质疏松、消化性溃疡病时应慎用,存在感染性疾病时若需应用必须与有效的抗生素合用,病毒性感染患者慎用;妊娠、哺乳期妇女及儿童也应慎用。

3. 注意停药反应和反跳现象

(1)停药反应:长期应用中量或大量糖皮质激素时,减药速度过快或突然停用可出现肾上腺皮质功能减退样症状,如精神萎靡、食欲缺乏、关节和肌肉疼痛,乏力,严重者出现发热、恶心、呕吐、低血压等,危重者可发生肾上腺危象。

(2)反跳现象:长期应用糖皮质激素,若减量过快或突然停用可加重原有症状或使病情复发,此时应恢复糖皮质激素治疗并加大其用量,待病情稳定后逐渐减量。

4. 其他注意事项

(1)防止交叉过敏。

(2)应用糖皮质激素同时辅以预防性用药:如补充维 D 钙以预防骨质疏松;加用质子泵抑制药预防消化性溃疡、消化道出血等;存在感染时及时加用抗生素,以防感染扩散、加重。

(3)注意糖皮质激素与其他药物间的相互作用:如糖皮质激素与噻嗪类或呋塞米等排钾利尿药合用时,可以造成失钾过多,糖皮质激素和布洛芬、双氯芬酸钠等非甾体抗炎药合用时,会加重消化道溃疡及出血的风险。

(五)糖皮质激素特殊人群中的应用原则

1. 糖皮质激素在儿童中的应用　因糖皮质激素可引起骨代谢及蛋白质代谢异常,故应用时应密切监测不良反应,以避免或降低糖皮质激素对患儿生长和发育的影响。

2. 糖皮质激素在妊娠期及哺乳期妇女的应用　孕妇应慎用糖皮质激素。但特殊情况下如慢性肾上腺皮质功能减退症及先天性肾上腺皮质增生症患者孕期应坚持糖皮质激素的替代治疗。

哺乳期妇女应用生理剂量或维持剂量的糖皮质激素,对婴儿一般无明显不良影响。但若应用中等剂量、中程治疗的糖皮质激素时,因其可通过乳汁分泌,故不应哺乳。

(郭亚楠)

第5章

男性性腺疾病

一、男性性腺功能减退症

成年男性的性腺功能包括睾丸的生精功能、睾酮分泌功能和性行为能力,男性性腺功能减退症是由于雄激素缺乏、减少或其作用不能发挥导致的性功能减退性疾病。依据促性激素的水平,性腺功能减退可分为低促性腺激素型和高促性腺激素型性腺功能减退两种。高促性腺激素型是由原发性睾丸疾病,雄激素合成缺陷或雄激素抵抗所致。低促性腺激素型则是继发于垂体和(或)下丘脑分泌促性腺激素减少,对睾丸刺激不足所致的一类疾病。

【诊断要点】

1. 临床表现 男性性腺功能减退症的临床表现取决于雄激素生成有无障碍和雄激素缺乏于性发育的阶段。如果睾酮生成正常,仅单纯精子生成缺乏,患者的主要临床表现为不育。雄激素缺乏发生于胎儿发育早期,患者表现为生殖器发育难以辨认和男性假两性畸形。青春期前的雄激素缺乏主要表现为青春期发育迟缓和第二性征发育不良。成人期才出现的雄激素缺乏患者主要表现为阳痿、不育和男性乳腺发育。

(1)高促性腺激素型

①青春期发育前的男性性功能减退症:性腺发育延迟、性腺发育不全,类阉体型;声调高尖、颞部毛发无后缩。

②青春期发育后的男性性功能减退症:性欲减退、性行为和阴茎勃起减少、体毛脱落,肌肉容量下降和体脂增多,面部潮红,男性乳腺发育,性格改变、情绪异常、记忆力减退。

③男性迟发性睾丸功能减退症:症状隐匿,性行为减弱和睾酮减少,肌肉容量减少,骨密度降低伴或不伴肥胖;同时有原发病的表现:如慢性疾病(如慢性肾病、肝病、自身免疫性疾病)、药物(如螺内酯、环丙孕酮、洋地黄类、吗啡类药物)。

(2)低促性腺激素型:若病因在下丘脑-垂体:①青春期发育前发病者:声调高尖,体毛减少或缺乏,类阉,睾丸体积<6ml,阴茎长度<5cm,阴囊皮肤无皱褶,前列腺细小。②青春期发育后发病者:性欲减退,胡须生长缓慢、体毛减少,睾丸萎缩,声调正常,肌量和骨量降低。③部分Kallmann综合征伴嗅觉失敏和神经性缺陷(神经性耳聋及色盲等);渗透压功能异常或渴感异常说明下丘脑损害广泛。

2. 辅助检查

(1)血LH、FSH测定:降低或正常提示继发性睾丸功能减退症,升高提示原发性。

(2)睾酮测定:反映间质细胞的功能。

(3)性腺功能试验:hCG兴奋睾酮分泌,反应程度反映了间质细胞的储备功能。方法为肌内注射hCG4000U,每日1次,共4日,第5日抽血测睾酮。正常人应成倍增加。低促性腺激素型性腺功能减退者血睾酮明显增高。高促性腺激素型性腺功能减退者血睾酮无明显升高。GnRH兴奋试验可反映垂体促性腺激素的储备量。

(4)染色体性别分析:正常男性性染色体核型为46,XY。口腔黏膜图片检查性染色质,男性性染色质为阴性。

(5)精液检查。

(6)睾丸活检:经上述检查未能明确诊断时,可做细针活组织病理学检查。

对于性腺功能减退症患者应首先仔细询问病史,了解患者生长发育史,性功能和生育史,有无慢性疾病、毒物、药物接触史和烟酒嗜好。查体应详尽,测量身高、指距、上下部量。注意毛发的分布和数量。检查男性乳腺发育情况。睾丸的部位、大小和质地。通过血浆睾酮水平测定,精液检查和睾丸活检等明确睾丸的功能状况。依据血浆促性腺激素的水平,可以区分低促性腺激素型和高促性腺激素型性腺功能减退症。青少年若睾丸及阴茎发育正常,而睾酮水平低,雌激素水平相对升高,而促性腺激素水平不高,应考虑垂体炎的可能,自身免疫性可能性最大。通过 Gn-RH 兴奋试验、hCG 刺激试验、染色体核型分析和血浆双氢睾酮水平测定可进一步明确诊断,指导治疗。

【治疗要点】 治疗原则:①根据年龄、病因、生育要求确定治疗方案;②有生育要求的低促性腺激素型性腺功能减退症患者治疗需维持生育功能和特性。③掌握雄激素替代治疗指征并监测不良反应。

【处方】

1. 雄激素治疗 主要用于治疗性腺功能减退症男性患者的睾酮缺乏。对于青春期前雄激素缺乏的男性少年,雄激素替代疗法的目的是刺激和维持男性第二性征的发育、躯体发育和性功能发育,而对于成年男性的治疗目的是恢复和维持性欲、性能力和第二性征。儿童使用雄激素会导致长骨骨骺过早闭合,影响身高,应慎重。由于睾酮对促性腺激素的分泌有负反馈抑制作用,因此单独使用雄激素时,精子的生成受抑制,患者无法恢复生育能力。

注射制剂:①长效庚酸或癸酸睾酮每次 200mg,每 1~2 周 1 次,肌内注射,使用 2~3 年后,可得到完全的男性性征发育,以后可减量至每次 100~200mg,每 2~3 周肌内注射 1 次;②丙酸睾酮是短效雄激素,肌内注射,每次 25~50mg,每周 2~3 次。

经皮睾酮制剂:睾酮凝胶可供选用,5~10g/d,可使低睾酮患者的血睾酮维持在正常水平。经皮睾酮贴片粘贴于非阴囊皮肤,一般可维持血睾酮正常浓度 4~12 小时;口腔黏膜生物贴片为 1种睾酮粘贴片,每片含睾酮 30mg,每次 2 小时 1 片可维持正常睾酮水平。

十一酸睾酮:①常用量每次 40~80mg,每日 2~3 次。②十一酸睾酮注射剂先肌注 1000mg,6 周后再肌注 1000mg,然后每 12 周肌注 1000mg。③睾酮皮下植入剂每次皮下植入 2~4 小片(每片含睾酮 200mg),皮下植入 1 个月血睾酮达到高峰,然后可正常维持血睾酮浓度约 6 个月。以上 3 种制剂有效药物浓度欠稳定,未被美国 FDA 批准应用。

2. 促性腺激素和 GnRH 治疗　促性腺激素治疗的目的是,刺激精子生成和使促性腺激素缺乏的性腺功能减退者获得或恢复生育能力。

绒促激素(HCG):具有 LH 样生物活性,能刺激睾丸间质细胞产生睾酮,剂量为 1000~2000U,皮下或肌内注射,每周 2~3 次。

尿促性激素(HMG)具有 FSH 和 LH 的活性,每支含 FSH和 LH 各 75U,有促进睾丸生精和分泌雄激素的作用。

3. 特发性低促性腺激素型性功能减退症(IHH)治疗　按 LH 分泌的生理频率与幅度,脉冲式给予外源性 GnRH,每 90分钟给 1 次脉冲注射(含 GnRH 5μg),总疗程 6~12 个月,每个脉冲的 GnRH 含量可根据个体对治疗的反应酌情调整。如无 GnRH,也可用 HCG 或 HMG 代替,且对垂体功能受损者有效。具体的治疗方法包括:用雄激素替代治疗维持男性化,用促性腺激素诱导生育,间断应用 GnRH 维持睾丸的结构和功能。

【注意事项】

1. 应用雄激素治疗需监测:①血睾酮;②血细胞比容;③血 PSA;④直肠指检。

2. 对 Kallmann 综合征患者,脉冲式小剂量给予 GnRH 可刺激内源性促性腺激素的分泌和精子产生。

二、男性青春期发育延迟

正常男孩一般在 10—13 岁进入青春期早期发育,其特征是身体的纵向生长加速和第二性征发育,躯体外形、自我意识和男性个性发生变化。青春期发育延迟患者的身材常低于正常同龄人群值的 2.5 个标准差;且性腺发育幼稚,第二性征缺如。男孩睾丸开始增大至长径 > 2.4cm(4ml),白天血浆睾酮 > 16mmol/L(450ng/dl)表示青春期发育已启动。一般认为,青春期发育平均年龄加 2.0 个标准差年龄以后尚未出现青春期发育(14 岁男孩的睾丸容积<4ml),可认为是青春期发育延迟。青春期发育延迟的病因很多,本节主要介绍体质性青春发育延迟(CDGP)。

【诊断要点】 体质性青春发育延迟的病因未明,可能是 GH 的暂时性和功能性不足或下丘脑 LHRH 脉冲发生器活动延迟,多有生长发育延迟家族史,也可散发存在。

1. 临床表现 突出表现为性幼稚和身材矮小,童年期和青春期前生长速度缓慢,但生长速率和身高与骨龄一致,骨转换率正常,骨密度增长方式同正常儿童,促性腺激素和 GH 水平低下。青春期启动的时间比正常儿童晚,一般到 17 岁左右才出现性发育,甚至可晚到 20 岁以后。但青春期过程正常,最终可获得正常的性成熟,大部分患者可获得与家族背景相当的身高。

2. 辅助检查 青春期发育延迟的诊断与病因鉴别见图 5-1,实验室检查结果见表 5-1。

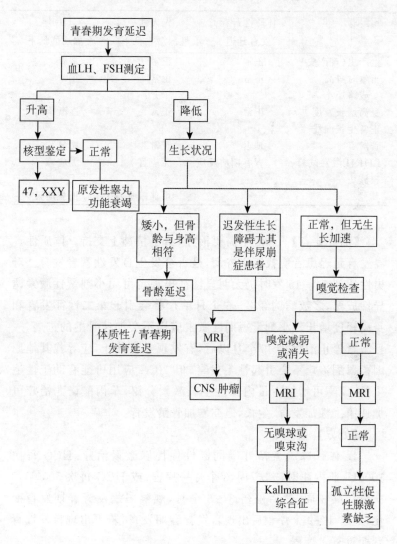

图 5-1　青春期发育迟缓的诊断与病因鉴别

表 5-1 青春期发育延迟实验室检查结果

	体质性青春 发育延迟	先天性 性腺激素低下	GHD 伴 性腺功能低下
生产史(难产史)	正常	正常	常有
出生时身高 或略矮小	正常	正常	正常
身高增长速度 正常生长曲线	正常	正常	逐渐偏离
骨龄	延迟	正常	明显
LHRH 激发试验	青春期前反应	无应答	无应答
家族史	有	有	无
其他		可伴嗅觉丧失	面貌幼稚

【治疗要点】 一般不需要治疗,给予精神上支持。体质性青春发育延迟患者应找医生咨询,是否会发生自发性青春发育。对男性达到 14—15 岁时仍无明显性征出现者可用小剂量性激素诱导性成熟,多数病例经 2～6 个月治疗将会引起第二性征发育和身高轻度增长。小剂量短期性激素应用不会加速骨龄的进展,一旦激素停止治疗 3～6 个月以后,有发现发育终止,应寻找其他原因。睾酮治疗不会引起性毛发育,但 HCG 应用可能有助于性毛生长,睾酮可增加少量内源性生长激素分泌,苯丙酸诺龙治疗可加速第二性征发育、生长,但亦增加骨龄发育。

【处方】

1. 促性腺激素治疗 间断性促性腺激素治疗:HCG 每次 1000U,肌内注射,3 次/周,3 个月一疗程;或 HCG 每次 5000U,3 次/周,共 3 周,然后停药 3～6 个月,观察睾酮及青春期发育变化,通常 1～2 个疗程后出现自发青春期发育,若不出现自发性青春期重复 1 疗程。

2. 睾酮制剂 14—15 岁口服十一酸睾酮,40mg/d,或十一酸睾酮注射剂或庚酸睾酮注射剂每 4 周 100mg,4 个月 1 疗程;疗程结束后评价治疗反应,如 3～6 个月仍不启动青春期发育,给予第 2 疗程治疗;如诊断无误,通常 1～2 个疗程启动青春期发育。

三、男性性早熟

男孩在 9 岁前出现性腺增大及第二性征称为男性性早熟,分为中枢性和周围性两类。由于下丘脑-垂体-性腺轴提前活动,引起第二性征提前出现者称为促性腺激素释放激素依赖性性早熟,又称中枢性或真性性早熟。由于某些原因引起第二性征过早出现而无性腺成熟者称为非 GnRH 依赖性性早熟,又称为外周性或假性性早熟。

中枢性性早熟有下丘脑-垂体-性腺轴的整体发动,最终发育完善至具有生育能力;其病因可以是中枢神经系统肿瘤或其他器质性病变。若未发现中枢器质病变则称之为特发性中枢性早熟。周围性性早熟可见于性腺或肾上腺肿瘤及摄入外源性性激素,还见于性腺自主病变。

【诊断要点】

1. 临床表现

(1)中枢性性早熟:首先出现睾丸和阴茎增大,阴茎勃起和排精,并出现阴毛、痤疮和变声。患儿骨骼生长加速,骨骺提前闭合,故暂时高于同龄儿童,但成年后则矮于正常人。颅内肿瘤所致性早熟,先出现性早熟,待病情发展到一定阶段才出现中枢性占位病变。

(2)周围性性早熟:临床表现与中枢性性早熟相似。先天性肾上腺皮质增生可引起男孩假性性早熟,但睾丸并不增大。

2. 辅助检查

(1)血清性腺激素测定:包括 E_2、睾酮、FSH、LH 和 HCG,对于 LH、FSH 升高同时伴有睾酮高于正常者要考虑真性性早熟,促性腺激素升高是由于下丘脑-垂体-性腺轴的提前活动所致,也可由产生促性腺激素的中枢神经系统肿瘤所致。前者促性腺激素水平高于正常,后者则非常显著高于正常。对于只有睾酮升高而无促性腺升高者多注意睾丸的检查。

(2)肾上腺功能测定:血、尿皮质醇,24 小时尿 17-羟和 17-酮皮质类固醇的检查对肾上腺增生所致的性早熟有重要价值。

(3)性腺功能测定:GnRH 激发试验,以 GnRH 3μg/kg 皮下或静脉注射,于注射前和注射后 30 分钟、60 分钟、90 分钟、120 分钟分别抽血测定 LH 和 FSH,如 LH 峰值≥16mU/ml,提示 Gn-RH 依赖性性早熟,LH/FSH>1 更有意义。LH 不升高或显著低水平则提示为 GnRH 依赖性。在发育早期,GnRH 激发可呈阴性,应予注意。

(4)其他检查:男孩睾丸体积>4ml,并随病程进行性增大,X线平片测骨龄,颅脑 CT、MRI 用于高度怀疑颅脑肿瘤者。

3. 诊断标准 性早熟的诊断并不太困难。若需确定性早熟的病因,则需要详细询问病史,以区分是真性或假性性早熟,对于出生时就有性早熟表现者,应追问患儿母亲妊娠期的用药史,特别是使用激素类药物史,然后进行相应检查,查找病因。

【治疗要点】 治疗原则是改善成年期身高,防止因性征早现所引致心理及社会问题。治疗措施包括抑制性激素分泌,阻抑骨龄进展、防止骨骺过早闭合,使成年后身材不易过矮。

【处方】

普瑞林 首剂 80~100μg/kg,2 周后加强 1 次,以后每 4 周 1次,剂量 60~80μg/kg,根据性腺轴功能抑制情况确定剂量,最大剂量每次 3.75mg。

甲羟孕酮或氯地孕酮 每次 4~10mg,小剂量起始,根据治疗反应逐渐增加剂量。

酮康唑 每天 4~8mg/kg,分 2 次服用。

【注意事项】

1. GnRH 类似物是目前治疗真性性早熟的最有效药物。可以延缓骨龄增长和骨骺融合,改善最终身高,适用于:①男孩骨龄<12.5 岁,骨龄>实际年龄 2 岁或以上;②预测成年身高,男孩<160cm;③骨龄/年龄>1,或以骨龄判断的身高标准差积分≤−2;④发育进程迅速,骨龄增大/年龄增长>1.2。

2. 甲羟孕酮或氯地孕酮可以抑制性腺合成和靶组织的性类固醇激素受体作用,但不能改善最终身高。应根据反应调整药物剂量,可引起体重增加,高血压、Cushing 综合征。

3. 酮康唑大剂量可抑制睾酮生成,用于治疗非 GnRH 依赖性性早熟。

4. 肿瘤确诊后应尽早手术治疗。下丘脑-垂体-松果体部位肿瘤可采用 γ 刀治疗,经照射治疗后瘤体显著减小,性早熟征明显消退。

四、男性乳腺发育

男性乳腺发育症的定义是男性乳腺基质和腺管异常增多,乳腺外形增大,临床上可以触及乳晕下的乳腺组织,直径>2cm。在男性乳腺包块中,85%～90%是男性乳腺发育症。其病因可分为生理性、药物性、病理性和特发性。其发病机制有:①雌激素增多和睾酮/雌二醇比例改变;②促性腺激素分泌增多;③雄激素作用减弱而雌激素作用相对增强;④芳香化酶活性增强或底物过多;⑤高 PRL 血症;⑥特发性男性乳腺发育的病因及发病机制未明。

【诊断要点】

1. 临床表现　不同病因引起的男性乳腺发育有相同的组织学改变。早期的特点是腺管系统增生,腺管变长,出现新的管苞和分支,基质的成纤维细胞增生。晚期的特点是上皮增殖退化,渐进性纤维化和透明变性,腺管数目减少,并有单核细胞浸润。当病情发展至广泛的纤维化和透明变性阶段时,乳腺很难完全消退。诊断流程可从乳腺发育的临床特点或相关激素测定两方面来进行(图 5-2)。

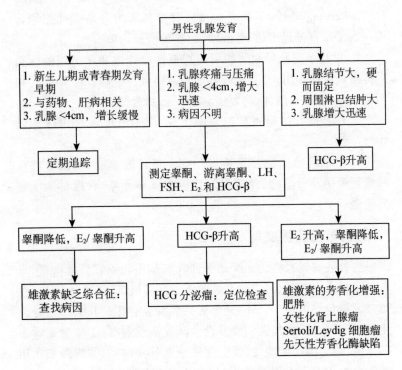

图 5-2 根据临床表现鉴别男性乳腺发育病因

2. 诊断

(1)确定乳房发育:①乳腺组织坚实,底端游离,直径＞2cm；②乳腺脂肪沉积使乳房对称性肥大、隆起,但无腺体组织；③乳腺X线摄片或超声检查确定。

(2)确定乳腺发育的病情:①乳腺增大进展的快慢；②体检第二性征、体型和外生殖器；③睾丸功能减退表现；④慢性全身疾病(如甲亢、腺垂体功能低下、慢性肝病和肾衰竭)。

(3)生理性男性乳腺发育:①单侧或双侧乳腺呈圆盘结节或

弥漫性增大;②局部胀痛或不适或无痛;③乳腺组织质地稍硬,可伴有乳头或乳晕增大;④一般无泌乳;⑤可自行缓解。

(4)器质性或恶性乳腺发育:①发生于非新生儿期和非青春期早期;②体型消瘦,乳腺发育进展迅速;③乳腺疼痛明显,两侧乳腺不对称;④ HCG-β/AFP 升高,睾酮降低或 E_2/睾酮比值升高。

【治疗要点】　男性乳腺发育症的治疗方法主要是药物和手术。在选择治疗方法之前,应考虑以下两点:①对于已发现有明确病因的患者,着重治疗原发病。长期营养不良恢复营养后发生的乳腺发育症可逐渐自行消退,不需治疗。祛除病因后乳腺发育会在数个月内自然缓解,不必采用针对乳腺发育的措施;相反,如果乳腺发育持续时间已经长于 1 年,则自然消退的可能性极小。②药物治疗对于新发的处于增殖活跃期的乳腺发育症疗效较好,如果病程超过 1 年,药物治疗效果差,宜选择手术切除乳腺组织。

【处方】

1. 庚酸睾酮　可提高体内睾酮水平,不被芳香化酶转化为 E_2。一般用 200mg,每 3~4 周肌内注射 1 次。1 组报道治疗 3 个月,乳腺缩小 67%~78%,治疗期间血浆 DHT 升高,LH、FSH、睾酮和 E_2 水平受抑制,停药 2 个月后恢复正常,随访观察 6~15 个月,病情无反复。

2. 他莫昔芬　能与靶组织的雌激素受体结合,阻断雌激素的作用。常用剂量为每日口服 20mg。有人报道服药 1 个月乳腺即有明显缩小,效果不明显者可适当提高剂量。

3. 氯米芬(克罗米芬)　作用机制与他莫昔芬(三苯氧胺)相似。口服 50~100mg/d,约 70% 的患者有不同程度的疗效。

4. 睾酮内酯　抑制芳香化酶,阻断睾酮在外周转化为 E_2。有人用 450mg/d,分次口服有较好疗效,未发现不良反应。服药后雄烯二酮水平显著增高,睾酮,DHEA 和 E_0 轻度增高,雄烯二酮/E_0 比值增大,LH,PRL 和 E_2 水平无明显变化。

5. 中药 中医认为乳腺是肝之野,脾之属,男性乳腺发育症是肝气郁结,痰湿内蕴所致,治法宜用疏肝理气,健脾化痰之剂。有人报道逍遥散有效率可达 90%,可惜缺乏对照。

6. 乳腺成形术 由于男性乳腺发育症长期延续性多为不可逆性,乳腺成形术仍是治疗本病的重要手段,一般采用环晕入路切除乳晕下乳腺组织。

五、男性不育症

我国制定的男性不育症是指夫妇婚后同居 3 年以上,未采用任何避孕措施,由于男方原因造成女方不孕。WHO 推荐男性不育症的定义是至少有 1 年以上的非避孕性生活史,由于男方原因未使女方受孕。男性不育症的分类十分复杂和困难,至今无统一标准,在目前男性不育症的诊疗工作中,广泛采用生殖病理类型进行诊断和分类,男性不育症的生殖病理类型和诊断还是有一定的应用价值,还将继续应用,但在应用过程中应与睾丸前、睾丸和睾丸后环节紧密联系。本节主要介绍内分泌性男性不育症。下丘脑-垂体-睾丸轴是男性生殖生理的核心,也是正常生理功能的调节机制,与此相对应,此轴的任何环节发生异常都可能导致生殖功能障碍,引起不育。下丘脑-垂体病变可引起的低促性腺激素性性腺功能减退,这时睾丸的生精障碍是继发于促性腺激素分泌的缺失和不足,睾丸病变引起的男性不育症为原发性性功能减退症,此时由于睾丸反馈抑制功能的缺失或减弱,继发引起高促性腺激素,因而也称高促性腺激素性性功能减退,催乳素异常增高可引起不育,而对促性腺激素引起的效应可以增高,也可以降低。另外雌激素、雄激素异常,甲状腺疾病,肾上腺生殖激素异常及糖尿病等,也可影响男性生育功能。

【诊断要点】

1. 临床表现 临床表现因病因而异。

(1)下丘脑-垂体功能异常:任何影响到下丘脑 GnRH 和垂体

促性腺激素分泌的疾病均会造成性腺类固醇激素的分泌障碍,从而影响生育功能。特发性低促性腺激素性性腺功能减退(IHH)是下丘脑 GnRH 分泌不足的较常见疾病,伴有嗅觉减退或缺如者为 Kallmann 综合征。主要特征是睾丸和其他生殖器官发育异常、睾丸小、阴茎小,第二性征发育差,身材一般较高,嗅觉完全或不完全丧失,T、FSH 和 LH 明显降低。生育无睾综合征或生育力阉人综合征临床症状主要表现为男性第二性征差,乳房可以发育,睾丸大小基本正常,精子数少,治疗上可以应用绒毛膜促性腺激素或终身性激素替代治疗。因 GnRH 缺乏程度不同,部分患者可有青春期启动的第二性征,但因睾丸生精功能障碍,表现为少精症或无精症。鞍区或垂体肿瘤,如颅咽管瘤、生殖细胞瘤、垂体PRL 瘤、无功能瘤、GH 瘤、ACTH 瘤及颅内感染、创伤、手术或放疗后,均可因促性腺激素细胞功能减退而使睾丸萎缩,性腺功能减退,影响生育,即使是垂体促性腺激素细胞瘤,由于促性腺激素为非脉冲式分泌,也抑制了睾丸功能,而不表现为性欲增强。另外一定量的催乳素对男性生殖功能也是十分重要的,但高催乳素则导致睾丸功能减退,引起男性勃起功能障碍和男性不育症。造成高催乳素的催乳素瘤还可以表现为青春期发育功能迟缓或成人的睾丸功能减退,若瘤体较大可出头痛、视野障碍。

(2)高促性腺激素性性功能减退:病因很多,除引起不育外,不同病因会有不同的临床表现,Turner 综合征会出现短肢、颈蹼、足外翻;Klinefelter 综合征常见瘦高体型、类阉体型,睾丸小而坚实;FSH/LH 受体突变男性会出现小阴茎、外生殖器含糊、XY 性向相反,性腺肿瘤,雄激素不敏感综合征,引起患者性发育异常,缺陷严重者表现为完全女性化,大部分患者表现为女性外表,外阴模棱两可,尿道下裂,隐睾等症。病情轻者为男性外表,第二性征发育正常,只是精子生成障碍,婚后不育。

(3)甲状腺疾病:甲状腺功能减退症如起病于幼年,大部分患者表现为青春期延迟,性发育障碍。如起病于成年人,可出现不同程度的性功能障碍,性欲减退,睾酮产生减少,少精症等。患者血中游离雄激素水平下降,而雌激素水平相对增加,患者可表现为性欲减退,睾丸生精功能障碍,个别患者有乳腺发育。

(4)肾上腺疾病:肾上腺与性腺功能关系密切,两者均具合成甾体激素的能力,而且具有共同的合成激素的前体物质:①肾上腺皮质功能减退(Addison病),因自身免疫性或结核等原因破坏了肾上腺皮质功能,患者虽主要表现为糖皮质激素功能不足,但由于患者体力不足,食欲缺乏,胃肠道功能紊乱,易感染,应激功能低下及程度不同的肾上腺皮质网状带破坏可以引起性功能减退,阴毛和腋毛脱落,血中雄激素水平下降,影响生育。②女性化肾上腺皮质肿瘤,肿瘤分泌过量的雌激素使患者出现女性化表现,如乳腺发育同时睾丸萎缩,睾酮生成减少,性欲减退,阳痿及精子生成障碍。

(5)糖尿病:性腺功能障碍是糖尿病患者常见的临床表现,尤其是1型糖尿病患者性腺功能障碍发生早且发生率更高。造成性腺功能障碍的主要因素是糖尿病性神经病变,尤其自主神经病变直接影响阴茎的勃起功能,血管性病变造成阴茎海绵体血供不足或静脉回流异常及神经营养不良等。此外,许多物质的代谢异常,其他内分泌功能紊乱和精神因素均可引起患者生育障碍。

2. 辅助检查

(1)精液检查:①容量过高($>6ml$)或过低($<1ml$);②精液不液化(>60分钟);③少精子症($<20\times10^6$);④精子活力下降。

(2)相关激素测定和性腺功能检查:①睾酮降低,LH和FSH升高提示原发病在睾丸;②睾酮、LH、FSH均降低提示下丘脑垂体病变;③PRL显著升高者先排除药物所致及垂体泌乳素瘤;④FSH升高是睾丸生精功能受损的指标;⑤血清抑制素B是评价睾丸生精功能的直接指标;⑥E_2显著升高提示存在雌激素分泌肿瘤;⑦血基础$FSH>5.6U/L$者GnRH治疗有效。

(3)遗传学分析:①核型分析;②精子发生候选基因检测。

(4)B超检查：①测定静脉内径；②测量睾丸容积和血流状况；③直肠探头检查精道（确定输精管和射精管结石、钙化或纤维化）；④精囊和前列腺病变。

(5)睾丸针吸细胞学检查与睾丸活检：①了解睾丸病理变化和精子发生情况；②明确病变部位；③评估预后。

【治疗要点】　男性不育症治疗关键在原发病。针对原发疾病治疗可使众多患者恢复正常生育能力。如无效，可做辅助人工受孕治疗。

雄激素治疗可提高睾丸内的游离睾酮水平，提高精子的运动能力和质量。但外源性睾酮可抑制垂体 FSH 和 LH 的分泌而进一步抑制精子生成。据说美雄诺龙和十一酸睾酮较少影响垂体的促性腺激素分泌，可直接刺激精子生成，无所谓"反跳"（rebound）现象，但目前尚无充分证据表明雄激素治疗男性不育症的效果。特发性精子减少症或精子缺乏症可考虑试用缓激肽原酶治疗，对伴有高 PRL 血症者可用溴隐亭治疗，但除可降低血 PRL 外，对生育力是否有明显疗效尚须进一步观察。

【处方】

1. 氯米芬　使睾酮升高，促进精子生成。

50～100mg/d，连服 3 个月。

2. 胰激肽释放酶　促进生精细胞分裂增殖，提高精子活力。

600U/d 口服，3 个月为 1 个疗程。

3. 促性腺激素　HCG 与 HMG 联合应用促进 Leydig 细胞和曲细精管的成熟，启动精子发生。

HCG 2000U＋HMG 75U 每周肌内注射 3 次，6 个月后精子发生（3～18 个月），疗程至少 1 年。

4. 促性腺激素释放激素　适用于下丘脑病变引起的睾丸功能减退症。

人工合成 GnRH（10 肽）干粉配成液体，脉冲频率 90～120 分钟给药 1 次，每次 25ng/kg，一般需要 1 年以上的治疗才能恢复生育能力。

5. 溴隐亭 适用于高催乳素血症和催乳素引起的不育。

一般从 1.25～2.5mg/d 开始,根据治疗反应调整剂量,以控制血浆 PRL 至正常范围。

6. GnRH/HCG/HMG 诱导性腺发育和精子生成 HCG 刺激 Leydig 细胞合成和分泌睾酮,而 HMG 具有 LH 和 FSH 的双重活性,且两者的比例相等,因此其治疗 HH 的疗效与脉冲性 GnRH 基本相当。

一般肌注 HCG 1000U,3 次/周,治疗 6～8 周后测定肌注 HCG 48～72 小时内的血睾酮水平,并根据睾酮水平调整药物剂量。如果 HCG 治疗 6 个月后的血睾酮水平正常,而精子浓度低,则加用 FSH 制剂(如 hFSH 和 HMG),一般先用 FSH 每次 75U,3 次/周。如果 FSH 和 HCG 治疗 3 个月后精子浓度仍未升高,则增加 hFSH 或 HCG 剂量至每次 150U,3 次/周,治疗的疗程因病情而定。

【注意事项】 决定促性腺激素疗效的因素有 3 个:①发病的时间:一般青春期发育后发生的 HH 患者可单用 HCG 成功诱导精子生成,治疗的成功率较高,而青春期发育期间或青春期前发生的 HH 对 HCG 的反应差,治疗的成功率低。②性腺功能减退的严重性:一般可用睾丸容量初步判断,如治疗前的睾丸容积量 ≥8ml 者对 HCG 的反应性良好,治疗的成功率高,而睾丸容积 <4ml 者对 HCG 的反应性差,治疗的成功率低。③并发症:单纯 HH 疗效好,而伴有原发性睾丸疾病或隐睾者的疗效较差。

第6章

女性性腺疾病

一、闭经

年龄满 18 岁后月经尚未来潮,或 16 岁既无月经亦无性征发育,或第二性征发育成熟 2 年以上仍无月经来潮者为原发性闭经;月经周期已建立,而停经 3 个周期或时间超过 6 个月者称继发性闭经。妊娠及绝经属于生理性闭经。闭经在生育期女性中的发病率可高达 1‰～2‰,有家族史者可高达 50% 以上。

闭经是多种疾病的一种表现,闭经后妇女不排卵,因而不能受孕。因为无雌激素产生,闭经可以导致生殖器官萎缩、骨质疏松,增加心血管疾病的危险,导致子宫内膜过度增生,增加子宫内膜癌发生的危险性,因为此时的雌激素分泌没有拮抗;对于第二性征尚未完全发育的女性,原发性闭经可能导致严重的社会心理和性心理障碍。

根据月经发生的生理过程,闭经的病因可以分为子宫性、卵巢性、下丘脑-垂体性闭经及其他原因引起的闭经。

【诊断要点】

1. 子宫性闭经　月经的调节功能正常,但是子宫内膜不能对卵巢的周期性活动产生反应,称子宫性闭经。子宫性闭经的主要病因有苗勒管不发育和发育不全,睾丸女性化和雄激素受体基因突变、睾丸类固醇酶激素缺陷症、子宫内膜发育不全或萎缩和隐经。

(1)苗勒管发育不全:包括无子宫、始基子宫及实体子宫,均为原发性闭经。卵巢功能正常者,第二性征发育正常,对外源性性激素无反应,染色体核型正常(46,XX)。如 MRKH 综合征,本征常有残留子宫,但在正常子宫部位查不到子宫组织。先天性苗勒管缺乏见于苗勒管不发育-单侧肾不发育-宫颈/胸腔体节异常综合征及其他各种染色体畸变疾病。

处女膜闭锁,阴唇粘连及苗勒管发育异常造成子宫颈或阴道上段闭锁(如阴道横隔、斜隔等),可造成经血潴留,属假性闭经。常有周期性腹胀、腹痛,身材和第二性征正常,长期未诊断可造成子宫内膜粘连、不孕。

(2)雄激素受体基因突变:①46 XYDSD(男性假两性畸形,睾丸女性化);②无子宫和完整阴道;③乳腺发育(女孩抚养)。

(3)睾丸类固醇酶缺陷:如 17-羟化酶(CYP17)、3β-羟类固醇脱氢酶缺陷,睾丸能产生 AMH,但不能产生雄激素,患者有女性的外生殖器,但无子宫和完整阴道。他们被作为女性抚养,临床表现青春期延迟或原发性闭经。

(4)子宫内膜损坏:可见于严重感染如结核,产后或流产后感染所致宫腔粘连、放射治疗或过度刮宫引起的宫腔粘连。

(5)子宫内膜发育不全或萎缩:如哺乳过久可造成子宫内膜过度萎缩。

(6)子宫切除后:无子宫月经。

2. 卵巢性闭经　病变在卵巢,因卵巢失去合成性激素功能而引起的闭经。

(1)发育因素:①先天性卵巢缺如;②卵巢发育不全(Turner综合征);③促性腺激素及受体异常。

(2)卵巢早衰:①自身免疫(淋巴细胞浸润、卵巢抗体);②遗传缺陷(45,XO、45,XO/46,XX、47,XXX、脆性 X 染色体、常染色体转位)。

(3)卵巢异常:①手术;②放疗;③化疗;④感染;⑤环境因素

（杀虫剂、吸烟）。

（4）其他疾病：①半乳糖血症；②17α-羟化酶缺乏症/17,20-裂解酶缺陷症；③性激素分泌性卵巢肿瘤（卵巢精原细胞瘤、卵巢门细胞瘤）。

3. 下丘脑性闭经

（1）垂体性闭经：①垂体瘤；②垂体功能减退症；③空泡蝶鞍综合征；④其他垂体功能异常或器质性病变。

（2）下丘脑性闭经：①GnRH 合成及运输障碍,垂体柄受损或弓形核被破坏（垂体柄切断、颅咽管瘤、胚组织瘤、畸胎瘤、结核、结节病）；高催乳素血症；PRL 抑制因子合成和输送障碍。②Gn-RH 脉冲释放异常,运动过量、精神抑制、神经性厌食、体重过低或体重急剧下降、假孕等。③GnRH 缺乏症：Kallmann 综合征、Prader-Willi 综合征、Laurence-Moon-Biedl 综合征。④慢性消耗性疾病,晚期肾疾病、恶性肿瘤、获得性自身免疫缺陷综合征、吸收不良综合征或蛋白质-热能营养不良症。

【诊断要点】

1. 病史　闭经前的月经史,包括月经初潮年龄、第二性征的出现,初潮是自发的还有药物引发的,闭经后有无周期性腹痛,探索引发闭经的诱因如精神创伤、环境突变、高考、减肥、药物等,婚育情况,包括产后出血、休克史,流刮清宫；既往史,包括产伤、脑外伤,脑炎,腮腺炎和结核感染等；家族史,包括近亲婚配,有无类似的患者。

2. 体格检查　生长发育情况,身高、体重、指距、体态,腰腹围、智力、痤疮、黑痣,毛发浓密程度及分布,第二性征发育状况,腋毛评估,有无溢乳,有无瘢痕。

3. 妇科检查　外生殖器发育状态,阴蒂大小,处女膜孔,阴道长度,有无隔膜。双合诊、三合诊或肛查了解子宫的大小、形态、盆腔包块。

4. 辅助检查　根据病史分析可选用以下辅助诊断方法。

（1）子宫内膜活组织检查：了解体内性激素对内膜的反应，排除结核分枝杆菌感染。

（2）子宫输卵管造影：了解子宫形态，有无畸形，宫腔内有无粘连。

（3）B超盆腔检查：观察子宫的大小，卵巢发育状态，有无小卵泡，盆腔肿块性质及子宫内膜厚度。

（4）宫腔镜检查：显示宫腔粘连并分解粘连。

（5）腹腔镜检查：观察内生殖器形态，施行卵巢活组织检查。

（6）头颅、垂体 CT、MRI 检查：显示肿瘤位置及大小。

（7）血染色体检查：采用 FSH-R 互补 DNA 和一些小片段 DNA 探针，以 Southern blotting PCR 结合变性凝胶电泳检测 FSH-R 基因突变。

5. 雌激素的临床评估

（1）孕激素试验方法：黄体酮 20mg/ml，每日肌内注射 1ml，连续 5 日，停药观察有撤药性流血者为Ⅰ度闭经。排除妊娠后无撤药性流血者为Ⅱ度闭经，提示内源性雌激素极低，子宫内膜对此无反应。

（2）雌激素试验：Ⅱ度闭经者可用雌、孕激素序贯治疗，雌激素（如共轭雌激素 0.625mg，戊酸雌二醇 1mg 或炔雌醇 0.025mg）每日 1 次连服 20～22 日，在给药 10～12 日后加服孕激素（安宫黄体酮 8mg/d）连服 10 日，可见撤药性出血说明子宫内膜对雌、孕激素尚有反应，反之则提示内膜无反应。

（3）阴道脱落细胞检查。

（4）宫颈黏液评分：已婚妇女经治疗后进一步诱发排卵时可采用宫颈黏液评分了解内源性雌激素的高低，绝经过渡期妇女也可通过宫颈黏液镜下羊齿状植物结晶的性状分辨内源性雌激素水平。

6. 血激素测定与生殖内分泌功能评估

（1）促性腺激素 FSH 与 LH 测定。

(2)类固醇激素的测定

①雌激素：雌激素主要来自卵泡及黄体，卵泡成熟与排卵前，E_2 达高峰，为 $250\sim500pg/ml$，排卵后下降，当黄体形成后黄体细胞分泌 E_2 达第二次高峰，$125pg/ml$，持续 7 天，渐渐下降至卵泡早期（$50pg/ml$ 以上），闭经或更年期血 $E_2<50pg/ml$。

②孕激素：正常月经周期中卵泡期的血中孕激素 $<3.18nmol/L$，黄体期上升至 $15.9\sim63.6nmol/L$，闭经时无排卵，孕激素水平极低。

③雄激素：睾酮的 $1/3$ 来自卵巢，其余为雄烯二酮转化，其来自卵巢和肾上腺各半，睾酮水平 $0.7\sim2.8nmol/L$。

(3)催乳素：是腺垂体分泌的一种多肽激素，生理情况下受多巴胺抑制，夜间及初醒时其值较高，苏醒 1 小时后才下降，进食高蛋白食物后，运动、应激都会使催乳素升高，故抽血测催乳素最好在上午 9：00—10：00。

(4)甲状腺激素测定：包括 FT_3、FT_4 和 TSH。

(5)促性腺激素分泌功能试验

①GnRH 兴奋试验：用人工合成的 GnRH $25\mu g$ 溶于生理盐水 2ml 中快速静脉推注，注入前与注入后 25 分钟、45 分钟、90 分钟和 180 分钟分别取血 2ml，用放射性免疫法测 LH 与 FSH，若 25 分钟时血 LH 较基础值上升 $3\sim5$ 倍，FSH 至 45 分钟时上升 $2\sim5$ 倍为正常反应，提示垂体促性腺激素分泌功能正常；若反应延迟或低下，表示垂体功能不足。

②氯米芬试验：氯米芬是常见的促排卵药物，在月经来潮第 5 天开始口服 $50\sim100mg$，连服 5 天，在服药第 1、3、5 天测 LH、FSH，若分别上升 85% 与 50%，停药后卵泡发育，并能再次 LH 上升诱导排卵，产生孕酮，为排卵型反应，反之无反应。

(6)TSH 兴奋试验：评估甲状腺功能及催乳素功能。

(7)ACTH 兴奋试验：探查肾上腺储备功能。

(8)地塞米松抑制试验：探查垂体肾上腺皮质分泌的抑制

现象。

7.临床诊断闭经的步骤 常用的方法首先排除妊娠,测试子宫对雌、孕激素的反应,有反应可排除子宫病变包括发育异常。然后进一步做催乳素测定,促性腺激素与雌激素测定,区分卵巢性还是垂体、下丘脑病变。

【治疗要点】

1.对因治疗 针对病因采取各种治疗。

(1)解剖缺陷:可用手术方法纠正。

(2)肿瘤:一旦确诊为卵巢肿瘤、肾上腺肿瘤、垂体巨腺瘤伴有压迫症状者及时给予摘除。如腹股沟内或腹腔内发现异常睾丸组织也应手术摘除,以免日后恶变。

(3)厌食消瘦者:针对可能原因进行心理疏导,鼓励进食,注意营养搭配,严重者可住院治疗,同时补充雌孕激素药物造成撤退性出血,建立治疗信心。

(4)药物引起的闭经:首先停药观察1～2个月,一般月经可以恢复,如仍无月经时可用人工周期治疗。

(5)闭经溢乳:突发性高催乳素血症可口服溴隐亭。

(6)诱导"月经":在检查病因的时候可适当采取诱导"月经"的措施,可解除患者心理压力。

2.激素替代治疗 根据"缺什么补什么"的原则选择激素替代药物。

【处方】

1.雌、孕激素补充 激素水平低的患者均可以应用雌、孕激素序贯疗法(人工周期)3～6个月。无论是低促性腺激素患者还是高促性腺激素患者,均可在雌、孕激素治疗时抑制异常的促性腺激素分泌,重新建立下丘脑-垂体-卵巢轴的功能,有助于诱导卵泡发育,并逐步恢复有排卵月经。

方法:在撤药性流血的5～7天开始口服雌激素制剂(如炔雌醇0.0125mg,或共轭雌激素0.625mg,或戊酸雌二醇1mg),每日

1次,连服20~25天,在最后10天加用孕激素(如安宫黄体酮8~10mg/d或醋酸环丙孕酮2mg/d),停药后3~7天即有"月经",3~6个月为1个疗程。

2. HMG治疗 如果卵巢中有各发育阶段的卵泡,仅因为垂体分泌的促性腺激素发生频率与振幅的异常,使卵泡不能发育成熟,患者又盼切生育,可在人工周期治疗的基础上给予HMG替代垂体功能,促使卵泡发育、成熟,直到排卵可以受孕。

3. GnRH治疗 卵巢无排卵主要由于下丘脑分泌GnRH异常,导致垂体不能发挥其正常功能时,或因长期GnRH分泌不足,使垂体处于嗜睡状态。可以使用人工合成GnRH,有可能唤醒垂体,发挥正常分泌功能。

二、多囊卵巢综合征

多囊卵巢综合征(PCOS)占育龄期妇女的5%~10%,占女性闭经患者中的20%,占女性多毛雄激素血症的80%,为女性常见的以雄激素高水平及持续无排卵或排卵障碍为特征的多囊卵巢现象。

【诊断要点】

1. 临床表现 主要为月经失调、多毛、肥胖与不孕。

(1)月经异常和卵巢多囊:①月经稀少或闭经;②功能失调性子宫出血;③痛经;④月经周期正常而不排卵;⑤排卵性PCOS;⑥双侧卵巢体积(7.5ml)>10ml,每个卵巢中卵泡数目在12个以上,卵泡直径2~9mm。

(2)多毛与痤疮:较常见,一般病史较长,有的在青春期前或青春期即已发生,但进展缓慢,多表现为上唇、下颌、胸、背、小腹正中部、大腿上部两侧及肛周的毳毛增粗、增多,同时可伴痤疮、面部皮脂分泌过多、声音低粗、阴蒂肥大、喉结等男性化征象。

(3)肥胖与不孕:①多自青春期开始,逐渐加重;②SHBG活性降低;③血脂异常、胰岛素抵抗;④腰臀比>0.85;⑤不孕症或偶发排卵及流产。

（4）非典型 PCOS：①单纯性闭经不伴多毛、肥胖及卵巢肿大；②单纯性多毛、脱发或黑棘皮；③月经初潮提前继而出现月经稀少或青春期发育提前；④单纯性月经过多合并排卵功能失调性出血，或单纯性功能失调性出血伴不孕；⑤月经异常并多毛与痤疮，或月经异常伴男性化症状而无肥胖；⑥子宫内膜增生、乳腺癌和卵巢癌的患病风险增高。

2. 辅助检查

（1）激素水平

①LH/FSH≥2.5～3，LH/FSH 比例增加是 PCOS 的特征，但正常时亦不能排除，单次测定 LH 和 FSH 几乎没有诊断价值。

②血雄激素过多，睾酮、雄烯二酮、DHEA、DHEAS 均增高。

③雌酮与雌激素异常，E_2 波动小，E_1 增加，$E_1/E_2>1$。

④血 PRL 与游离睾酮升高。

⑤胰岛素在 45% 患者中增高，葡萄糖耐量试验中，血胰岛素反应高亢，曲线下面积增加，但血糖反应正常。

⑥通过 HCG 刺激试验、地塞米松抑制试验和 ACTH 兴奋试验鉴别雄激素升高的来源。

（2）卵巢 B 超：双侧卵巢体积（7.5ml）>10ml，每个卵巢中卵泡数目在 12 个以上，卵泡直径 2～9mm；间质增多，卵巢饱满、表面苍白、平滑、多囊。

3. 诊断标准　目前比较公认的诊断依据为：①高雄激素血症及其临床表现；②月经稀少或闭经和不孕；③多囊卵巢；④排除其他有关疾病。在前 3 条中，具备两条加上第 4 条即可诊断 PCOS，LH/FSH 比值升高支持诊断，但不作为 PCOS 的诊断依据。

【治疗要点】　治疗原则：由于 PCOS 患者不同的年龄和治疗需求，临床表现的高度特异性，因此临床处理应该根据患者主诉、治疗需求及代谢改变，采取个体化的对症治疗措施，以达到缓解临床症状，满足生育要求、维护健康和提高生活质量的目的。

【处方】

1. 调整月经周期

(1)周期性孕激素治疗:适用于无明显高雄激素临床和实验室表现,及无明显胰岛素抵抗的无排卵患者,可单独采用定期孕激素治疗,以周期性撤退型出血改善子宫内膜状态。

醋酸甲羟孕酮(MPA)6~10mg/d,每个月 10 天。

地屈孕酮 10~20mg/d,每个月 10 天。

微粉化黄体酮 200mg/d,每个月 10 天。

(2)短效口服避孕药:适用于有避孕要求的患者,短效避孕药不仅可调整月经周期,周期性撤退性出血改善子宫内膜状态,预防子宫内膜增生,还可使高雄激素症状减轻。

具体制剂为复方去氧孕烯(炔雌醇 30μg＋去氧孕烯 150μg)、复方环丙孕酮(炔雌醇 35μg＋环丙孕酮 2mg)、复方屈螺酮(炔雌醇 30μg＋屈螺酮 3mg)。

用药方法:在孕激素撤药出血第 5 天起服用,每天 1 片,共服 21 天,停药撤退性出血的第 5 天起或停药 7 天后重复启用,至少 3~6 个月,可重复使用。

(3)左炔诺孕酮宫内缓释系统(商品名"曼月乐"):一种新型的药物避孕系统,是一个小的"T"形塑料支架,载有左炔诺孕酮(LNG)的储存库,可在 5 年内每天向宫腔内释放 20μgLNG,LNG-IUS 有很高的避孕可靠性,同时对于多囊卵巢综合征患者的月经失调、无排卵、子宫内膜癌风险增加,应用本缓释系统可抑制子宫内膜增长及逆转增生的子宫内膜,使内膜呈分泌现象及间质蜕膜样改变,患者 5 年内闭经或经量明显减少,从而不用担心月经失调的问题,还可以预防子宫内膜癌的发生,应用起来方便、安全、有效。

(4)雌、孕激素周期序贯治疗:极少数 PCOS 患者血总睾酮升高水平较严重,往往伴有严重的胰岛素抵抗,使子宫内膜多单一孕激素无撤药出血反应。对于此类患者,为诱导人工月经,应选用雌、孕激素序贯治疗。雌激素制剂如结合雌激素 0.625mg/d,戊酸雌二醇 2mg/d,孕激素制剂同上所述。方法为口服雌激素 21～28 天,后 10 天加服孕激素。特别需要指出的是,雌、孕激素周期序贯治疗在绝大多数 PCOS 患者中是不需要的,目前广泛存在对闭经患者诊断不清的情况下滥用人工周期治疗,这既无助于病情的缓解,也贻误诊断。

2. 治疗多毛和痤疮

(1)口服短效避孕药:各种避孕药均有降低雄激素的作用,其主要机制为其成分中炔雌醇可以升高 SHBG,以降低游离睾酮水平,高效孕激素可以抑制垂体 LH 的分泌,降低卵巢内泡膜细胞和间质细胞的刺激,减少雄激素的产生。某些孕激素如环丙孕酮及屈螺酮,还能抑制卵巢和肾上腺雄激素的合成酶,竞争结合靶器官的雄激素受体,阻断雄激素的外周作用。从而有效抑制性毛的生长和皮脂的分泌。痤疮一般需要治疗 3 个月,高雄激素性多毛需要治疗半年或更多时间。

用药方法:同月经治疗方法,治疗痤疮一般用药 3～6 个月可见效。治疗性毛过多服药至少需要 6 个月后才显效,这是由于体毛的生长有其固有的周期,停药后可能复发。

(2)达英-35:作为一种特殊的避孕药,每片含炔雌醇 35μg 和醋酸环丙孕酮(CPA)2mg。CPA 抑制 P450C17/17-20 裂解酶活性,减少雄激素合成,并在靶器官与雄激素竞争性结合受体,阻断雄激素的外周作用,是目前具有最强抗雄激素作用的孕激素。有高雄激素症状或高雄激素血症的 PCOS 患者,通过降低雄激素可以增加对氯米芬的敏感性,周期性撤退出血改善子宫内膜状态。

(3)螺内酯:为醛固酮拮抗药,通过排钾保钠而起利尿作用,同时抑制 5α-还原酶而阻断双氢睾酮的合成,在皮肤毛囊竞争结合雄激素受体而阻断雄激素的外周作用。

用法:50～100mg/d,应用至少 6 个月才显效。

禁忌证:肝、肾功能异常,高钾血症。

不良反应及用药监测：①高血钾,使用时应定期监测电解质；②不规则子宫出血；③致畸作用,用药期间应避孕,或与短效口服避孕药联合使用,可使月经规律,并增强对多毛的疗效。

3. 提高胰岛素敏感性

(1)调整生活方式,减低体脂治疗。

(2)二甲双胍：通过减少肝糖原异生,促进糖的无氧酵解,增加外周组织对葡萄糖的摄入和利用,改善周围组织对胰岛素的敏感性,减轻胰岛素抵抗,预防代谢综合征的发生。

用法用量：1000～2000mg/d,500mg,每日 2～3 次,1～2 周逐渐增加到足量,治疗时每 3～6 个月复诊,了解月经和排卵恢复情况,有无不良反应,复查血胰岛素、LH 和睾酮,如果月经不恢复,仍须加孕激素调经。

(3)噻唑烷二酮类(TZDs)

4. 促进生育

(1)枸橼酸氯米芬(CC)：是 PCOS 促排卵的一线药物,属于非甾体抗雌激素制剂,其通过拮抗下丘脑和垂体的雌激素受体,解除雌激素对下丘脑、垂体的反馈抑制作用,使垂体促性腺激素分泌增多,诱发卵泡生长发育,但由于也同时占据子宫内膜和宫颈等组织的 ER,又发挥抗雌激素作用,导致子宫内膜偏薄,宫颈黏液分泌减少,性状黏稠,不利于精子穿行和受精卵着床。

用法及用量：用药前先排除男方和输卵管不孕的病因,并做盆腔超声检查观察卵巢和内膜状态。于自然月经或药物撤退(黄体酮 20mg 每天 1 次肌内注射 3 天)出血的第 5 天开始,初始口服剂量为 50mg/d,共 5 天,若此剂量无效则下周期增加 50mg/d,最高剂量可至 150mg/d 共 5 天,治疗期限一般不超过 6 个周期/年。用药期间应常规测定基础体温,以了解治疗效果。视患者意愿和当地条件酌情行系列盆腔超声,了解卵泡发育程度和内膜反应。有满意排卵者不必增加剂量,如卵泡期长或黄体期短说明剂量可能低,可适当增加剂量。

不良反应:有弱的抗雌激素作用,还可能会导致血管舒缩的潮热,腹部膨胀或不适。

(2)来曲唑:该药最早应用于绝经期乳腺癌的临床治疗,通过抑制芳香化酶,有效阻断雄激素向雌激素的转化,降低体内雌激素水平,解除其对下丘脑及垂体的负反馈抑制,使内源性性腺激素分泌增多,促进卵泡发育。虽然治疗指南中未将其列为促排卵的方法,但在临床研究及应用中发现来曲唑也能达到很好的促排卵目的。

(3)促性腺激素:对于 CC 抵抗的患者,目前用于促排卵的二线用药是人绝经期性腺激素,高纯度 FSH(HP-FSH)和基因重组 FSH(r-FSH),r-FSH 中几乎不含 LH,特别适用于 PCOS 患者,由于 PCOS 的高度敏感,容易导致多个卵泡发育,增加发生卵巢过度刺激综合征和多胎妊娠的危险性。

(4)腹腔下卵巢打孔术。

(5)辅助生殖技术。

三、女性性早熟

性早熟,即青春期发育明显提前,由于每个正常儿童青春期发育的开始时间变异较大,故很难确定青春期发育开始的正常和早熟时间的绝对界限,一般认为女孩 8 岁以前出现乳腺增大、阴毛生长、腋毛生长等任何一项或多项第二性征,或月经初潮开始于 10 岁以前,即为女性性早熟,也有学者主张儿童青春期与性发育早于当地正常儿童发育平均年龄 2 倍或 2.5 倍标准差以上者即为性早熟。女性性早熟约占全部女性的 0.2‰。根据提前出现的性征是否与其本身的性别一致,可将性早熟分为同性性早熟和异性性早熟。同性性早熟又分为真性同性性早熟和假性同性性早熟,前者指下丘脑分泌 GnRH 促使垂体促性腺激素分泌,从而启动了下丘脑-垂体性腺轴的功能,性发育提前开始,此种性早熟与正常性成熟过程相仿,有排卵性月经周期,故又称为中枢性或

GnRH 依赖性性早熟,约占性早熟的 80%。后者指垂体以外部位分泌促性腺激素或性激素,促进性征发育,但并不依赖 GnRH 的分泌,此种性早熟并非下丘脑-垂体-性腺轴的正常活动所致。故称为假性或非 GnRH 依赖性或周围性性早熟,约占性早熟的 20%。

【诊断要点】

1. 临床表现 女孩在 8 岁前或于当地平均初潮年龄的 2 倍标准差之前出现月经、乳腺发育、阴毛生长等性成熟的表现,可诊断为性早熟。继之确定为真性或假性性早熟,并寻找病因。首先要除外危害机体较重的疾病,如中枢神经病变、卵巢、肾上腺肿瘤及其他非内分泌异常引起的阴道出血,如炎症、异物、外伤或生殖道肿瘤等。病史采集时,要追问是否误服避孕药,哺乳母亲是否服用避孕药,有无摄入含性激素的营养食品等情况;1～2 个月前有无头部外伤史,以及有无产伤、抽搐、癫痫及感染等病史;是否有性早熟家族史。了解发病年龄、病程快慢和生长情况,病程中有无头痛或视力障碍等。

体格检查中要特别注意:①应记录身长(上半身与下半身的比例)、胸围、臂围、体重,注意脂肪的分布、体型的状态,记录性征发育的分期及外生殖器发育情况。一般用乳腺发育约相当于骨龄 11 岁,月经来潮约相当于骨龄 13 岁来评价性腺发育情况。②全身检查还应注意 McCune-Albright 综合征、甲状腺功能减退症、Silver 综合征等所特有的体征,如皮肤色素斑、异常头颅外形,并注意有无神经系统异常的体征。检查皮肤时应注意皮肤色素改变,有无粉刺、毛发生长、皮脂分泌过多,有无男性化表现等。③腹部、盆腔检查,注意有无腹痛、腹部肿块等。

2. 实验室检查

(1)性激素和促性腺激素测定:性激素和促性腺激素的分泌有明显的年龄特点。2 岁前男、女儿童血中 FSH,女童血中雌二醇和男童睾酮含量均较高,而 2 岁后明显下降,至青春期开始后

再度升高。青春发育开始前男童血睾酮<1.75nmol/L,雌二醇<
37.5pmol/L;女童睾酮<0.7nmol/L,雌二醇<75.0pmol/L。真
性性早熟时,LH、FSH升高并有周期性变化,未完全建立周期性
反馈关系之前出现昼夜波动,夜间睡眠时升高。特发性性早熟患
儿血清FSH、LH、睾酮及雌二醇含量均较正常同龄儿升高,但由
于正常高限与病理性低限有重叠现象,无严格的界限,故其诊断
参考价值较少(尤其是早期)。必要时测定DHEAS、孕酮、17-羟
孕酮、HCG。DHEAS与实际年龄和骨龄的关系能反映肾上腺功
能初现,有助于真性性早熟的诊断。当促性腺激素未升高而雌激
素升高时,应考虑卵巢或肾上腺肿瘤,若雄激素明显升高应考虑
有异源性HCG分泌,血孕酮升高提示为黄体瘤(表6-1)。

表6-1 常见性早熟的生殖激素变化

类型	FSH、LH	E_2	睾酮	DHAS	17-羟孕酮	GnRH试验
特发性	升高	升高	升高	升高	不高	青春期反应
中枢性	升高	升高	升高	升高	不高	青春期反应
性腺性	不变	升高	可高	不高	不高	无反应
Albright征	不高	升高	可高	不高	不高	无反应
肾上腺性	不高	升高	可高	升高	可高	无反应

(2)GnRH或氯米芬(克罗米芬)兴奋试验:可了解下丘脑-垂
体的功能状态。

①GnRH兴奋试验:真性性早熟注射GnRH后30分钟即见
LH、FSH较基础值增高2倍或更高;而假性性早熟和下丘脑-垂
体-性腺轴功能尚未完全成熟的真性性早熟,无反应或反应低下。
乳腺过早发育者,该试验的反应为FSH峰值明显升高,而LH反
应不明显,过去认为单纯促LH的反应情况,可鉴别单纯乳腺过
早发育与中枢性性早熟。近年研究发现4岁以下单纯乳腺过早发
育的婴幼儿,该试验LH反应高峰值可>20 U/L,因而认为4

岁以下的婴幼儿不能单凭 LH 反应情况来鉴别单纯乳腺过早发育与中枢性性早熟,而要结合 FSH 对 GnRH 刺激的反应性进行判断。一般认为中枢性性早熟,GnRH 刺激后 LH/FSH>1,而单纯性乳腺早过发育,LH/FSH<1。

②氯米芬(克罗米芬)兴奋试验对判断下丘脑-垂体-性腺轴成熟与否有一定价值,但目前已较少应用,试验前测 FSH、LH 作为基础水平,随后服用氯米芬 100mg,连续 5 天,第 6 天复测 FSH、LH 后,若较基础值升高 50%,说明下丘脑-垂体-性腺轴成熟。有助于鉴别真性与假性性早熟。

(3)尿 17-酮测定:先天性肾上腺皮质增生或肾上腺癌患者,尿 17-酮增加,可行地塞米松抑制试验,肾上腺癌患者尿 17-酮增加不能被小剂量地塞米松抑制。先天性肾上腺皮质增生按不同类型,有血浆 17-羟孕酮升高,血浆 11-去氧皮质酮升高,尿孕三醇增加。

(4)FT_3、FT_4 和 TSH 测定有助于反映甲状腺功能。

(5)阴道脱落细胞涂片检查雌激素水平,真性性早熟者,雌激素水平呈周期性变化,而假性性早熟者呈持续性升高。

(6)基础体温如为双相,提示有排卵,为真性性早熟。

3. 特殊检查

(1)左腕部 X 线摄片测定骨龄,骨龄超过实际年龄 2 岁以上者考虑为性早熟,骨龄延迟者提示甲状腺功能低下。

(2)蝶鞍 X 线摄片、眼底、视野检查等,有助于了解有无颅内病变,鞍上钙化提示颅咽管瘤,松果体钙化并蝶鞍扩大、变形提示颅内肿瘤,颅内肿瘤可引起眼底视盘水肿和视野改变。性早熟的基本 X 线表现为骨骺提前出现、骺板过早融合,骨龄大于年龄。因骺板过早闭合致长骨粗短、骨皮质增厚、骨密度增高。颅骨板障可增厚,鼻窦和乳突过早发育,牙齿提前出现。偶可见喉软骨和肋骨过早钙化。如性早熟系继发于其他疾病的伴随征象(如 Albright 综合征),则会出现其他相应的伴随征象或骨骼畸形。

(3)脑电图、脑地形图:脑器官性病变时常有异常改变,部分特发性性早熟患儿,脑电图出现弥漫性异常,包括不正常的慢波伴阵发性活动及尖波、棘波等改变。

(4)腹部和盆腔B超检查:可了解肾上腺和卵巢、子宫大小及形态,以及卵巢情况。

(5)CT和MRI检查:CT和MRI头部检查可了解颅内病变,特别有助于明确颅内肿瘤,对于排除继发性真性性早熟亦有重要价值,而特发性真性性早熟上述检查均正常。对于鉴别肾上腺肿瘤及卵巢肿瘤也有重要价值。有人在用MRI诊断中枢性性早熟时,根据垂体上部表现凹面程度进行分级(1级明显凹陷,2级轻度凹陷,3级扁平,4级轻度凸出,5级明显凸出),认为垂体分级对青春期前期儿童性早熟诊断有重要价值,4级以上者可高度怀疑中枢性性早熟可能。

4.诊断 本病需依赖详细的病史,全面的体检和必要的实验室检查及其他辅助检查。同时需要严密进行随访观察,方能对其病因做出诊断。

(1)临床诊断

女儿8岁前出现月经、乳腺发育和阴毛生长。

确定性早熟的性质和病因。

除外中枢神经病变。

排除卵巢和肾上腺疾病。

(2)辅助诊断

性激素和促性腺激素测定。

GnRH兴奋试验。

氯米芬试验。

特殊检查:①骨龄超过实际年龄2岁以上(骨龄延迟提示甲减);②鞍上钙化提示颅咽管瘤,松果体钙化并蝶鞍扩大提示颅内肿瘤;③脑电图弥漫性异常;④排除继发性真性性早熟。

【治疗要点】 本症治疗的原则是消除病因,抑制性发育直至正常青春期年龄,尽量促使身高达到最终身长,注意情绪变化,必要时进行健康教育和性教育。

【处方】

1. 甲羟孕酮(安宫黄体酮)　为最常用药物,可抑制中枢促性腺激素的分泌,对性激素的合成有直接作用。可使发育的乳腺缩小,甚至退化到未发育状态;白带减少或消失,月经停止;对骨骼的生长无抑制作用,骨骺提早融合。主要不良反应为因其有轻度糖皮质激素作用,可抑制 ACTH 和皮质醇分泌,使摄食量和体重增加,有诱发糖尿病和高血压风险。用量:每日 2 次,每次 5～10mg;若肌内注射,100～200mg/m^2,每 1～2 周 1 次。

2. 醋酸氯地孕酮　具有拮抗促性腺激素分泌和拮抗雄性激素的作用,不良反应较甲羟孕酮小。用量:2～4mg/d,疗程依据疗效而定。

3. 环丙孕酮　具有抗雄激素、抗促性腺激素和孕酮类作用的特性。因此其缺点与醋酸甲羟孕酮类同,但具有抑制 ACTH 分泌,使皮质醇降低的作用。用药后可出现疲劳、乏力等不良反应。用量:70～100mg/(m^2·d),分 2 次服用,或每 2～4 周肌内注射100～200mg/m^2。

4. GnRH 类似物或 GnRH 激动药　GnRH-A 首剂用量为80～100μg/kg,一般用于 2 周后再注射一次,此后每 4 周注射 1次,每次的剂量为 60～80μg/kg,但需要根据个人的反应调整用量。总疗程至少 2 年或在 12 岁时停用。如果身高增长缓慢,而骨龄仍在 13 岁以下,可以加用重组的人 GH 治疗,促进身高生长。

5. 假性性早熟的药物治疗　对非 GnRH 依赖性早熟,用GnRH-A 治疗往往无效。可根据患者具体病因采用甲羟孕酮、睾酮内酯、酮康唑、螺内酯(安体舒通)、氟他胺或 fadrozol。甲羟孕酮能有效抑制睾丸或卵巢性类固醇类激素的产生,使卵巢囊肿退化,患者生长速度和骨成熟减慢。

(1)酮康唑:能有效抑制性腺和肾上腺性腺类固醇类激素产生过程中许多步骤(主要是细胞色素 P450C17),一般 200mg,每日 2~3 次口服。但由于能同时抑制皮质醇的合成,可引起暂时性肾上腺皮质功能不全,在患者骨龄已达到青春期年龄时可出现依赖 GnRH 性真性性早熟,此时可合并用 GnRH 激动药,但酮康唑对肝功能有毒性作用。

(2)睾酮内酯:是一种芳香化酶(P450 aro)抑制药,可以阻断睾酮转化为雌激素。可用于治疗 McCune-Albright 综合征。

【注意事项】 近年来应用上述药物治疗特发性性早熟,取得较好效果。目前 GnRH-A 已作为治疗性早熟的首选用药,无论特发性还是错构瘤所致真性性早熟均有良好效果。但一般认为,使用 GnRH 激动药的指征是:①女孩或男孩的第二性征发育、身高增长速度和骨龄在 6~12 个月增加明显者(如大于年龄的 2.5 倍标准差);②血睾酮持续升高,>2.5nmol/L(>75ng/dl)的男孩(8 岁以前);③血雌二醇≥36pmol/L(≥10pg/ml)者;④9 岁以前女孩已有月经来潮者;⑤存在严重精神-心理压力或异常,而父母迫切要求给予治疗时;⑥对由于中枢神经系统器质性病变引起的性早熟,特别是伴有 GH 缺乏者,必须尽早应用 GnRH 激动药治疗,并同时积极治疗原发病。本剂开始应用时可激发促性腺激素释放,较长期应用,因降调节作用而使垂体处于去敏感状态,从而使促性腺激素明显减少,性激素合成减少,生物效应下降。GnRH-A 治疗 GnRH 依赖性性早熟,起效快,一般治疗 1 年可获稳定的效果。在用药开始的第 1~2 个月会出现性征进一步发育,骨生长加速,甚至偶尔月经来潮,继而性征消退,月经停止,生长速度减慢。最终身长取决于开始用药时性征发育的阶段、药物剂量是否足够和停药时的骨龄。但近来认为单用 GnRH 治疗性早熟常不能达到根据其遗传所预测的高度,而将 GH 加入 GnRH 治疗可能对改善成人高度更有效。治疗头 1 年,身高生长速度减慢约 60%,头 3 年骨骼成熟明显减慢,只要治疗及时,患者基本上能

达到或接近正常身高的目标值。近年应用的长效 GnRH-A,可每
个月肌内注射 1 次,效果更好。在治疗期间,每隔 1~3 个月进行
一次复查,主要内容有血睾酮或雌激素水平,GnRH 刺激试验,身
高、骨龄和第二性征的测量和评价,注意卵巢和子宫发育情况。
皮下注射 GnRH-A 后 1~3 天,血浆 LH、睾酮和 E_2 水平呈暂时
升高,约 1 个月后逐渐下降至青春期前水平,雌激素或睾酮完全
被抑制。

　　在开始 GnRH-A 治疗前,首先应明确患者是否存在青春发
育型的 LH 脉冲分泌及性发育的速度。如果患者 LH 基础分泌
和对 GnRH 刺激的反应如同青春期前水平,则不考虑用 GnRH
激动药治疗。本病引起的不良反应很小,个别患者有过敏反应
(主要是鼻吸者)和性发育不能理想控制。

四、女性青春期发育延迟

　　一般认为青春期与性发育的开始年龄落后于一般正常儿童
平均年龄的 2.5 倍标准差以上即应视为青春期发育延迟。根据
病因,青春期发育异常分为 4 种:①特发性生长和青春期发育延
迟;②低促性腺激素性生长和青春期发育延迟;③高促性腺激素
性生长和青春期发育延迟;④生理性和病理性青春期发育变异。

【诊断要点】

1. 临床表现

　　(1)体质性(特发性)青春期延迟:体质性青春期延迟是儿童
青春期发育延迟的主要原因之一。此类患者常有阳性家族史,患
者母亲多有月经初潮推迟或其父亲和同胞兄弟姐妹有青春期延
迟(14-18 岁)病史。认为其主要原因是 GnRH 脉冲发生器的激
活延迟,造成在青春期年龄时,下丘脑没有产生足够强的 GnRH
释放脉冲,以致全身促性腺激素细胞不能有效地刺激产生 LH 和
FSH,GnRH 水平与患者年龄相比呈现功能性缺乏,但和其生理
性发育是一致的。

肾上腺皮质功能初现和性腺功能初现往往落后,这一点与单一性促性腺激素缺乏症患者不同,后者肾上腺功能初现往往在正常年龄发生。患者于 13—16 岁仍缺乏任何第二性征的发育,其表型特征为身材矮小、幼稚,从外观上估计其年龄较实际年龄要小,但患儿完全健康,智力正常。大约 60% 的儿童其家族成员(尤其是父、母)有类似晚熟病史。

体质性青春期延迟患儿出生时,体重和身高一般是正常的,但在生后的最初几年内生长发育速度相对缓慢,并伴随骨龄成熟延迟,其身高常常相当于相应年龄儿童身高的第 3 个百分位点或低于此值。在整个儿童期身材矮小,波动在相应年龄的第 3 个百分位点上下,但其身高增长速度接近正常,约为每年 5cm。在正常儿童出现生长发育骤长的年龄阶段,体质性青春期发育延迟儿童的生长发育仍缓慢,与其同伴间的差异逐步扩大。在第二性征发育延迟的同时,其身高和骨龄成熟度均相应落后(1～3 年),但当达到一定年龄时则会自发地出现第二性征发育成熟和身长突增,同时身高和骨骼亦达到正常。

本症患儿青春期的启动落后于实际年龄,但和骨龄往往一致,女孩骨龄在 11—13 岁时就会出现青春期的 LH 分泌增加,初为睡眠相关的夜间 LH 脉冲分泌,以后白天亦出现 LH 分泌峰。骨龄超过 18 岁仍无青春期启动者,以后绝大部分患者不能出现青春期发育,但也有例外。体格检查可见身材矮小外,其他(包括外生殖器)均正常,营养状况良好,部分儿童可出现早期青春期发育的某些特征,如阴道黏膜改变,长出浅色毛发,有时甚至可表现出非常早期的青春期乳腺发育征象。内分泌功能检查及头颅 X 线、CT 等检查均正常,促性腺激素水平和对 GnRH 的反应低于实际年龄而与其骨龄相适应,血浆 GH 对各种刺激试验的反应正常或降低,但摄入小剂量性激素后则恢复正常。

(2)低促性腺激素性性腺功能减退症:低促性腺激素性性腺功能减退症(HH),表现为青春期延迟、不孕、血清促性腺激素水平低下。HH大部分病例的分子机制尚不清楚,但已描述了某些下丘脑垂体基因的单个基因突变。本症的临床表现根据患者发病年龄早晚、激素缺乏程度及是否合并其他垂体激素缺乏而不同。

①获得性促性腺激素缺乏:颅内许多疾病如鞍内或鞍外肿瘤、头颅外伤、感染等造成下丘脑、垂体损伤,性腺功能减退往往是腺垂体功能减退表现之一。颅咽管瘤为导致下丘脑、垂体功能障碍和性幼稚的最常见肿瘤。患者表现为头痛、视觉障碍、矮小、糖尿病和肢体乏力,常有眼底和视野异常,除性激素低下外,还有其他激素受累,如GH、TSH、ACTH或AVP等,有时PRL增高。儿童鞍内肿瘤很少见,PRL瘤是鞍内肿瘤中较多见的一种,由于其能引起内源性阿片肽活性增加,抑制GnRH的脉冲分泌,故可引起青春期发育受阻,但其通过溴隐亭等治疗,病情往往明显改善。此外,其他鞍区的异位松果体瘤多为生殖细胞瘤,部分患者表现为青春期不启动,颅内压增高的症状伴其他垂体功能减退症状,易发生尿崩症。组织细胞增生症可侵蚀下丘脑-垂体区域,表现有性功能减退,青春期不启动,常有尿崩症及其他垂体功能减退。本病可表现为单一性局部病变,也可累及多脏器,如骨、肺、肝等。少见的中枢神经肿瘤尚有下丘脑或视神经胶质瘤、星形细胞瘤和嫌色细胞瘤。创伤、炎症和特异性感染(如结核等)引起青春期延迟者很少见,表现为性腺功能减退者也往往合并其他垂体激素降低。蛛网膜囊肿患儿也可出现全垂体功能低下及尿崩症。对于合并身材矮小,手足细小及智力较差者,要考虑到中枢神经系统病变致垂体多种促激素缺乏的可能。

②先天性促性腺激素缺乏:A. Kallmann综合征:为单一性促性腺激素缺乏,儿童期身体发育不受影响,于青春期年龄不出现第二性征,表现为类宦官体型,四肢长,上部量/下部量<0.9,除性幼稚外,还伴有嗅觉障碍。B. 先天性肾上腺皮质发育不全合并促性腺激素缺乏症:患者青春期年龄不发育的主要原因是缺乏

促性腺激素,但本病患儿多由于合并糖皮质激素和盐皮质激素缺乏,如不及时替代治疗很可能存活不到青春期年龄。根据基因缺失的范围,患者还可合并有 Duchenn 肌萎缩,甘油激酶缺乏,鸟氨酸羧基甲酰转移酶缺乏及智力低下等。外源性 GnRH 脉冲治疗有效。C. 单纯性促性腺激素缺乏:性幼稚系促性腺激素低下所致,无身材异常,用促性腺激素治疗可使性腺功能正常活动。D. Prader-Willi 综合征:以明显肥胖、矮小、性幼稚和智力低下为主要表现,尚有婴儿期肌张力低、手脚小、双眼杏仁样面容等特征,几乎所有患者均有父亲来源的 15 号染色体缺失。E. Laurence-Moon-Biedl 综合征:主要表现为肥胖、身材矮小、多指(趾)畸形、色素性视网膜炎、智力低下和低促性腺激素性性腺功能减退,为一种常染色体隐性遗传病。患者视网膜病变是进行性加重直至失明,5—10 岁患儿约有 15% 有视网膜色素沉着,20 岁时为73% 失明,肥胖往往开始于幼儿期。

③特发性垂体性矮小症:常因下丘脑释放激素缺陷导致垂体功能低下,首先表现为矮小,继而表现性幼稚。身材矮小为早期表现,与单一性 GH 缺乏的患者不同,后者即使不用外源性类固醇类性激素治疗也可在骨龄达到 11—13 岁时出现青春期发育;而本病患者 GH 治疗后,骨龄达到这一水平也不会出现青春期启动,经性激素替代治疗有效。

④功能性促性腺激素缺乏:全身明显代谢紊乱、营养不良或精神因素、剧烈运动均可导致促性腺激素分泌低下,无法启动性腺轴的功能活动。当上述因素祛除,下丘脑-垂体-性腺轴的功能活动会恢复正常。据认为体重下降至正常 80% 以下时,常导致促性腺激素分泌功能障碍、性不发育或发育停滞。加强营养,使体重增加并保持一段时间后,下丘脑-垂体-性腺轴功能即可恢复。常见的疾病有神经性厌食、糖尿病、坏死性肠炎等。近年研究认为,瘦素在调节饥饿时神经内分泌变化中发挥重要作用。小鼠禁食 48 小时后表现为血瘦素浓度下降,体重下降,启动一些神经内

分泌反应包括甲状腺激素分泌减少、应激激素(ACTH,可的松)分泌增多,低促性腺激素性性腺功能低下,排卵延迟。下丘脑神经肽Y(NPY)mRNA表达增强,生殖能力下降。腹腔给予重组的人瘦素后,可使甲状腺激素升高,应激激素降至正常,NPY下降至正常,并出现排卵正常。

(3)高促性腺激素性性腺功能减退症:大多数患者系遗传因素导致的性腺分化和发育异常,如Turner综合征核型为45,XO或其变异型,呈女性外表,身材矮小,性幼稚、乳腺不发育,原发性闭经,常伴有身体的畸形。单纯性性腺发育不全亦常见,核型46,XX、46,XY。其他病因导致高促性腺激素型青春期延迟者较少见,青春期前女孩因其他疾病进行化疗或盆腔放疗均可引起青春期发育延迟。此外,自身免疫性卵巢炎,因卵巢功能衰竭而引起原发性闭经、月经稀少或青春期发育停止等。卵巢抵抗是一种少见的原发性性腺功能减退症,患者FSH和LH受体异常,血FSH、LH水平升高,其他病因为17α-羟化酶缺陷导致性激素合成障碍,半乳糖血症者十分罕见。

2. 实验室诊断

(1)一般检查:血、尿常规,红细胞沉降率,肝、肾功能等检测可了解全身情况,必要时测血糖、尿糖、肝肾功能等。

(2)内分泌激素测定:主要测定促性腺激素(FSH、LH)和性激素(E_2、睾酮),测定E_2水平可以了解卵巢的功能状况。当$E_2 > 33.03$pmol/L(9pg/ml),一般认为已有青春期功能活动。但E_2常有波动不能仅以此作为诊断依据。正常青春期启动时夜间LH分泌增加,因而测定夜间LH更有诊断价值。GnRH兴奋试验对于鉴别体质性和病理性青春期延迟,鉴别垂体抑或下丘脑病变均有重要价值。正常情况下,静脉注射GnRH后,受试者出现与年龄相适应的血浆LH和FSH反应。在原发性性功能不全和Turner综合征等患者,其反应增强,下丘脑和垂体功能减退反应降低,而在体质性青春期发育延迟者其反应性与其骨龄相适应。

全垂体功能低下时,GH 水平低下,但 GH 稍低于正常水平时,不能除外体质性青春期延迟,因体质性青春期延迟 GH 水平往往稍低于正常,两者可有重叠。T_3、T_4、TSH 测定了解有无甲状腺功能低下,必要时测定肾上腺皮质功能状况,了解有无肾上腺功能初现。

(3)X 线检查:手腕平片测定骨龄应列为常规检查,因青春期起始与骨龄的相关性明显于其与实际年龄的相关性。头颅 X 线检查,颅咽管瘤大多有鞍区异常,且 70% 呈现钙化,因此侧位平片检查可协助诊断。

(4)B 超检查:可了解卵巢大小、形态及子宫发育情况,也有助于腹部其他病变的诊断。

(5)CT 和 MRI 检查:CT 和 MRI 对于中枢神经的肿瘤具有重要的诊断价值。

(6)染色体检查:对于性腺发育不全或某些特殊面容体征者,常提示需进行染色体核型分析。

(7)腹腔镜检及性腺活检:对疑有卵巢病变(如卵巢发育不良或肿瘤)者,必要时可行腹腔镜检查及性腺的活检。

3. 诊断标准 目前被多数学者接受的标准为女童 13-13.5 岁,未出现乳腺发育,15 岁无阴毛生长,18 岁未见月经初潮者,可诊断为青春期发育延迟。

【治疗要点】 青春期延迟的治疗主要根据引起本症的病因和疾病的性质而定。体质性青春期延迟一般不需要治疗,对于病理性青春期延迟,首先要祛除病因,同时可以给予性激素替代治疗。对于高促性腺激素患者病因常无法祛除,主要以性激素替代治疗促进性征发育、月经来潮或生长,但对染色体核型有 Y 染色体者,应做性腺切除。功能性低促性腺激素患者,由于其青春期发育延迟是继发于其他疾病,原则上是治疗原发病,加强营养,改善体重或调整运动量或运动方式,这部分患者不需要外源性激素治疗,上述情况改善后,会自发出现性发育。

【处方】

1. **性激素替代治疗**　初量为炔雌醇 5μg/d 或妊马雌酮(结合雌激素)0.3mg/d。以后 2～3 年逐渐增加到炔雌醇 10～25μg/d 或妊马雌酮(结合雌激素)0.6～1.25mg/d,维持剂量应能达到撤退性出血。出现撤退性出血或开始治疗 6 个月内,于口服雌激素 12 天起加服孕激素(如甲羟孕酮 5mg/d)。一般用炔雌醇 5μg/d 无促骨骺闭合作用,有轻度促长骨生长作用,长期应用可使乳腺稍发育。对原发性性腺功能减退患者需长期性激素替代治疗,初始小剂量,类似于体质性青春期延迟的治疗方法,2～3 年后逐渐增加到成人替代量,以模拟正常青春期启动后的激素水平。

2. **GnRH 脉冲泵治疗**　适用于低促性腺激素型患者每 60～120 分钟注射一次 GnRH(10 肽),剂量为 25ng/kg,治疗 1～2 年后绝大部分患者可完成性发育,并有排卵。由于这种方法价格昂贵,不适用于长期治疗,对有生育愿望者可以采用。若患者尚有 GH 缺乏,则可从骨龄估计在骨骺闭合前患者身高还可增长多少,进行 GH 治疗最为理想。

五、女性性腺发育不全症

女性性腺发育不全症是指女性性腺未能分化呈正常的性腺,外形呈条索状,其中仅有纤维组织,无生殖细胞,这种条索状性腺的个体无性腺功能、无性征发育。主要包括先天性卵巢发育不全(Turner 综合征)和单纯性性腺发育不全。X 染色体单体或 X 染色体结构异常为 Turner 综合征的病因。

Turner 综合征最常见的染色体核型为 45,XO,X 染色质阴性,少数患者具有嵌合型的染色体核型,45,XO/46,XX;45,XO/47,XXX;45,XO/46,XY;45,XO/46,XX/47,XXY;具有嵌合型的染色体核型,可出现 X 染色质阳性。

单纯性性腺发育不全是指某些表型为女性者有 46,XY 或 46,XX 染色体核型和条索状性腺,而无 Turner 综合征体征。病因主要包括近亲结婚等,引起常染色体基因突变,突变的基因可能干扰原基生殖细胞的游走过程和正常的性别分化过程。

【诊断要点】

1. 临床表现

(1)一般表现:45,XO 核型主要特征有:①女性表型;②身材矮小;③性幼稚;④躯体发育异常,第二性征发育不全,乳腺及乳头未发育,乳距增宽,无阴毛及腋毛,伴有原发性闭经。有的于青春期有性征发育和月经来潮,约 2% 的 Turner 综合征患者可以发生妊娠,但仅有 38% 为健康婴儿,成年后容易发生卵巢早衰;嵌合型或性染色体结构异常患者的表现与 45,XO 型可以相似,亦可以相异。

患者有不同程度的身材矮小(100%),一般不超过 150cm,智力发育一般正常,但少数患者智力低下。皮肤常有黑痣,多分布在面、颈、胸和背部,通关手掌纹。头面部呈特殊面容,常有内眦赘皮和眼距过宽,偶有上睑下垂,有时耳轮突出,鲨鱼样口,腭弓高尖,下颌小。有时牙床发育不良。易发生中耳病变,听力下降,常有传导性耳聋。约 50% 患者有颈蹼,颈粗短,后发际低。胸部呈盾形、乳距宽、乳腺未发育。部分患者有肘外翻,第 4 掌骨短、指趾弯曲、股骨及胫骨外生骨疣;指骨发育不良,偶见膝外翻和脊柱侧凹。婴儿期常有手和足背淋巴水肿。主动脉狭窄、室间隔缺损等心血管畸形也较常见。Turner 综合征可增加发生冠心病的危险,易发生高血压和肥胖。此外,少数患者可有肾或肾血管畸形,如马蹄肾、肾萎缩、多条输尿管等。患者具女性内生殖器,幼稚型。子宫缺如或很小,无阴毛和腋毛。性腺呈条索状,位于正常卵巢位置,肉眼见到的卵巢是细而长,薄而硬,色较白的索条组织。组织切片仅见纤维性间质,无卵泡存在。Turner 综合征还有全身骨骼发育异常,其表现为:①15 岁前骨化中心出现正常,但骺板闭合可延迟止 20 岁以后。②普遍骨质疏松、长管骨变短、骨干变细。③第 4 掌骨变短,有时第 3 掌骨亦变短,掌骨征阳性。表现为双手正位像,正常时第 3、4、5 掌骨头顶端在一条直线上,若第 3 掌骨头超过此线,即为掌骨征阳性。跖骨亦可有类似表现。该征尚可见于假性及假性甲状旁腺功能减退症,但后者掌指骨粗短明显。④手腕向尺侧倾斜,腕骨角变小、腕征阳性。腕骨角是指在腕关节正位像上,舟骨、月骨近侧缘切线与三角骨、月骨近侧缘切线间的夹角,正常值为 130°,＜117°称为腕征阳性。该征亦可见于马德隆畸形,但后者腕部表现往往比 Turner 综合征的腕部改变更严重,且伴有尺桡远侧关节脱位,无掌骨征阳性及其他Turner 综合征的 X 线表现。⑤肱骨滑车关节面向桡侧倾斜,肘外翻,提携角增大,称为肘征阳性。⑥股骨内侧髁增大,胫骨内侧平台下压,内侧干骺部呈唇样突出。⑦颅骨表现为蝶鞍小、呈桥形,可并有颅底凹陷及小下颌骨。⑧脊柱可有后凸或侧弯畸形,亦发生脊椎骨骺缺血坏死,常并有颈椎及齿状突发育异常。肋骨、锁骨变细。骨盆呈男性型,耻骨弓狭窄,坐骨切迹变小。

(2)代谢内分泌表现:常伴有桥本甲状腺炎,甲状腺功能减退,糖耐量异常,一般在 11 岁之后血清 LH 及 FSH 水平明显高于正常值,血清 E_2 明显降低。

单纯性腺发育不全:主要特点是有正常的 46,XX、46,XY 的性染色体核型,表现型为女性,性幼稚,条索灶性腺,但是身高正常,没有 Turner 综合征特殊体征。46,XX 完全型表现为外生殖器女性型,性幼稚,副性征缺失,原发性闭经。不完全型患者表现为青春期第二性征发育不全,身材正常,无躯体畸形。①核型为46,XY 的单纯性腺发育不全,又称 Swyer 综合征,呈散发性或家族性发病。由于雄性激素的缺乏,中肾管不能发育为男性生殖系统,其副中肾管却因缺乏睾丸分泌的 AMH 而自动地发育为输卵管、子宫及阴道,患者的外阴也因缺乏雄激素而自动分化为女性外阴。因此患者出生时为女性,其内外生殖器均是女性的。②46,XX 型单纯性腺发育不全的患者,第二性征缺失,而无其他畸形,表型可呈家族性或散发性。其中完全型的表型为女性型,伴有原发性闭经,第二性征不发育,外阴部呈幼儿型,乳腺不发育,子宫很小,无腋毛及阴毛,正常或高身材,类无睾体型,血、尿雄激素及雌激素均明显低于正常,而促性腺激素水平很高。不完全型患者表现为青春期第二性征发育不全,身材正常,无躯体畸形。本病的另一个特点是患者性腺肿瘤的发生率高,以性母细胞瘤和无性细胞瘤常见,大多发生在儿童期和青春期。

2. 诊断与鉴别诊断

(1)诊断:女性表型患者表现有性发育幼稚、身材矮小和多种先天性躯体发育异常,应考虑到本病的可能性,进一步检查发现血浆 LH、FSH 水平明显增高,E_2 水平降低,再进行染色体核型检查,则可确诊为本病。据研究,本症女孩青春期前促性腺激素脉冲节律与正常女孩类似,但在青春期前各期的振幅更大。近年利用分子生物学方法对本症进行诊断,如用复等位多态性的 X 染色体标志物进行 Southern 印迹分析,Y 染色体 PCR 检测等,还可利用 X/Y 染色体假常染色体区域 PAR2 的一种新标志物(X22),结合 HPRT 进行定量荧光 PCR 分析,可快速诊断性染色体的多非整倍体。

(2)鉴别诊断:本病需与垂体性侏儒及体质性青春期发育延迟等疾病相鉴别,后两者除身材矮小外,无 Turner 综合征的特殊表现,且有正常性腺,仍有性征发育,不难鉴别,但由于 Turner 综合征表型不均一,有时需进行细胞遗传学或分子生物学检查。

【治疗要点】 Turner 综合征的治疗目的是使患儿在青春期出现第二性征发育和人工月经周期,使其在心理上得到安慰,减轻其异常的心理负担,主要治疗措施为激素替代治疗,一般用雌/孕激素序贯治疗。单纯性腺发育不全一旦确诊应及早地将发育不全的性腺切除;完全型者治疗与 Turner 综合征相同,予以雌/孕激素作为人工周期的替代治疗;不完全型者的抚养性别可根据诊断时年龄及外生殖器畸形的程度而定,作为女性抚养者,予以雌激素替代治疗,作为男性抚养者予以睾酮替代治疗。

【处方】

1. 雄激素

(1)氟羟甲睾酮:2.5mg/d,用药 6 个月内生长速度有所增加,当生长速度开始下降后可将药量增至 5mg/d,继服 6～12 个月促使身高出现第二次增长。

(2)苯丙酸诺龙:0.5～1mg/kg,每 1～2 周 1 次,肌内注射 10 次为 1 疗程,停药 3 个月,如骨龄仍明显落后可用第二个疗程。

(3)司坦唑醇(康力龙):1.25～2.5mg/d,用药过程中应定期测量身高和骨龄;并观察男性化副作用。认为该药一般仅增加数厘米,未见超过 6cm 者,且在 1～1.5 年后无增长作用。

2. 重组的人生长激素　据 Sas 等研究,在较小年龄即开始用 GH 治疗,且剂量逐渐增加,第 1 年 4 U/(m² · d)[约 0.045mg/(kg · d)],以后为 6 U/(m² · d)[约 0.0675mg/(kg · d)],或第二年为 6 U/(m² · d),此后为 8 U/(m² · d)[约为 0.090mg/(kg · d)],12 岁后加雌激素,治疗 7 年后 85％患者可达正常人身高。

3. 雌激素　一般 12 岁左右开始雌激素治疗。

炔雌醇 5μg/d 或己烯雌酚 0.25mg/d,每个月服 21 日,4～5 个月后,在每个周期的 12～21 日,加服甲羟孕酮(安宫黄体酮)5mg,2～3 年后逐渐增加至炔雌醇 10～15μg/d 或己烯雌酚 0.5～1.25mg/d。治疗性征发育和月经来潮。

4. 性腺切除　存在 Y 染色体者必须切除性腺。核型为 45,XO 型 Turner 综合征患者中,不存在性腺肿瘤的潜在危险,但在染色体核型中有 Y 染色体时,性母细胞瘤或无性细胞瘤的发生率明显增加。故应做探查,并切除性腺,保留子宫,且可用辅助生殖技术解决生育问题。

六、女性不育症

女性不孕指没有受孕的能力,即育龄夫妇长期同居,性生活正常,未避孕而未能怀孕,是由于卵子的异常或生殖道的障碍,不能使精子与卵子相遇、结合而着床。不育指实际上或临床上未能生育,即有过妊娠,但均以流产、早产、死胎或死亡而告终,从未获得过活婴。精子与卵子虽已结合,在子宫内膜着床后,胚胎或胎儿成长障碍或娩出障碍等而不能获得活婴。但临床上不孕与不育是难以区分的,常笼统地总称为不育症。传统把婚后 3 年以上未孕育诊断为不育症。美国不孕学会建议,婚后夫妇同居 1 年,有规律性生活,未采取避孕措施而未怀孕者,可诊断为原发性不孕症;有 1 次以上分娩或流产,又有 1 年未再受孕者可诊断为继发性不孕症。

【诊断要点】 不育症不是一种独立的疾病,而是许多妇科疾病、内分泌疾病乃至全身性疾病所表现出来的一种症状。妇科炎症是引起女性不孕的首位因素。

受孕的先决条件是:①有功能正常的下丘脑-垂体-卵巢轴,在其调控下有正常的排卵和健全的黄体功能;②阴道口-阴道-宫颈输卵管全部畅通,有正常的性生活、正常成熟的精子能穿过女性生殖道到达输卵管壶腹部;③卵子可进入输卵管受精,将受精卵输入子宫腔;④子宫内膜有充分而同步的分泌期改变,受精卵可在宫腔着床。上述任何一种生理过程发生异常均可导致不孕不育。

1. 排卵因素 20%～25%的不孕症妇女有排卵缺陷,临床上常伴有月经周期紊乱、不排卵或黄体功能不全、未破裂卵泡黄素化综合征等,但即使有周期性月经,也可发生无排卵性月经。

(1)下丘脑性因素:主要见于:①Frohlich 综合征;②Kallmann 综合征;③Laurence-Moon-Bieldl 综合征;④GnRH 缺乏或脉冲分泌功能失调;⑤神经性厌食;⑥精神性闭经等。

(2)垂体性因素:①Sheehan 综合征;②垂体瘤;③空泡蝶鞍综合征;④垂体促性腺激素缺乏;⑤高泌乳素血症(药物、肿瘤、空泡蝶鞍)等。

（3）卵巢性因素:主要有①单纯性性腺发育不全;②Turner 综合征;③卵巢早衰;④卵巢不敏感综合征;⑤多囊卵巢综合征;⑥黄素化未破裂综合征;⑦卵巢肿瘤等。

（4）内分泌代谢性疾病:主要见于①甲状腺功能亢进;②甲状腺功能减退;③肾上腺功能亢进;④肾上腺功能减退;⑤肾上腺皮质增生症;⑥糖尿病;⑦肥胖症;⑧肝脏疾病及肾脏疾病等。

2. 宫颈因素

（1）宫颈管异常:①发育不全;②狭窄;③闭锁;④黏液分泌异常（过多、过少或含有精子抗体）。

（2）宫颈异常:①慢性宫颈炎;②宫颈肌瘤。

3. 盆腔因素

（1）子宫-输卵管-卵巢:结构异常、发育异常、子宫肌瘤、子宫内膜异位症、输卵管异常（发育异常、梗阻、盆腔黏连、慢性阑尾炎、节段性结肠炎）。

（2）生殖道感染。

（3）其他因素:免疫因素（自身抗精子抗体、女性抗精子抗体、抗透明带抗体）;生活因素（营养、烟酒、药物、性交不当、环境因素）。

4. 性发育障碍　①Turner 综合征和 Noonan 综合征;②单纯性腺发育不全;③ Mayer-Rokitansky-Kuester-Hauser 综合征;④男性化先天性肾上腺皮质增生症;⑤胎盘芳香化酶缺陷症;⑥22q11 缺失综合征;⑦睾丸性发育异常;⑧Williams 综合征。

不育症诊断的目的是找出造成不孕的可能原因,指导治疗。不育症病因复杂,检查烦琐,有些检查项目有严格的时间要求,因而历时较长,按传统全部检查项目需历时半年甚至 10 个月以上。能否有效完成诊断过程很大程度上取决于初诊,因此初诊是病因分析、筛选具体重要检查项目的重要步骤。

（1）病史:详细询问病史是诊治不孕症的关键,最好夫妇都参与,并在各项检查时得到配偶的密切配合。除一般病史外,特别注意以下情况:①月经史,包括月经初潮年龄、月经周期、经量、持续时间、有无痛经及末次月经、时间,对诊断有无排卵,有无子宫内膜异位症等有重要意义。②婚姻史,性生活情况及避孕情况等。③既往妊娠史,包括流产、早产、死胎、分娩产褥感染、难产、产后出血及产后哺乳史等。④性生活史,注意性生活的频度、时间与排卵的关系,有无性生活障碍及性欲异常。⑤生活习惯、职业、有无烟酒嗜好、常用药物。饮食情况、体重、体育运动、劳动强度,有无接触放射线或化学毒物等病史。⑥既往病史,包括腮腺炎、麻疹、猩红热、结核、血吸虫病、代谢内分泌疾病,营养不良等病史。有无盆腔手术、人工流产史等。⑦家族史,注意家族中有无性腺功能异常及生殖道畸形、内分泌代谢性疾病及其他遗传性疾病,了解双亲及兄弟姐妹的妊娠生育能力。⑧不孕症诊治史。⑨配偶的年龄、职业、健康状态、相关的既往史等。

(2)体格检查

①一般体征:体格、体态(如瘦长型、Turner 综合征特殊体型)、体重、全身营养状态,有无异常的脂肪沉着、色素沉着、痤疮、水肿等,有无先天性畸形、有无甲状腺肿大、肢端肥大等。

②第二性征:注意患者的音调、毛发分布、乳房大小、有无溢乳。

③妇科检查:注意阴毛分布,大、小阴唇的发育,阴道分泌物性状,有无阴道横隔、纵隔、窥视宫颈的位置、宫颈的大小、宫颈黏液的性状,有无宫颈肥厚、糜烂等慢性炎症改变;双合诊了解子宫大小、位置、活动度,穹窿部有无疼痛、结节,双侧附件区有无增厚、包块或压痛等。

(3)排卵障碍或黄体缺陷的诊断:排卵障碍是造成不孕不育症的主要原因,首先应回顾病史,注意月经变化,包括初潮年龄、周期长短,是否有多毛、溢乳、肥胖、劳动强度大、体重下降史及甲状腺功能亢进或减退的症状和体征。初步检查的重点可放在证实是否有排卵。对于月经过少、闭经,周期过短或不规则的患者,必须检查下丘脑-垂体-卵巢轴功能,先测定血 LH、FSH、PRL,并对排卵或黄体缺陷进一步检查。

①基础体温:判断有无排卵,最好用综合指标。基础体温测定可了解黄体功能,凡基础体温的较高体温期不足 10 天,移行期超过 3 天,高低温差<0.3℃,高温相波动<0.1℃者提示黄体功能不全。

②宫颈黏液:用于监测排卵,应从月经周期的第 10 天开始,每日 1 次,连续 5～10 天,评分在排卵时达峰值,排卵后开始下降。评分最高的 2 天,精子才能有效穿入,此为性交或人工授精的最佳时机。

③激素测定:月经周期中期 LH 监测,LH 峰值的出现意味着即将排卵,LH 峰至排卵的间隔时间在不同妇女差异较大,而同一妇女则比较恒定。一般可用血清或尿 LH 峰值来预测排卵。

④B 超扫描:卵泡期用阴道超声监测,可在月经周期的第 10 天前后于超声下发现优势卵泡,随后每天直径增加 1～2mm,最后在排卵前达到 18～26mm,排卵前的卵泡消失并成为黄体时,可以确定为排卵。

⑤子宫内膜组织活检:在黄体期行子宫内膜活检能证明内膜层是否受到了足够的成熟黄体影响,是诊断黄体期缺陷较为准确的方法。于月经前 2～3 天进行,如子宫内膜组织变化落后在相应日期后 2 天或 2 天以上,提示黄体功能不全,但必须在下一周期时再次活检证实才能确诊。

(4)宫颈因素的诊断:冷冻治疗或锥形切除病史、阴道细胞涂片异常、性交后出血提示可能存在宫颈病变。

①性交后试验(PCT):是检测精子对宫颈黏液的穿透性和宫颈黏液对精子的接受能力(即相容性)的试验。尽管有关试验的检查时间、刺激标准还有很多争议,PCT 仍然是常用的检查宫颈功能的重要方法。试验前禁欲 2～3 天,试验于性交后 2～8 小时进行。将涂润滑剂的窥器置入阴道,暴露宫颈,用干燥、消毒的长

镊或带塑料管的针筒于宫颈管内获取黏液,置于干燥、洁净的载玻片上,盖上盖玻片,显微镜下计数每个视野下的精子数目。如在每高倍视野中至少存在有 5～10 个活动的精子即为 PCT 阳性。

PCT 阳性提示不孕夫妇具备:a. 正常的性交技术;b. 宫颈黏液具备正常输送精子及贮存精子的功能;c. 卵巢具有适当的雌激素功能;d. 男性配偶具有正常精液,但 PCT 结果不能替代精液常规检查。PCT 阴性的原因除有精液异常(男性),与女性有关的常见原因有:a. 试验时间选择不当,预测排卵期过早或过晚;b. 宫颈黏液黏滞或其他原因致精子穿越宫颈障碍;c. pH 异常,精子对宫颈黏液的 pH 极为敏感,酸性黏液抑制精子活动,过度碱性(pH>8.5)对精子生存不利;d. 宫颈解剖异常:宫颈管狭窄,宫颈管发育不良;e. 宫颈黏液具有抗精子抗体。

②体外精子-宫颈黏液接触试验(SCMCT):PCT 阴性或异常则进一步做 SCMCT,测定宫颈黏液对精子的相容性。常用玻片法。将精液与接近排卵期的宫颈黏液(CM)2 滴排滴在玻片上,盖上盖玻片,进行镜检。由于上述两种生物体液的黏稠度和表现张力不同,两者接触后可看到一明显分界线。在几分钟内精液界面出现指头样突起,进入 CM 内部,精子充满这一突起空间内,然后穿过突出尖端进入黏液中。当精子克服了最初界面阻力之后,其余精子就无困难地随之进入黏液,多数溶入黏液内部,遇细胞碎屑或白细胞阻挡,即停止游动或改变方向。精子不能通过界面或虽穿入但很快不再活动或仅有摇动运动,不活动精子比例>25%,提示精子与宫颈黏液两者不相容。

③不孕夫妇与健康者宫颈黏液及精液的体外交叉 SCMCT:如 PCT 及体外 SCMCT 均阴性,则下一步分别与男、女健康者的精液与宫颈黏液进行交叉试验,而采用生育正常者的精液,或排卵期宫颈精液,分别与不孕夫妇的宫颈黏液或精液作交叉试验。通过此试验可以判断异常结果的原因在精子还是在宫颈黏液。

（5）盆腔因素的诊断：有盆腔感染史者，包括输卵管炎、阑尾炎、宫内节育器的应用，子宫内膜炎和感染性流产等，或任何异位妊娠、附件手术、平滑肌瘤的病史都提示为盆腔因素构成的不孕。此外，盆腔因素还包括子宫内膜异位。通常先进行超声检查，可以发现输卵管积水、平滑肌瘤、卵巢囊肿和肿瘤。然后再进行必要的进一步检查。

①输卵管通畅性检查：可以提示输卵管的通畅性、阻塞部位、管腔内形态变化及病因、病理，为诊断提供依据。此外，还有助于对轻度输卵管扭曲作矫正、内膜粘连的分离、管腔内潴留物的排出等治疗。

②腹腔镜及宫腔镜检查：腹腔镜检查可直接观察子宫、输卵管、卵巢有无病变或粘连。由于子宫输卵管造影（HSG）不能显示输卵管伞部开口与卵巢间的解剖关系，也不易证实输卵管周围有无粘连及有无腹膜病变，因而轻度 EMS、输卵管卵巢周围粘连等，多通过腹腔镜检做出诊断。

HSG 可疑宫腔内有病变或宫腔粘连，可通过宫腔镜检查明确其性质及病变程度，并有可能在宫腔镜下进行治疗。

（6）免疫性因素的诊断：免疫性不孕包括男性抗精子自身免疫性不孕，女性抗精子同种免疫性不孕和女性抗透明带免疫性不孕。

目前诊断免疫性不孕的标准为：①除外其他原因的不孕；②应用可靠的检测方法，证实血清内或生殖道局部（尤其宫颈黏液）存在抗生育免疫；③不孕期超过 3 年，如在性交试验中，未发现精子或精子不活动或仅表现摇摆、震颤现象，而精液常规检查正常均应考虑有免疫因素存在。

【治疗要点】

1. 排卵因素的治疗　长期不排卵者（FSH 和 PRL 正常者）首先用氯米芬（克罗米芬）或联合应用其他药物，如雌激素、皮质类固醇或用 HCG 治疗，用超声和激素测定监测排卵，当证实排卵后,应规定性交时间,尝试 3～6 个周期。

(1)氯米芬无反应者:①HMG;②HCG。

(2)高催乳素血症:①溴隐亭;②手术治疗。

2. 宫颈因素的治疗

(1)宫颈黏液少而黏稠:病因治疗、氯米芬、宫颈炎治疗(抗生素)。

(2)宫颈畸形和宫颈管腺体缺如:①洗涤精子;②宫腔内人工授精;③精子与宫颈黏液不相容(宫颈黏液交换)。

3. 盆腔因素的治疗

(1)子宫内膜异位症治疗。

(2)盆腔其他病变:氯米芬、HMG、宫腔内人工授精、人工助孕与体外受精孕卵移植。

4. 性发育障碍的治疗

(1)携带 Y 染色体者必须在确诊后立即切除性腺。

(2)如果将外生殖器改造成男性、女性均可,外生殖器矫形手术应由本人或其家长选择。

(3)青春期发育诱导。

(4)辅助生育。

【处方】

1. 枸橼酸氯米芬 对慢性丘脑性的无排卵或多囊卵巢综合征,该药诱导卵泡成熟常是治疗方法的第一步。

用法用量:开始的剂量在月经周期的第 6 日,或第 5 日至第 9 日,50mg/d,可以用基础体温的测定及黄体中期孕激素水平测定以确定是否排卵,体温双相表现或孕激素水平至少上升至 10～15ng/ml,表明氯米芬诱导排卵成功。有时剂量可用至 100mg/d,其最大剂量为 150mg/d,一般 3 个周期为 1 疗程,必要时可以继续。

2. HMG(人类绝经期促性激素) 也常用于促排卵。

用法用量:每支含有 FSH 及 LH 各 75U 或 150U。它主要作用于卵泡成熟,它可以从月经或性激素撤退性出血的第 3～5 天开始用药。对于有内源性雌激素者可从每日 1 支开始,对于低促性腺激素水平者可以从每日 2 支开始,用药时用 B 超密切监测卵巢反应,用于调整用药剂量,防止发生卵巢过度刺激综合征。

七、更年期综合征

更年期是指妇女从生育期向老年期过渡的生理转化,共同的表现是出现月经的不规则,介于 40－60 岁。更年期综合征是指在此时期由于卵巢功能衰退而引起的下丘脑-垂体-卵巢轴功能障碍,出现一系列躯体症状的临床综合征。

【诊断要点】

1. 临床表现　由于个体差异,临床症状轻重不一,可能与生活环境、文化修养、精神状态、个人性格等有关。人工绝经者症状往往比自然绝经者严重。症状可以是短暂的、一过性的,也可能持续较长时间。绝经早期主要表现为血管舒缩障碍性症状,晚期(＞5 年)相继出现各器官系统衰老性表现。

(1)泌尿-生殖道:①月经突然停止或逐渐减少;②第二性征退化和性器官萎缩;③萎缩性膀胱炎;④尿道肉阜,排尿困难;⑤尿道口痉挛、血尿。

(2)血管舒缩障碍症状:①发作性发热、自汗和心悸;②头胀、伴心悸、乏力、头晕、烦躁、口干;③面、颈、腹部潮红、体表温度升高;④失眠和焦虑。

(3)精神神经系统:①情绪不稳;②急躁、忧虑、抑郁、多疑;③记忆力减退、神经过敏、精力不集中、感觉异常;④类精神病(抑郁型或躁狂型)。

(4)乳腺、皮肤与毛发:①乳腺萎缩、乳头和乳晕色素减退;②皮肤干燥、多皱纹、瘙痒、色素沉着和老年斑;③身体和四肢的毛发增加或减少;④秃顶、脂溢、痤疮。

(5)骨质疏松:①骨密度降低;②身材变矮、驼背、骨折。

(6)心血管系统:①血管舒缩功能障碍;②心血管病发病率升高。

(7)代谢变化:①血 LDL-C 升高,HDL-C 降低;②胰岛素抵抗和高胰岛素血症。

2. 辅助检查

(1)阴道脱落细胞涂片:约有 1/4 妇女早在绝经前数年阴道涂片即显示雌激素水平有不同程度的降低。相反,绝经后妇女阴道涂片检查显示有影响者,评价脱落阴道上皮细胞时不仅要考虑到雌激素活性的影响,还应想到其他激素(尤其是孕酮和睾酮)、局部阴道炎症、阴道出血、癌症的存在,刮取标本的部位和靶器官(阴道上皮)对雌激素反应的差异等因素也会影响涂片结果。因此在绝经后妇女应用阴道涂片分析结果时应注意:①涂片仅为一种对雌激素状态的粗略测量方法,有时可能完全被误解。②阴道细胞图像不能预测患者是否出现更年期症状和体征。③涂片结果不能用作指导补充疗法的唯一方法。④治疗阴道萎缩前涂片能有助于确定雌激素用量。

(2)诊断性刮宫:有绝经后流血者,应做分段诊断性刮宫和内膜活检以除外宫颈病变和子宫内膜癌。刮宫需分别在宫颈、宫体内取材,分别送检查,更年期妇女由于无孕酮的拮抗作用,子宫内膜多呈增殖期改变,对外源性孕激素有撤退性出血反应,也可呈萎缩改变。

(3)激素测定

①垂体促性腺激素:绝经后 FSH>40U/L,LH>30U/L,以 FSH 上升早,上升水平较 LH 高,测定血浆 FSH、LH 和雌二醇水平有助于诊断。如切除子宫保留卵巢手术后的患者,血 E_2<20pg/ml,同时 FSH、LH 升高提示卵巢功能已停止。

②雌激素:正常年轻妇女雌二醇水平与在绝经后妇女中所观察到的雌二醇水平不出现重叠。由于卵巢功能减退,血雌二醇水平常<20pg/ml。雌酮水平在绝经前后有明显重叠,因此测量雌

酮对了解患者的卵巢功能状态无帮助。

③雄激素:绝经后妇女血浆雄烯二酮浓度减少约 50%,约为 0.6ng/ml,血浆睾酮水平轻度下降(约 0.25ng/ml),60－70 岁的妇女血浆 DHEA 和 DHEAS 平均水平分别降至 1.8ng/ml 和 300ng/ml。

④孕酮:绝经后孕酮水平显著降低,约 0.17ng/ml。

【治疗要点】　只要卵巢有一定功能,可维持一定程度的阴道出血,一般不需治疗,但少许患者尚存月经功能时即有潮热症状,可用雌激素治疗缓解症状。对于有更年期症状的患者应进行心理咨询,充分解释更年期症状属生理性变化,以消除其思想顾虑,减轻其焦虑、抑郁和睡眠障碍等症状。由于雌激素替代治疗可能带来某些并发症,因此对每位患者用药利弊要进行具体评价。对精神紧张患者可用镇静药,如阿普唑仑、地西泮等缓解症状。大量的临床试验证实,无论何种形式的雌激素治疗,都能改善生殖道和血管舒缩障碍症状,有效防治骨质疏松,但有增加静脉血栓、卒中和子宫内膜癌等的风险。绝经相关的激素补充治疗(HRT)已有 70 余年的历史。作为缓解中至重度绝经相关症状的治疗方法,其疗效已得到充分的肯定,不能被其他治疗方法所取代。HRT 的总原则是:个体化用药,采用最低有效剂量,不限制 HRT 期限,有子宫的妇女必须添加孕激素。

【处方】

1. 常用药

(1)雌激素

口服途径:①天然:结合雌激素(倍美力,每片 0.3mg 和 0.625mg);戊酸雌二醇片(补佳乐,每片 1mg)。②合成:尼尔雌醇片(国产,维尼安,每片 1mg、2mg 和 5mg)。

推荐应用天然雌激素。

非肠道途径:①经皮用:雌二醇皮贴(松奇贴,每日释放 17β-雌二醇 50μg,每周更换 1 次,推荐使用 1/2 贴);雌二醇凝胶(每日经皮涂抹 1.25g,含 17β-雌二醇 75mg)。②经阴道:结合雌激素软膏(进口:倍美力软膏;国产:葆丽软膏;每克含结合雌激素0.625mg);普罗雌烯阴道胶囊(更宝芬胶囊,每粒含普罗雌烯10mg);普罗雌烯乳膏(更宝芬乳膏,每克含普罗雌烯 10mg);氯喹那多-普罗雌烯阴道片(可宝净片,每粒含普罗雌烯 10mg 和氯喹那多 200mg);雌三醇乳膏(欧维婷,每克含雌三醇 1mg)。

(2)孕激素

①天然:微粒化黄体酮(琪宁,每粒 100mg,益马欣,每粒50mg),均为国产品。

②合成:孕酮和 17α-羟孕酮衍生物,有较强的抗雌激素作用,无明显雄激素活性。包括最接近天然孕酮的地屈孕酮,较接近天然孕酮的醋甲羟孕酮(国产,甲羟孕酮,每片 2mg),甲地孕酮(国产,妇宁片,每片 1mg)

③复方制剂:优点是服用方便,患者依从性好;缺点是无法灵活调整剂量,不利于个体化治疗。

④雌-孕激素连续联合制剂:倍美罗(每盒 28 片,每片含雌激素 0.3mg,醋酸甲基孕酮 1.5mg)、安今益(每片含雌二醇 1mg 和屈螺酮 2mg)。

⑤雌-孕激素周期序贯制剂—克龄蒙:由 11 片戊酸雌二醇(每片 2mg)和 10 片(戊酸雌二醇 2mg+醋酸环丙孕酮 1mg)组成。

⑥其他:7-甲基异炔诺酮(替勃龙,商品名:进口利维爱,国产紫竹爱维)不属于雌激素,可产生雌孕激素活性和弱的雄激素活性。

2. 用药方法

(1)单纯雌激素周期疗法:适用于已切除子宫者采用连续用药方式用法,0.625mg/d(每个月 25 天)。

(2)雌孕激素疗法

①序贯疗法(单纯雌激素周期疗法后,于第 16~25 天加孕激素 10 天,停药行经,3~6 周期为 1 疗程)。

②雌孕激素联合治疗(妊马雌酮 0.625mg/d,甲羟孕酮 2.5～5mg/d)。

(3)雌-雄激素替代:适用于单用雌激素更年期症状不能缓解者,绝经前行双卵巢切除术者,性功能明显下降者。

雌激素配合甲睾酮　5～10mg,每日 1 次,共 21 天,重复用药 3～6 周期。

替勃龙　1.25～2.5mg,每日 1 次。

(4)单用孕激素替代:醋酸甲羟孕酮 10mg/d。

第7章

胃肠胰内分泌疾病

一、胃泌素瘤

胃泌素瘤(gastrinoma)是一种来源于胰岛 D 细胞或十二指肠 G 细胞的内分泌肿瘤,又称卓-艾综合征(Zollinger-Ellison 综合征),是由于过度分泌胃泌素而引起的严重消化性溃疡及高胃酸为特征的临床综合征。20%～25%是 MEN1 的组成部分。胃泌素瘤属于腺瘤,但约 50%存在恶性肿瘤的特点,即可以转移至肝、骨骼等部位。

【诊断要点】

1. 临床表现

(1)消化道溃疡:由于胃酸大量分泌而引起,溃疡常多发,体积较大,位置不典型,临床上表现为饥饿性上腹痛、胃灼热感、反酸、上腹部压痛等症状及体征,与普通溃疡相比,症状往往更严重、持续和顽固。

(2)腹泻:因胃酸进入肠道损伤肠黏膜、刺激肠道黏膜分泌促胰液素等引起,主要表现为慢性腹泻,可早于消化性溃疡数个月乃至数年出现,大便次数多(每日 10～30 次),以水样泻为主,严重可致水、电解质平衡紊乱、吸收不良,是吸收不良综合征的病因之一。

(3)食管炎:胃酸反流至食管所致,内镜下表现为食管溃疡和糜烂,通常较重,临床表现为反酸、胸骨后烧灼痛等,反复发作可引起食管狭窄。

(4)其他:当属于 MEN1 的一部分时可合并其他肿瘤表现。如同时存在甲状旁腺增生或腺瘤时可有肾结石或骨痛等表现。

2.辅助检查

(1)胃液分析:空腹 12 小时胃液总量＞1000ml,基础酸(BAO)＞15mmol/h 或胃大部切除术后＞5mmol/h,最大胃酸分泌量(MAO)＞60mmol/h,多数 BAO/MAO＞60%。

(2)血清胃泌素测定:如果空腹血清胃泌素浓度＞1000pg/ml,且有胃酸分泌过多的临床症状,即可确诊为本病。测定时需除外继发性胃泌素升高,如恶性贫血、长期应用强抑酸药等。

(3)激发试验:若胃酸分泌多而胃泌素升高不明显时可完善激发试验,即促胰液素激发试验和钙激发试验,多用于促胰液素激发试验阴性者,高钙血症者禁忌。

(4)上消化道钡剂造影及胃镜检查:钡剂造影可见胃、十二指肠和空肠扩张、大量液体积聚;胃镜可见食管溃疡、狭窄,胃及十二指肠多发及异位溃疡。

(5)B 超、CT、MRI、血管造影:常用于术前肿瘤的定位检查,腹部 B 超对胃泌素瘤的检出率为 14%～25%、CT 为 20%～60%、MR 为 20%,血管造影为 68%。其敏感性与瘤体的大小密切相关。

(6)生长抑素受体显像(SRS):对于肿瘤＜1cm 者,上述 B 超、CT、MRI 难以显示,而 SRS 的敏感性及特异性均高于上述检查,是发现胃泌素瘤原发灶及转移灶最敏感的方法。

【治疗要点】 本病的治疗目标是控制高胃酸分泌、治疗恶性肿瘤。原则上先抗酸治疗,症状缓解、一般情况改善后进行手术切除肿瘤,若无切除肿瘤条件,可长期维持药物治疗。晚期患者可选择局部或全身化疗,常用药物有链佐霉素、氟尿嘧啶、多柔比星等,也可采用肝动脉栓塞疗法。

【处方】

1. 质子泵抑制药及 H_2 受体拮抗药

西咪替丁　0.6g,口服,每 6 小时 1 次。

雷尼替丁　0.3g,口服,每 8 小时 1 次。

法莫替丁　20mg,口服,每 4 小时 1 次。

兰索拉唑　60mg,口服,每 6 小时 1 次。

奥美拉唑　60mg,口服,每 12 小时 1 次。

2. 生长激素抑制药

短效奥曲肽　100～200μg,皮下注射,每日 3 次。

长效奥曲肽　20～30mg,肌内注射,每 28 天 1 次。

【注意事项】

1. 每 2 周复查胃液分析,以 BAO<5mmol/h 为宜。

2. 重度胃及十二指肠溃疡易被误诊为胃泌素瘤,可通过测定基础和刺激后的胃泌素值来鉴别。

3. 胃泌素水平(基础或刺激后)的测定需要在停用质子泵抑制药至少 1 周后进行。

4. 相较于 H_2 受体拮抗药而言,质子泵抑制药的作用时间更长、更安全。

5. 长期使用质子泵抑制药的患者,应注意定期监测维生素 B_{12} 的水平,近期尚有报道称长期应用可增加骨折尤其是髋骨骨折的风险。

6. 手术治疗需遵循个体化,对于已定位者,肿瘤体积较大(>3cm 者易发生转移)应积极手术治疗,并在术中常规探查其他胃泌素瘤多发部位;而对于 MEN1 所属的胃泌素瘤不主张手术治疗,而是长期抑酸治疗。

(郭亚楠)

二、生长抑素瘤

生长抑素瘤是一种较罕见的神经内分泌瘤,多发生于胰腺和十二指肠,可分泌大量生长抑素,从而引起糖尿病、腹泻、胆石症、消瘦等一系列症状。90%为单发,多数为恶性,且大部分确诊时已有骨骼、肺部、肾上腺等部位转移。

【诊断要点】

1. 临床表现

(1)糖尿病:主要因为生长抑素抑制胰岛素释放,或正常胰腺组织遭到肿瘤破坏,一般口服药或小剂量胰岛素能控制,与其同时抑制胰高血糖素及生长激素等有关。

(2)胃肠道表现:表现为胆囊结石、消化不良、脂肪泻/腹泻、低胃酸与生长抑素抑制胆囊收缩素释放使胆汁排泄障碍,同时抑制胰酶、胃酸等分泌有关。消化吸收不良及腹泻为导致患者消瘦的原因。

2. 辅助检查

(1)生长抑素水平测定:此病的确诊主要依靠测定空腹生长抑素水平,正常值为 $5\sim25$ pmol/L,但本病显著增高,一般高达正常 100 倍以上。但少数人水平正常,此时需行激发试验;或者可行肿瘤组织的生长抑素免疫组织化学染色。

(2)腹部超声、CT、MRI、血管造影:均可用于生长抑素瘤的定位。而十二指肠等胰外可行超声内镜为早期定位及诊断的首选。血管造影对体积较小的肿瘤定位更准确。

【治疗要点】

1. 手术治疗 为首选,尽早手术切除原发病灶及转移灶,无法切除者予减瘤手术减轻症状。

2. 化疗 用于晚期不能切除的辅助疗法,常用药物有链佐霉素、氟尿嘧啶。

3. 药物治疗 主要为对抗肿瘤生长,主要有生长抑素类似物及干扰素。

4. 对症治疗 治疗糖尿病、胆囊疾病,纠正营养缺乏。

【处方】

1. 生长抑素类似物

短效奥曲肽 100～200μg,皮下注射,每天3次。

长效奥曲肽 20～30mg,肌内注射,每28天1次。

2. 干扰素联合生长抑素类似物 因不良反应重、耐受性差,应用越来越少。

【注意事项】

1. 若长期应用药物控制疾病症状但出现症状复发,可增加药物剂量、提高给药频率。

2. 生长抑素类似物治疗的不良反应有恶心、骨髓抑制、肾功能异常,晚期可有肝衰竭风险,建议长期应用此药者行胆囊切除。

(郭亚楠)

三、胰高血糖素瘤

胰高血糖素瘤(glucagonoma)是一种少见的胰腺内分泌肿瘤,由于胰高血糖素过量释放致分解代谢加强,而产生皮肤坏死、游走性红斑、糖尿病、贫血、低蛋白、口角炎、舌炎、体重减轻、血管栓塞、红细胞沉降率增快、低氨基酸血症等。胰高血糖素瘤一般体积较大(>5cm),大多数发现于胰腺体部及尾部。肿瘤多见于中老年人,多为单发,恶性者占多数,明确诊断时多已转移。

【诊断要点】

1. 临床表现

(1)坏死性游走性红斑:为本病最早和最常见的表现,开始为身体摩擦部位出现,后移行扩展至四周,病变自出现到愈合持续1～2周,新旧病变可同时存在,皮肤可呈红斑、大疱、结痂等不同表现。

(2)糖尿病:与胰高血糖素分泌多,肝糖原分解增加有关,通常单纯饮食控制或口服降糖药就可控制症状。因胰高血糖素分泌增多时同时刺激胰岛素分泌增多,故虽有血糖升高,但一般不发生酮症酸中毒。

(3)贫血:因胰高血糖素可以使促红细胞生成素下降,故患者常有正细胞正色素性贫血。骨髓涂片偶有红细胞系统增生不良,血清维生素 B_{12} 及叶酸、血清铁多正常。

(4)体重减轻、舌炎、口角炎:消瘦、舌炎、口角炎与胰高血糖素分解代谢增强从而造成营养不良有关。约半数患者有腹泻,也是体重减轻的原因之一。

(5)其他:血栓栓塞的发生率为 12%~35%。其他少见的症状为腹痛、肾性糖尿、低胆固醇血症等。有的患者存在精神异常,抑郁常见。

2. 辅助检查

(1)常规生化:血常规示正细胞正色素性贫血。糖耐量异常或血糖明显升高。血氨基酸测定示低氨基酸血症。患者血胰高血糖素大多数在 800~3000pg/ml,仅 0~3%患者<500pg/ml,目前认为血胰高血糖素高于 1000pg/ml 即可诊断。

(2)腹部 B 超、CT:可作首选检查,阳性率 4%~90%,凡是胰腺 B 超、CT 不能定位者应选用选择性血管造影术。确诊后,患者可根据临床情况摄胸部 X 线片,行骨 γ-扫描,消化道造影等,以除外转移灶。

3. 鉴别诊断

(1)家族性高胰高血糖素血症:一般血胰高血糖素水平<500pg/ml,且无胰高血糖素瘤的临床表现。

(2)其他疾病引起的皮炎:如叶酸缺乏症、银屑病性皮炎等,均无胰高血糖素增高及胰高血糖素瘤的其他表现。

【治疗要点】 包括手术切除(首选)、化疗及应用生长抑素类似物、营养支持和局部皮疹的治疗等。

1. 化疗 不能行手术切除或晚期转移的患者可选化疗,常采用链佐霉素+氟尿嘧啶和(或)多柔比星方案。或替莫唑胺+卡培他滨方案。

2. 生长抑素治疗　用于手术不能切除或转移者。

3. 氨基酸治疗　主要针对皮疹治疗。输注氨基酸后可明显改善皮疹,停药后易复发。

4. 皮肤病变的治疗　上述各项治疗均可改善皮疹。口服抗生素及肾上腺皮质激素可使皮损部分或完全缓解。口服双碘喹啉可减轻皮疹,但有报道称本药可引起亚急性脊髓视神经病,故在日本及美国已禁用。

【处方】

1. 生长抑素类似物

短效奥曲肽　0.1mg,皮下注射,每日 3 次。

长效奥曲肽　20～30mg,肌内注射,每 28 天 1 次。

必要时可增加给药剂量及频率。

2. 皮肤病变的治疗

泼尼松　10mg,口服,每日 1 次。

【注意事项】

1. 由于肿瘤大多为恶性,故早期诊断十分重要,特征性皮炎是本病的重要诊断线索。

2. 急性胰腺炎,慢性肝、肾功能不全,严重应激等也可引起血浆胰高血糖素的增高,一般<500pg/ml。

3. 术前用药控制病情十分重要,除用胃肠营养、加用胰岛素及生长抑素控制症状外,可加用肝素治疗,因为部分患者有血栓栓塞。

(郭亚楠)

第8章

多发性内分泌腺肿瘤综合征

一、多发性内分泌腺肿瘤综合征 1 型

多发性内分泌腺肿瘤综合征 1 型(MEN1)又称 Wermer 综合征,主要常见于甲状旁腺、胰岛细胞及腺垂体的肿瘤,也有肾上腺皮质腺瘤或增生、类癌及脂肪瘤的报道。男女患病率相当,发病率为(2~20)/10 万。

【诊断要点】

1. 临床表现

(1)甲状旁腺:为 MEN1 最常见受累腺体,常见为甲状旁腺功能亢进,症状表现无异于一般甲状旁腺功能亢进患者,主要为骨痛、病理性骨折及高钙血症所致肌无力、疲乏、恶心、呕吐甚至精神症状,以及尿钙增多所致泌尿系结石。

(2)胰腺:MEN1 次常见受累腺体为胰腺,不同胰岛细胞来源的肿瘤表现不同,常见胃泌素瘤(50%~60%),常伴 Zollinger-Ellison 综合征,由于大量分泌胃泌素而导致反复消化性溃疡,常伴水样泻,在 MEN1 患者中一般不会在无甲状旁腺功能亢进时单独发生;次常见胰岛素瘤(35%)表现为空腹、餐前或运动后低血糖发作,进食或服糖后好转,但 MEN1 患者中胰岛素瘤常为多发,肿瘤较小,其中 25% 为恶性;其余可见胰高血糖素瘤、血管活性肠肽瘤、胰多肽瘤、生长抑素瘤等。

(3)垂体:在 MEN1 患者中常见为催乳素瘤,其次为生长激素

瘤,无功能瘤;如为有功能腺瘤可有闭经、泌乳、肢端肥大或库欣病等表现,如为无功能腺瘤则可有头痛、视力障碍、视野缺损等压迫症状或因正常垂体细胞被破坏而导致的垂体功能减退症状。

(4)其他:MEN1 患者中肾上腺皮质、甲状腺滤泡细胞也可受累,有的患者可发生脂肪瘤、呼吸道或消化道的类癌等。

2. 辅助检查 对具有上述一种或几种临床表现又有明确家族史的患者,应行下述筛查。

(1)甲状旁腺:测定血及尿中钙、磷含量,血清降钙素,PTH 及碱性磷酸酶浓度,明确有无甲状旁腺功能亢进症。

(2)胰腺:胃泌素瘤患者血胃泌素浓度常＞171pmol/L(300pg/ml,正常＜120pg/ml),基础胃酸分泌量＞15mmol/h,基础酸度＞100mmol/L,基础胃酸分泌量/刺激后胃酸分泌量＞60％可以诊断;为与其他高胃泌素血症鉴别可行静脉滴钙试验,按元素钙 4mg/(kg·h)的浓度静脉滴注葡萄糖酸钙 3 小时,胃泌素瘤患者血清胃泌素浓度升高,＞114pmol/L(200pg/ml),其他高胃泌素血症仅轻度增加。胰岛素瘤患者可常规检测空腹及饥饿时血糖、C 肽及血清胰岛素,必要时饥饿试验诱发低血糖发作,以明确低血糖时有无胰岛素过量释放而明确胰岛素瘤诊断。此外,如能测定血清胰高血糖素、VIP,PP 等相关激素可分别帮助诊断对应胰岛细胞瘤。

(3)垂体:可测定血催乳素、生长激素、ACTH、CRH 及血尿皮质醇等垂体相关激素。

(4)其他:有甲状腺病变者测定甲状腺相关激素;肾上腺皮质肿瘤者除测定血尿皮质醇,也可行皮质醇节律测定,以及醛固酮、肾素活性,明确有无库欣综合征或原发性醛固酮增多症。怀疑类癌者应测定血或尿中 5-羟色胺等由类癌释放的生物活性物质的浓度。

(5)可行常规的胸片、骨盆及四肢 X 线片,骨密度测定,消化道内镜检查及胃肠黏膜活检,以及甲状腺超声,胰腺、垂体、肾上腺等部位的 CT 或 MRI 等。

3. **鉴别诊断**　MEN1 需与非 MEN 的同类病变相鉴别。MEN1 患者的甲状旁腺功能亢进症与散发性甲状旁腺功能亢进症的不同体现在：①对治疗的反应：MEN1 患者切除增生的甲状旁腺组织后初治愈率约 75%，但复发率高，而散发患者在单个腺瘤切除后血钙浓度恢复至正常的时间较长。②散发型甲状旁腺功能亢进的患者抑制 PTH 分泌减少 50% 需要 $1.2\sim1.4\text{mmol/L}$ 的细胞外钙浓度，而 MEN1 型则需要 1mmol/L 的外钙浓度。③MEN1 患者胰腺病变也常见。同时或先后发生多个内分泌腺体病变是 MEN 与单一内分泌腺体病变的根本区别所在。

【治疗要点】

1. 手术治疗首选。多腺体受累时应根据每种病变严重程度，病情轻重缓急决定治疗顺序。由于 MEN1 型胰腺内分泌肿瘤多为恶性、多灶性，且常有转移，故手术过程中应对胰腺、淋巴结、肝脏等仔细探查。

2. 垂体肿瘤可行手术或放射治疗。若为催乳素瘤，可先予药物控制。

3. 甲状旁腺手术在 MEN1 患者中效果并不满意，因 10 年复发率约 50%；可予药物控制症状。

4. 对于无法手术切除的胃泌素瘤也应长期口服药控制。

【处方】

1. 胰岛素瘤控制低血糖发作：二氮嗪 $200\sim400\text{mg}$，静注（$15\sim20$ 秒快速注完）。

2. 其余各类肿瘤药物治疗，参照相关章节。

【注意事项】

1. 判定手术成功与否　如术后相关激素迅速减少、症状消失提示手术成功，术后定期复查相关激素。

2. 随访　对已经确诊的患者和 MEN1 突变基因携带者进行随访，以提早发现尚未出现的肿瘤，是临床治疗中的重要部分。

（郭亚楠）

二、多发性内分泌腺肿瘤综合征 2 型

多发性内分泌腺肿瘤综合征 2 型为一组常染色体显性遗传病。携带 MEN2 缺陷基因者,疾病的外显率可达 80%。临床分 3 种亚型:MEN2A 型,又称 Sipple 综合征,MEN2B 型及家族性甲状腺髓样癌(FMTC)。MEN2 患者发病年龄轻,不同腺体受累常相继出现,如若漏诊或延误病情,预后较差。

【诊断要点】

1. 临床表现

(1)甲状腺髓样癌:甲状腺滤泡旁细胞(甲状腺 C 细胞)增生所致的多中心肿瘤,常累及双侧甲状腺组织,而散发的 MTC 多为单侧甲状腺受累,且多为单个肿瘤,同时 MTC 发展迅速,可广泛转移。肿瘤细胞可产生多种物质,包括降钙素、癌胚抗原、生长抑素、促肾上腺皮质激素(ACTH)、血管活性肽、前列腺素、5-羟色胺等,故可存在腹泻、便秘、潮热等一系列表现。

(2)嗜铬细胞瘤:多为双侧,恶性者少见,多由肾上腺增生发展为肿瘤。

(3)甲状旁腺功能亢进症:由甲状旁腺增生所致,外科手术疗效好。

2. 辅助检查

(1)降钙素:若基础降钙素水平不高,可采用钙或五肽促胃液素刺激试验。正常血基础降钙素水平<30ng/L(各实验室不同),注入五肽促胃液素后,降钙素水平在 30～100ng/L 提示存在 C 细胞增生,当>100ng/L 时提示 MTC 的存在。降钙素水平也可用于评估手术的成功与否,若术后降钙素恢复正常,表明肿瘤被完整切除,若术后降钙素水平再次升高,提示 MTC 复发。

(2)CEA:通常 CEA 水平与降钙素水平平行,若 CEA 水平异常升高与降钙素不平行,提示可能存在其他恶性肿瘤。

(3)血尿儿茶酚胺及尿香草扁桃酸:确定有无嗜铬细胞瘤。

（4）基因监测：目前已发现 MEN2 的患者存在酪氨酸激酶受体原癌基因突变，一旦发现基因突变即可诊断。

（5）B超、X线：B超及颈部 X线可以作为 MTC 的定位筛查，原发肿瘤及转移灶在 B超及 X线上表现为致密的钙化灶。

（6）CT、MRI：用于甲状旁腺及肾上腺疾病的检查。

3. 诊断标准

（1）MEN2A：以 MTC 为主要临床表现，50％伴有嗜铬细胞瘤（PCC），30％～40％伴甲状旁腺增生或腺瘤（HPT）。

（2）MEN2B：以黏膜多发性神经瘤、MTC 和（或）PCC 为特点，可有类马方体征，少数患者伴有肠道神经节母细胞瘤，角膜神经粗大，骨骼发育异常及发育迟缓等。

（3）FMTC：仅有 MTC 表现，但家族中至少 4 个成员有上述疾病。

【治疗要点】

1. MEN2A 首选手术治疗。有 MEN2A 临床表现的患者必须及早手术切除肿瘤。

2. 对嗜铬细胞瘤和甲状腺髓样癌同时存在的患者，应先行嗜铬细胞瘤切除术。若先行甲状腺髓样癌手术，有可能诱发高血压危象或心衰等不良事件发生。

3. 对 MEN2A 基因携带者，建议进行早期甲状腺预防性全切，若在预防性甲状腺切除术前，B超及基础降钙素水平刀高等征象已怀疑存在颈部淋巴结转移，或患者手术时年龄已较大，均应行颈部淋巴结清扫。

（郭亚楠）

第9章
自身免疫性多内分泌腺病综合征

一、自身免疫性多内分泌腺病综合征Ⅰ型

自身免疫性多内分泌腺病综合征(autoimmune polyglandular syndrome,APS)指两个或两个以上内分泌腺体同时或先后因自身免疫功能缺陷导致内分泌腺体功能减退或亢进的自身免疫性疾病,合并或不合并其他自身免疫病。

根据病因及临床表现,APS可分为两型:APS Ⅰ型、APS Ⅱ型,以Ⅱ型常见。两型疾病组成成分有许多重叠的部分,但在发病年龄、性别、病因及遗传方面有明显不同。

自身免疫性多内分泌腺病综合征Ⅰ型(APS Ⅰ型):又称自身免疫性多内分泌腺病、念珠菌感染和外胚层营养不良三联症(APECED)。APS Ⅰ型是由于21号染色体长臂上的 *ATRE* 基因突变所致,其所表达的 ATRE 蛋白功能异常。迄今为止共发现 APS Ⅰ型组成疾病达 45 种。

【诊断要点】

1. 临床表现　主要表现为念珠菌感染、外胚层营养不良、自身免疫性多内分泌腺病,其中念珠菌感染最早出现,也是最常见的临床表现。在三联症中,只要出现念珠菌感染加上另外二联症中的一个就可以考虑此病。

(1)念珠菌感染:出现最多和最早的表现,感染多为白念珠菌,婴儿期即可出现,常累及口腔,出现鹅口疮;病变发生指(趾)甲,可见指

(趾)甲增厚,颜色改变;累及食管时可出现胸骨后烧灼感,吞咽疼痛及梗阻感,食管狭窄等;受累器官在胃肠道时出现腹痛、腹胀;肺部受累严重时可出现肺脓肿;念珠菌播散到血液出现败血症。念珠菌感染容易复发,常与甲状旁腺功能减退同时存在。

(2)外胚层营养不良:主要表现为脱发和白癜风,亦可出现结膜角膜病、牙釉质增生低下、致命性表皮坏死、虹膜睫状体炎、荨麻疹样皮肤红斑病和鼓膜钙化。

(3)自身免疫性多内分泌腺病

①自身免疫性甲状旁腺功能减退症:最常见,表现为缺钙性抽搐、癫痫和大脑基底核钙化,亦可出现低镁血症。

②自身免疫性肾上腺皮质功能减退症:以糖皮质激素减少最常见,少数患者可出现盐皮质激素减少,严重者可出现肾上腺危象。

③原发性性腺功能减退症:青春期之前,表现为生殖器官及第二性征发育不全,成年人表现为性欲减退,不育,第二性征消失,女性可有闭经。

④甲状腺功能减退症:原发性甲减表现,病理改变为慢性淋巴性甲状腺炎或萎缩性甲状腺炎。

⑤自身免疫性糖尿病:一种由 T 细胞介导的自身免疫反应,从而导致胰岛 B 细胞大量破坏引起的糖尿病。

(4)自身免疫性非内分泌腺疾病:包括慢性萎缩性胃炎、伴或不伴恶性贫血及小肠吸收不良综合征。自身免疫性肝炎、慢性间质性肾炎、局灶性脑白质病、橄榄核退行性变等亦可出现。

2. 辅助检查

(1)念珠菌检查:口腔黏膜或病变处细菌培养,食管、胃肠道病理检测及念珠菌鉴定。

(2)内分泌功能试验:直接测定腺体激素及兴奋或抑制试验。

(3)内分泌腺自身抗体测定。

【治疗要点】　由于 APS Ⅰ 型疾病多达 45 种,不可能涉及所有疾病的治疗,下面仅针对三联症治疗。

1. **念珠菌感染** 根据感染部位给予不同的治疗,可口服或外用抗真菌药物。

2. **激素替代治疗** 对于内分泌腺功能减退患者,给予相应激素替代治疗。

3. **免疫抑制药治疗** 用于治疗自身免疫性肝炎和少数肠道功能不全者。

4. **对症治疗** ①轻度腹泻者,可予肠蠕动抑制药;②自身免疫性肝炎除应用免疫抑制药外,还应给予保肝降酶等对症治疗;③恶性贫血者补充维生素 B_{12},严重者可输血。

【处方】

1. 治疗念珠菌药物

(1)氟康唑:治疗深部念珠菌病 200mg/d,首剂 400mg/d,连用 2～4 周;黏膜念珠菌病 50mg/d,连用 1～4 周;阴道念珠菌病 150mg/d,顿服。

(2)伊曲康唑:使用于指(趾)甲感染。

2. 治疗甲旁减药物 主要是补充维生素 D,根据血钙水平,骨化三醇 0.25μg 每日或隔日 1 次,若患者症状不缓解可加到每日 2 次。钙摄入不足者同时补钙治疗,维生素 D 咀嚼片 600～1200mg,每日 1 次,使血钙维持在 2.13～2.25mmol/L。

3. 治疗自身免疫性肝炎 泼尼松 1.5～2.0mg/(kg·d),分 4 次口服,血清 ALT 降至原来的 1/2 或 1/3 后改用硫唑嘌呤 2mg/(kg·d)。

【注意事项】

1. 应用抗真菌药治疗念珠菌感染时,需注意两性霉素 B 毒性较大,只能短期慎用,特别是有肾功能不全和白细胞减少者慎用。

2. 口腔黏膜感染念珠菌时要注意口腔卫生,避免用塑料材料作口腔矫形,以避免复发。

(靳艳艳)

二、自身免疫性多内分泌腺病综合征 II 型

自身免疫性多内分泌腺病综合征 II 型（APS II 型）比 I 型常见，女性多见，多发生于成年人，它的发生和 6 号染色体短臂的人白细胞抗原（HLA）基因的多态性相关。APS II 型与 APS I 型疾病的组成成分有交叉，APS II 型主要受累的内分泌器官为肾上腺和甲状腺，一般表现为功能低下，很少出现功能亢进表现。若 APS II 型疾病包括肾上腺皮质功能减退、甲状腺功能减退、自身免疫性 1 型糖尿病，则称之为 Schmit 综合征。

【诊断要点】

1. 临床表现　多在成年起病，女性多于男性，主要表现为甲状腺疾病、Addison 病和 1 型糖尿病。

（1）自身免疫性甲状腺疾病：最常见，特别是在女性患者，10 岁后发病率明显升高，常见发病年龄为 50－60 岁。疾病组成包括慢性淋巴性甲状腺炎、产后甲状腺炎和 Graves 病，以慢性淋巴性甲状腺炎最常见。Graves 病是 APS II 型中唯一的功能亢进性疾病，且常伴有眼肌型重症肌无力。此外还可出现斑秃、白癜风、恶性贫血、干燥综合征等非内分泌腺自身免疫性疾病。

（2）1 型糖尿病：此病男女比例相当，因为女性 APS II 型患病率增加，以至于患 1 型糖尿病的女性患者居多。

（3）自身免疫性肾上腺皮质功能减退和腹腔病变：发生较少见。

（4）淋巴性垂体炎：主要受累器官为腺垂体，可出现腺垂体激素分泌不足，最常累及性腺轴，导致性腺功能减退症。临床出现相应激素缺乏表现。

（5）非内分泌腺自身免疫性疾病：慢性萎缩性胃炎，亦可出现恶性贫血、缺铁性贫血、重症肌无力、僵人综合征、疱疹性皮炎、浆膜炎、肺出血-肾小球炎综合征等。

2. 辅助检查

(1)自身抗体检测

①Graves 病:筛查 TRAb。

②慢性淋巴性甲状腺炎:筛查 TPOAb。

③垂体炎:筛查抗腺垂体细胞抗体。

④僵人综合征:筛查抗 GAD 抗体。

⑤腹腔病:筛查抗麦胶蛋白、网状蛋白、肌鞘纤维抗体。

⑥浆膜炎:筛查血清免疫复合物。

⑦肺出血-肾小球炎综合征:筛查抗肾小球基底膜抗体。

⑧特发性血小板减少性紫癜:筛查抗血小板抗体。

⑨重症肌无力:筛查抗胆碱酯酶受体抗体。

⑩肾上腺皮质功能减退:筛查 CYP450css、CYP450c17、CYP4502C11 抗体。

⑪1 型糖尿病:筛查 GAD 抗体、IA-2 抗体。

(2)HLA 定型检查。

(3)其他检查:对应的内分泌腺体相应激素检测,血糖、OGTT 试验,恶性贫血者查维生素 B_{12}、内因子抗体、骨髓等;肺出血-肾小球炎综合征查肺 CT 除外肺部其他病变及尿常规;特发性心脏传导阻滞者查心电图。总之,怀疑相关疾病时可进行相关检查。

(4)APS Ⅱ型确诊依据

①临床上有自身免疫性甲状腺疾病,特发性肾上腺皮质功能减退症和低促性激素性性腺功能减低症而又能排除腺垂体功能减退的其他原因,临床上可初步诊断,进一步做相关的自身抗体检测。

②有一个主要组成成分内分泌疾病或两个以上次要组成成分疾病,相应的自身抗体阳性。

③对可疑的患者,长期随访以确诊。

【治疗要点】

1. 自身免疫性甲状腺疾病　包括 Graves 病、慢性淋巴细胞性甲状腺炎和甲状腺功能减退。

(1)Graves 病治疗:可用药物或^{131}I 治疗。

(2)慢性淋巴细胞性甲状腺炎:已发展为甲减和甲状腺功能减退者给予左甲状腺素钠替代治疗,剂量以 TSH 降低到正常低限水平为宜,但应终身服用。

2. 肾上腺皮质功能减退症　给予生理剂量的糖皮质激素治疗。若同时合并甲状腺功能减退患者,首先给予糖皮质激素替代治疗,然后再给予甲状腺激素替代,避免肾上腺危险发生。遇到应激反应时,糖皮质激素剂量及时增加。效果评价以临床症状消失为主,不以血皮质醇指标作为疗效评估。

3. 性腺功能减退　本病多见于女性,对于青春期发病的女性,于 13—14 岁时开始激素替代治疗,可先用雌激素加黄体酮。

4. 甲状旁腺功能减退　治疗同 APS Ⅰ型。

5. 1 型糖尿病　给予胰岛素降糖。

6. 干预治疗　但至今尚未应用于人体。包括免疫抑制、免疫刺激、免疫耐受等方法。

7. 对症治疗　根据临床表现采取相应的治疗措施以缓解症状。

【处方】

1. Graves 病

甲巯咪唑　起始量 10mg,每日 2~3 次,维持量 5~15mg/d。

丙硫氧嘧啶　100~150mg/d,每日 3 次,维持量 50~150mg/d。

上述两种药物持续 18~24 个月。酌情加用普萘洛尔、钙剂、碳酸锂和泼尼松等,详见相关章节。

2. 治疗甲状腺功能减退药物

左甲状腺素钠　起始量 25~50μg/d,根据甲状腺功能及患者症状每 3~5 日增加 12.5~25μg,直至甲状腺功能正常。具体情况参见相关章节。

3. 1型糖尿病 以胰岛素为主,常用超短效(门冬胰岛素或赖脯胰岛素)三餐前皮下注射,依据餐后血糖调整剂量。长效胰岛素类似物(甘精胰岛素、地特胰岛素)晚睡前皮下注射,控制空腹血糖。胰岛素剂量应个体化。

【注意事项】 甲状腺功能减退是 APS Ⅱ型常见组成成分,同时合并肾上腺皮质功能减退时,应首先补充糖皮质激素,然后给予甲状腺激素替代治疗,以避免肾上腺危险产生。

(靳艳艳)

第10章

异源性促肾上腺皮质素综合征

异源性促肾上腺皮质素综合征是指垂体以外的组织分泌大量的 ACTH 或 ACTH 类似物,刺激肾上腺皮质增生,使之分泌过量的皮质醇、盐皮质激素、性激素所引起的临床综合征,占全部库欣综合征的 10%～20%。是最常见的一种异位内分泌综合征,突然起病,病情进展迅速。男性多见,男女比例 3∶1,可发生于任何年龄,以中老年多见,约半数好发于 40－60 岁。引起异源性 ACTH 综合征的常见病因为肺癌(尤其是小细胞未分化型肺癌,约占 50%),其次为胸腺瘤、胸腺类癌,胰岛肿瘤和支气管类癌;偶见于甲状腺髓样癌、嗜铬细胞瘤、神经节瘤、胃肠道肿瘤、性腺肿瘤、前列腺癌及化学感受器瘤等。根据肿瘤生长情况,异位 ACTH 分泌肿瘤可分为显性和隐性两类。

【诊断要点】 异位 ACTH 综合征也可出现一些与肿瘤相关的症状,如肿瘤引起的局部压迫症状,肿瘤分泌的异源性激素等。异源性分泌 ACTH 的肿瘤一般具有自主性,不受 CRH 兴奋,也不被糖皮质激素抑制,故大剂量地塞米松试验尿皮质醇不能被抑制,可作为异源性 ACTH 综合征的诊断依据。

1. 临床表现

(1)病情进展迅速,肿瘤生长快,恶性程度高的患者,常无典型库欣综合征表现;隐性者恶性程度低,肿瘤生长缓慢,体积小,肿瘤本身对机体造成的危害不大者,病程长,可有典型的库欣综合征表现。

（2）高血压、低血钾、低钾性碱中毒、糖耐量异常、水肿,肌无力、肌萎缩。

（3）皮肤色素沉着。

（4）原发肿瘤的临床表现,如消瘦、乏力、贫血等。

2. **实验室检查**

（1）血 ACTH＞200pg/ml。

（2）血皮质醇＞35μg/dl。

（3）低血钾、碱中毒。

（4）大剂量地塞米松(8mg/d)不能抑制异源性 ACTH 和皮质醇的分泌。

3. **影像学检查**　异源性 ACTH 综合征常见于胸部及胃肠道肿瘤,CT 或 MRI 可发现占位性病变;另大量 ACTH 可刺激肾上腺皮质增生,肾上腺 CT 可明确诊断。

4. **诊断依据**

（1）基础皮质醇升高。

（2）皮质醇分泌依赖 ACTH 刺激。

（3）皮质醇负反馈调节受抑制。

【治疗要点】

1. 原发病治疗,根治性手术切除肿瘤或双侧肾上腺姑息性切除。

2. 肾上腺皮质阻滞药或毒素类药物,如米托坦、美替拉酮、氨鲁米特、酮康唑等。后者可抑制肾上腺皮质激素分泌。

3. 皮质激素受体拮抗药,如米非司酮,可以缓解激素的生物活性作用;长效的生长抑素类似物,如奥曲肽可降低 ACTH 的分泌。

4. 对症处理,如螺内酯等。

【处方】

米托坦　50～75mg/(kg·d),分 3～4 次口服。

美替拉酮　2～6g,每天 3～4 次。

氨鲁米特　0.75～1.0g，分次口服。

酮康唑　起始量 1000～1200mg，维持量 600～800mg。

米非司酮　5～22mg/kg。

奥曲肽　初始量 50μg，每日 1～2 次，皮下注射。

最大剂量 200μg，每日 2 次，皮下注射。

【注意事项】

1. 米托坦可使肾上腺皮质束状带及网状带萎缩、出血、坏死，从而减少皮质醇激素，主要用于肾上腺癌。开始 2～6g，必要时增加到 8～10g，分 3～4 次口服，直至临床症状缓解或达到最大耐受量，以后逐渐减少至无明显不良反应的维持量。但应注意用药期间需适当补充糖皮质激素，以避免出现肾上腺皮质激素分泌不足，一般于服用米托坦第 3 天开始补充糖皮质激素及盐皮质激素。

2. 美替拉酮能抑制肾上腺皮质 11β-羟化酶，达到抑制皮质醇的合成，主要的不良反应有食欲减退、恶心、呕吐等。

3. 氨鲁米特通过抑制胆固醇转化为孕烯醇酮的过程，阻止皮质醇的合成，对肾上腺癌，尤其是不能根治的肾上腺癌有一定的疗效。

4. 酮康唑治疗过程中，严密监测肝功能，避免出现严重肝功能损害。

5. 米非司酮长期应用可出现血 ACTH 升高，血皮质醇下降，致肾上腺皮质功能不足，可有头痛、乏力、厌食、恶心、肌痛和关节疼痛，直立性低血压等表现，补充糖皮质激素后症状可缓解，因此服用此药时要严密监测患者的临床症状。此外，米非司酮还可以拮抗雄激素作用，男性表现为阳痿、乳腺发育，减少药量或补充雌激素可消除。

6. 儿童慎用美替拉酮、酮康唑、氨鲁米特和奥曲肽。

（靳艳艳）

第11章

糖 尿 病

一、糖尿病

糖尿病(diabetes mellitus,DM)是一组多病因引起的以长期高血糖为主要特征的代谢性疾病,由于胰岛素缺乏和(或)胰岛素生物作用障碍导致糖代谢紊乱,同时伴有脂肪、蛋白质和水、电解质等代谢障碍,并可合并眼、肾、神经、心血管等多脏器的慢性损害。病情严重或应激时可发生急性严重代谢紊乱,如糖尿病酮症酸中毒、高渗高血糖综合征。糖尿病是由遗传和环境因素的复合病因引起的临床综合征,但目前其病因和发病机制仍未完全阐明。

【诊断要点】

1. 临床表现

(1)代谢紊乱症状:典型的症状是"三多一少",即多食、多尿、多饮及体重减轻。

(2)其他系统表现:并发酮症酸中毒时可出现深大呼吸,呼出气体可有烂苹果味。合并胃肠道自主神经紊乱时可出现恶心、呕吐、腹胀、便秘与腹泻交替出现。合并神经源性膀胱时可出现尿淋漓不尽、尿失禁、尿潴留。合并心脏自主神经病变时可出现心率过快、过缓、心律不齐等。男性合并 EB 时可出现阳痿、性欲减退。合并精神系统紊乱时常有忧虑、急躁、情绪不稳或抑郁,有的患者心理压力大,对生活工作失去信心;有的患者失眠、多梦、易

202

惊醒。

2. **体格检查** 糖尿病患者可并发多个系统脏器的并发症,应做全面体检,重点包括:①身高和体重,腰围和臀围,计算体重指数(BMI＝身高/体重^2)和腰围/臀围,评估是否伴有肥胖;②儿童患者的发育情况;③心脏、甲状腺、血压、周围血管搏动情况;④注意并发症的体征,如有必要,请相关科室进行检查(眼科、神经科)。

3. **辅助检查**

(1)血糖:空腹血糖≥7.0mmol/L,或餐后 2 小时血糖≥11.1mmol/L,或随机血糖≥11.1mmol/L。或行口服葡萄糖负荷试验(OGTT),以降低漏诊率。需非同日再复查一次,避免误诊。

(2)糖化血红蛋白(HbA1c)和糖化血浆白蛋白(FA):HbA1c能反映近 2～3 个月血糖水平,FA 可反映近 2～3 周血糖水平。

(3)尿糖:尿糖阳性是诊断糖尿病的重要线索,但尿糖阳性时提示血糖值超过肾糖阈(约 10mmol/L),故阴性亦不能排除糖尿病可能。并发肾脏病变时,肾糖阈升高,虽血糖升高,尿糖阴性。

(4)尿酮体:阳性提示合并糖尿病酮症。

(5)胰岛 B 细胞自身抗体:胰岛细胞抗体(ICA)、胰岛素抗体(IAA)、谷氨酸脱羧酶抗体(GAD)。

(6)胰岛素、C 肽释放试验:有助于 1 型、2 型糖尿病鉴别,并用于评估胰岛 B 细胞储备功能。

4. **糖尿病分型诊断**

(1)诊断标准:我国目前采用 WHO 糖尿病专家委员会(1999年)提出的诊断标准:糖尿病临床症状加随机血糖≥11.1mmol/L;或空腹血糖≥7.0mmol/L;或 OGTT2 小时血糖≥11.1mmol/L,监测两次以上方可诊断。

(2)诊断分型

①1 型糖尿病:胰岛 B 细胞受破坏导致胰岛素绝对缺乏,占糖尿病患者的 5%左右,年龄多＜30 岁,儿童及青少年常见,易发生

酮症或酮症酸中毒。

②2型糖尿病：以胰岛素抵抗为主的胰岛素相对性缺乏，或以胰岛素分泌不足为主的胰岛素抵抗，占糖尿病患者的90%以上，发病缓慢，起病隐匿，多因体检或并发症就诊。

③妊娠期糖尿病（GDM）：妊娠期间首次发现的糖耐量异常或糖尿病，不包括妊娠前已知糖尿病或糖耐量减低。分娩后转归各有不同，可恢复正常或空腹血糖受损（IFG）、IGT、DM。

④特殊糖尿病类型。

【治疗要点】

1. 治疗原则

（1）治疗方案包括五大要素：糖尿病教育、饮食控制、体育锻炼、监测血糖、降糖药物。

（2）早期治疗、规律治疗、个体化治疗，防止和延缓并发症的发生，降低病死率，提高生活质量。

（3）控制目标应个体化。

①1型糖尿病：餐前血糖 5.0～7.2mmol/L，餐后 2 小时血糖＜10mmol/L，睡前血糖 5.6～7.8mmol/L，HbA1c＜7.0%。

②2型糖尿病：空腹血糖 3.9～7.2mmol/L，餐后 2 小时血糖＜10mmol/L。老年人（＞60 岁）血糖控制标准低于年轻人，同时要兼顾心、脑血管等合并疾病。

（4）控制血压、血脂等危险因素。

2. 治疗方案

（1）糖尿病教育：目的是使患者认识到自我管理的重要性，并能配合医护人员进行自我管理。使患者认识到饮食、运动、药物治疗和血糖监测等综合治理的重要性。

（2）饮食控制：向患者介绍饮食及运动的重要性，指导患者正确的膳食搭配，既保证血糖的控制，又不降低患者的生活质量和工作能力。在饮食方面要定时定量，病情变化时要及时更改膳食量。

根据患者性别、年龄、身高计算标准体重,计算方法是:身高(cm)－105。根据患者劳动强度确定每日所需总热量:休息状态下为 25～30kcal,轻体力劳动者为 30～35 kcal,中度体力劳动者为 35～40 kcal,重体力劳动者为 40 kcal 以上。

确定糖类、脂肪和蛋白质的供给量。其中,糖类占总热量的 50%～60%,蛋白质占 10%～15%,脂肪摄入不超过 30%。每克糖类与每克蛋白质均产生 4kcal 热量,每克脂肪产生 9kcal 热量。三餐总热量按 1/5、2/5、2/5 分配,或按 1/3、1/3、1/3 分配。

(3)体育锻炼:体力活动要适度,积极参加力所能及的劳动和适当的体育锻炼,并根据病情调整运动方式和运动量。

较为适宜进行的运动包括慢跑、快走、太极拳、骑自行车、游泳等。进行运动的时间最好是进餐后 1～2 小时进行。运动 30～60 分钟。运动强度以周身发热、出汗为宜,但不是大汗淋漓。运动和锻炼要坚持始终,不可间断。患有较重心脑血管病、神经病、糖尿病足、视力障碍和各种急性并发症者禁忌进行剧烈运动。

(4)自我监测血糖:每日监测 4～7 次血糖,包括三餐前后及睡前血糖。可以更好地掌握自身的血糖变化,对生活规律、运动、饮食及合理用药、及时调整药物类型及剂量均具有重要的指导意义。

【处方】

1. 胰岛素促泌药　主要刺激胰岛 B 细胞分泌胰岛素,包括磺脲类及非磺脲类,适用于病情较轻的 T2DM 患者,餐前半小时口服。

禁忌证:1 型糖尿病,儿童糖尿病、孕妇、哺乳期、围术期、严重肝肾功能不全;高血糖高渗性昏迷、酮症酸中毒、严重急性感染。

格列本脲　1.25～2.5mg,每日 1～2 次,最大日剂量不超过 15mg。

格列齐特　80mg,每日 1～2 次,最大日剂量不超过 240mg。

格列齐特缓释片　30～60mg,每日 1～2 次,最大日剂量不超过 120mg。

格列吡嗪 5～10mg，每日 1～2 次，最大日剂量不超过 30mg。

格列吡嗪缓释片 5mg，每日 1～2 次，最大日剂量不超过 20mg。

格列喹酮 30～90mg，每日 1～2 次，最大日剂量不超过 180mg。

格列美脲 1～2mg，每日 1～2 次，最大日剂量不超过 6mg。

瑞格列奈 0.5～2mg，每日 2～3 次，最大日剂量不超过 16mg。

那格列奈 60～120mg，每日 2～3 次。

规律使用这类药物一般可降低空腹及餐后血糖 3～5mmol/L，但存在原发性和继发性失效的问题。主要不良反应是低血糖，尤其是长效制剂，如格列本脲（优降糖），半衰期长，造成低血糖作用更持久，因此针对老年人应选用短效制剂，如格列吡嗪（美吡达）、格列齐特（达美康）、格列喹酮（糖适平）等。而格列美脲因起效快，作用时间短，对心血管钾通道、血管及心脏的影响较小，故老年人比较适宜。格列喹酮 90% 经肝代谢，故轻至中度肾功能不全者宜使用格列喹酮，但是重度肾功能不全患者不宜继续应用。

瑞格列奈（诺和龙）起效迅速，代谢快，进餐时服用，不进餐则不必服用，可减少由漏餐或用餐推迟导致的低血糖，适用于老年患者。

2. 双胍类 改善胰岛素抵抗，适合病情较轻，肥胖患者，是糖尿病患者首选用药。可单独或与胰岛素促泌剂联用。

禁忌证：儿童、妊娠、哺乳期、酮症酸中毒、高血糖高渗昏迷、乳酸性酸中毒等急性并发症者；严重肝、肾功能不全者，严重贫血、缺氧、心力衰竭、酗酒等；感染、手术等应激情况。

二甲双胍 0.25～0.5g，每日 3 次，口服，最大日剂量不超过 2.0g。

应强调,最严重不良反应是乳酸性酸中毒,一旦发生按急症处理。所以 80 岁以上老年人、肝肾功能不全、合并较重的心肺疾病者均不宜使用。

3. α-葡萄糖苷酶抑制药　延缓和减少肠道对淀粉与果糖的吸收,是 2 型糖尿病患者一线用药。可单独或与胰岛素促泌药、双胍类联用。

禁忌证:孕妇、哺乳期和儿童,胃肠道功能紊乱者。

阿卡波糖　50mg,每日 3 次,随餐第一口嚼服。

伏格列波糖　0.2mg,每日 3 次,随餐第一口嚼服。

米格列醇　50mg,每日 3 次,餐前口服。

因该类药延缓肠道对糖类的吸收,易出现腹胀、排气增多、腹泻等不良反应,故从小剂量开始,逐渐增加剂量是减少不良反应的有效方法。

4. 噻唑烷二酮(TZDs)类　通过减少胰岛素抵抗而增强胰岛素作用。适合病情较轻,尤其是肥胖、胰岛素抵抗明显的患者。可单独或与双胍类、α-葡萄糖苷酶抑制药联用。

禁忌证:1 型糖尿病、孕妇、哺乳期、儿童、心力衰竭、活动性肝病、肝损害、严重骨质疏松及骨折病史。

吡格列酮　15～30mg,每日 1 次,餐前口服,最大日剂量不超过 45mg。

罗格列酮　4～8mg,每日 1 次,餐前口服。

应强调,该类药物单独使用时不导致低血糖,但与胰岛素或促泌剂合用可增加低血糖风险。体重增加和水肿是 TZDs 常见不良反应,与胰岛素合用时更加明显。

5. 胰岛素　控制高血糖的重要和有效手段。

适应证:1 型糖尿病;2 型糖尿病;妊娠期糖尿病;并发急性代谢紊乱,如酮症酸中毒、高渗性昏迷、乳酸性酸中毒;合并严重慢性并发症、肝肾功能不全;应激情况下,如大中型手术、外伤、严重感染等；营养不良，如显著消瘦、合并肺结核、肿瘤等消耗性疾病；继发性 DM：胰源性（坏死性胰腺炎、胰腺切除术后等）、肝源性糖尿病等。

胰岛素按作用的快慢和维持时间分为短效、中效、长效和混合制剂。胰岛素剂量应遵循个体化原则，初始剂量宜小，可按 0.2～0.4U/(kg•d) 起始。

(1)短效胰岛素：普通胰岛素，常用于静脉滴注。用于糖尿病急性代谢并发症、急性感染等急症。通常 0.1U/kg 静脉滴注。

(2)速效胰岛素及胰岛素类似物：又称为餐时胰岛素，例如，诺和灵 R、门冬胰岛素、谷赖胰岛素、赖脯胰岛素，可更好地控制餐后血糖，起效快、作用时间短，可更好地模拟生理性胰岛素分泌情况。0.2～0.4U/kg，平均分配至三餐。

(3)中-长效胰岛素：用于提供基础胰岛素。分为人胰岛素和胰岛素类似物，包括诺和灵 N、甘精胰岛素、地特胰岛素。注意每日在同一时间皮下注射。起始剂量 0.2U/kg，通常睡前皮下注射。

(4)预混胰岛素：诺和灵 30R、诺和灵 50R、诺和锐 30、赖脯胰岛素 25、赖脯胰岛素 50。餐前即刻或餐前 30 分钟内皮下注射。起始剂量为 0.4～0.6U/kg，分等量于早餐和晚餐前各皮下注射一次。

6. 基础胰岛素与餐时胰岛素联用　即每日注射 4 次，适用于 1 型糖尿病、2 型糖尿病患者的胰岛素强化治疗方案。

诺和灵 R 或谷赖胰岛素或赖脯胰岛素，4～20U 三餐前 15～30 分钟或诺和锐（餐前即刻）＋甘精胰岛素或地特胰岛素或诺和灵 N 4～20U 睡前皮下注射。

新诊断的 2 型糖尿病患者 HbA1c≥9.0%，或空腹血糖≥11.1mmol/L，建议短期应用胰岛素强化治疗方案。

7. 胰岛素与口服药联用　适用于口服降糖药物效果欠佳的 2 型糖尿病患者。

可采取基础胰岛素(中-长效胰岛素)或预混胰岛素+1 种促泌药和(或)二甲双胍和(或)α-葡萄糖苷酶抑制药。

8.胰岛素泵治疗方案　可短期或长期应用。短期应用适用于糖尿病急性并发症、应激性高血糖、围术期等情况,长期应用适用于 1 型糖尿病、2 型糖尿病中血糖波动较大且四针胰岛素强化治疗方案不理想者、器官移植者。

(1)未应用过胰岛素者:1 日内胰岛素总剂量设定如下。

1 型糖尿病　1d=体重(kg)×(0.4~0.5)U/kg

2 型糖尿病　1d=体重(kg)×(0.5~0.8)U/kg

基础胰岛素剂量可占总剂量的 40%~60%(平均 50%),然后可暂时分配至 24 小时,再根据血糖情况微调。餐时胰岛素可平均分配,再根据饮食结构及活动量、餐后血糖进行调整。

(2)应用过胰岛素者:1d=用泵前胰岛素总量×(70%~100%)

初始用泵者应密切监测血糖,尤其夜间血糖,并及时调整胰岛素输注率,以避免低血糖发生。

9.二肽基肽酶-4 抑制药(DPP-4 抑制药)　属于促泌药一种,高度选择性抑制二肽基肽酶-4,减少肠促胰岛激素-胰高血糖素样多肽-1(GLP-1)失活。

禁忌证:孕妇、儿童、重度肝肾功能不全、1 型糖尿病、糖尿病酮症酸中毒。

沙格列汀　5mg,每日 1 次,餐前口服。

维格列汀　50mg,每日 2 次,餐前口服。

西格列汀　100mg,每日 1 次,餐前口服。

应强调,该药单独使用不导致低血糖,也不增加体重。肾功能不全患者,注意按照药物说明书减少药物剂量。

10.胰高血糖素样肽-1(GLP-1)受体激动药　可结合并激活GLP-1,促进胰岛 B 细胞以葡萄糖浓度依赖的方式增强胰岛素分泌,并延缓胃排空,通过中枢性抑制食欲而减少进食量。

禁忌证:有胰腺炎病史者禁用。

利拉鲁肽　起始剂量 $0.6mg/d$,5~7 天剂量加至 $1.2mg/d$, 1 周后加至 $1.8mg/d$,维持剂量。每日皮下注射 1 次,固定时间即可。

艾赛那肽　起始剂量 $5\mu g$,每日 2 次,早晚餐前 60 分钟内给药,应用 1 个月后可加至 $10\mu g$,每日 2 次。

应强调,单独使用时无明显低血糖发生的风险,可显著降低体重。

11. SGLT2 抑制药　即钠-葡萄糖协同转运蛋白 2 抑制药,可以抑制肾对葡萄糖的重吸收,使过量的葡萄糖从尿液中排出,降低血糖。这是一类新型抗糖尿病药物。

达格列静　5mg 起始,晨起口服 1 次,可加至 10mg,晨起一次。

常见的不良反应包括:生殖系统真菌感染、泌尿系统感染、容量不足、酮症酸中毒等。

【注意事项】

1. 应强调不宜同时使用两种促泌药,该类药物易出现蓄积。肝、肾功能不全,老年人合并心血管并发症者慎用。

2. 二甲双胍类药物主要不良反应是消化道症状,故餐时、小剂量开始、逐渐加量可减少消化道不良反应。该类药物主要经肾排泄,故行静脉注射碘造影剂检查的术前、术后暂停用药至少 48 小时。

3. 阿卡波糖单独使用不引起低血糖,但与磺脲类降糖药(SUs)或胰岛素合用可增加低血糖发生风险,一旦发生应立即予静脉或口服葡萄糖,进食淀粉类食物无效。

4. 噻唑烷二酮类中,现有或既往有膀胱癌病史的患者或存在不明原因肉眼血尿的患者禁用吡格列酮。罗格列酮的安全性尚有争议,在我国受到严格限制,使用该药物及其复方制剂时,应评估患者心血管疾病风险。罗格列酮可使伴有胰岛素抵抗的绝经前期和无排卵性妇女恢复排卵,随之胰岛素敏感性得以改善,女性患者有妊娠的可能。

5.胰岛素剂量必须个体化,取决于进食量、体力活动、精神状态、应激状态、合用药物情况、肥胖、肝肾功能状态、胰岛素制剂特点等。胰岛素主要不良反应是低血糖,用药期间注意监测血糖,胰岛素不良反应有增加体重、水肿、注射部位脂肪萎缩或增生等。

6.糖尿病患者在控制血糖同时,需同时严格控制血压、血脂及体重。

(1)控制体重:超重/肥胖患者应在 3~6 个月将体重减轻 5%~10%;BMI≤24kg/m²,消瘦患者经过均衡营养恢复并保持理想体重。

(2)血压:血压控制在 140/90mmHg,合并糖尿病肾病时血压严格控制在 130/80mmHg 以下。

(3)血脂:总胆固醇≤4.5mmol/L,低密度脂蛋白胆固醇≤2.06mmol/L,合并血管病变者应≤1.8mmol/L,三酰甘油≤1.7mmol/L。

(4)戒烟,限酒。

(5)减重手术:肥胖(BMI≥35kg/m²)的 2 型糖尿病患者可考虑实施减重手术。

(常爱玲)

二、糖尿病酮症酸中毒

糖尿病酮症酸中毒(diabetic ketoacidosis,DKA)为最常见的糖尿病急症,以高血糖、酮症和酸中毒为主要表现,是胰岛素不足和拮抗胰岛素激素过多共同作用所致的严重代谢紊乱综合征。酮体包括 β-羟丁酸、乙酰乙酸、丙酮。DKA 分为几个阶段:早期血酮升高,尿酮排出增多,统称为酮症;代谢酸性产物逐渐消耗体内储备碱,血 pH 由正常逐渐下降,出现失代偿性酮症酸中毒;病情进一步发展,出现神志障碍,至糖尿病酮症酸中毒昏迷。1 型糖尿病患者常有自发酮症酸中毒倾向,2 型糖尿病患者在一定诱因情况下可出现酮症。常见诱因有感染、胰岛素停用或不适当减量、过度饮食、酗酒、手术、创伤、妊娠等。

【诊断要点】

1. 临床症状

(1)临床表现:糖尿病症状加重,多尿、多饮明显,疲乏、肌肉酸痛、恶心、呕吐、食欲减退,可有上腹痛,腹肌紧张及压痛,似急腹症,少数甚至可有淀粉酶升高。呼吸加深加快,严重者出现Kussmaul 呼吸。呼气中有烂苹果味为 DKA 最特异的表现。头晕、头痛、烦躁,病情严重时可表现为反应迟钝、表情淡漠、嗜睡、昏迷。各种诱因的特异表现,例如急性感染可有发热及感染部位相应症状,或心肌梗死、脑卒中及应激状态。

(2)体征:皮肤弹性减退、黏膜干燥、眼眶下陷,严重脱水时可表现为心率加快、血压下降、心音低弱、脉搏细速,四肢厥冷,呼吸深大,腱反射减退或消失、晚期不同程度意识障碍。

2. 实验室检查

(1)血:血糖明显升高,一般为 16.7～33.3mmol/L,有时可达55.5mmol/L 以上。血酮体升高,>1.0mmol/L 为高血酮,>3.0mmol/L 提示有酸中毒。血气表现为代谢性酸中毒,pH<7.35,$HCO_3^-<20$mmol/L,或 CO_2CP 降低。剩余碱负值增大(>-3mmol/L),阴离子间隙增大。血钾在治疗前可正常、偏低或偏高,治疗后若不及时补钾可出现严重降低。诱因所表现的相关血中异常,例如感染造成的相关指征。

(2)尿:尿糖及尿酮体强阳性。当肾功能受损时,肾糖阈明显升高时,尿糖可阴性,但同时尿常规多出现蛋白和管型。

3. 诊断标准

(1)血糖>11.1mmol/L,伴酮尿和酮血症,血 pH<7.3 和(或)$HCO_3^-<15$mmol/L,可诊断为糖尿病酮症酸中毒。

(2)DKA 诊断明确后,需判断酸中毒严重程度:血 pH<7.3或 $HCO_3^-<15$mmol/L,轻度;血 pH<7.2 或 $HCO_3^-<$

10mmol/L,中度;血 pH<7.1 或 HCO_3^-<5mmol/L,重度。

4. 鉴别诊断

(1)饥饿性酮症:由其他疾病引起剧烈呕吐、禁食等状态时,可产生大量酮体及酸中毒,但此种情况患者血糖不高,尿糖阴性。可见于妊娠剧吐、进食差、恶液质患者。

(2)高血糖高渗性昏迷:多见于 2 型糖尿病老年患者,可有神志障碍,反应迟钝,抽搐等,实验室检查血 Na^+ 升高 > 145 mmol/L,血糖显著升高,常>33.3mmol/L,血浆渗透压增加>330mOsm/L,酮体阴性或弱阳性。

(3)低血糖昏迷:发病前有应用胰岛素或口服降糖药史,用药后未按时进食或过度运动、腹泻、呕吐等。患者早期可有饥饿、心悸、出汗、手抖、反应迟钝、性格改变,严重者出现意识障碍、昏迷。查体可见皮肤湿冷,无明显皮肤干燥等脱水症,血糖<2.8mmol/L,尿糖尿酮均阴性,静脉注射高糖可逐渐缓解。

(4)乳酸性酸中毒昏迷:多发生在服用双胍类药物、休克、缺氧、感染等情况下,伴有慢性肝病、肾病、心力衰竭者更易发生。临床表现常被原发病掩盖。无缺氧及休克状态者,除原发病以外,以代谢性酸中毒为主,常伴有深大呼吸、神志模糊、嗜睡、昏迷等。休克可见呼吸深大而快,但无酮味,皮肤潮红,实验室检查,血乳酸>5mmol/L,pH<7.35、阴离子间隙>18mEq/L。

【治疗要点】

1. 对早期酮症患者,仅需要给予足量胰岛素及补充液体,观察病情,定期复查血糖、血酮,调整胰岛素剂量。

2. 对酸中毒及昏迷患者,一经确诊,尽快补液以恢复血容量、纠正脱水状态;降低血糖;纠正电解质紊乱及酸碱平衡失调;积极寻找和消除诱因,防治并发症、降低病死率。

3. 常见并发症包括休克、严重感染、心力衰竭、心律失常、肾衰竭、脑水肿。

【处方】

1. 对于轻度 DKA，无明显脱水及酸中毒症状，神志清楚，可正常进食，尿酮体（±或＋），可嘱其多饮水，并皮下注射胰岛素降糖治疗，隔日复查尿酮体。

（1）强化胰岛素降糖方案：餐时胰岛素联合基础胰岛素。

餐时胰岛素，即诺和锐（餐前即刻）、诺和灵 R 及优泌林 R（餐前 15～20 分钟）4～16U。

基础胰岛素，即甘精胰岛素、地特胰岛素、诺和灵 N 或优泌林 N，6～20U 睡前。

（2）预混胰岛素治疗方案：诺和锐 30 4～20U 三餐前即刻，中午小剂量注射，避免出现午后及晚餐前低血糖。

（3）胰岛素泵降糖方案：以短效胰岛素（诺和灵 R、优泌林 R），或速效胰岛素（诺和锐）泵入。

用量：总量＝体重（kg）×（0.4～0.8），其中，50％设置为基础量，50％为餐前大剂量，三餐平均分配。

2. 对于中至重度 DKA，存在脱水、酸中毒症状患者应按下列措施紧急处理。

（1）补液：是治疗的关键。通常先使用生理盐水，输液量及速度掌握非常重要。当血糖下降至 13.9mmol/L，应给予 5％葡萄糖或糖盐水。

①补液量：DKA 时失水量可达体重的 10％。第 1 天的总量为 4000～6000ml。严重脱水者日输液量可达到 6000～8000ml。

②补液速度：若心功能正常，初期补液速度较快，在 1～2 小时输入 1000～2000ml，前 4 小时输入所计算失水量的 1/3 液体，尽快补充血容量，改善周围循环和肾功能。之后根据血压、心率、每小时尿量、末梢情况调整输液速度，老年患者或合并心、肾疾病时，以中心静脉压调节输液量及速度。

（2）胰岛素治疗：通常采用小剂量短效胰岛素治疗措施，即 0.1U/（kg·h）。短效胰岛素加入液体中静脉滴注。

血糖下降速度以每小时 3.9～6.1mmol/L 为宜,每 1～2 小时复查血糖。如血糖下降的幅度＜滴注前的 30%,则胰岛素的用量应加倍。如血糖的下降幅度＞30%,则按原剂量继续滴注。

血糖降至 13.9mmol/L 时改为应用 5% 葡萄糖或糖盐水。胰岛素的用量则按葡萄糖与胰岛素之比(2～6)∶1 的浓度应用,使血糖水平维持在 11.1mmol/L 左右,酮体转阴。撤液前,应皮下注射 6～8U 胰岛素,以防血糖反跳。

(3)纠正酸中毒:轻度酸中毒通过补液和胰岛素治疗可自行纠正,一般不必补碱。

当 pH＜7.1,HCO_3^-＜5mmol/L 时,应考虑适当补碱。酌情给予小剂量等渗碳酸氢钠溶液,即 5% 碳酸氢钠 84ml 加注射用水至 300ml 配成 1.4% 等渗溶液,一般仅给 1～2 次,补碱后应监测动脉血气,pH 升至 7.1,停止补碱。禁用乳酸钠。

(4)补钾:酸中毒患者通常存在不同程度失钾,且会在补液及胰岛素治疗过程中进一步下降。

补钾时机:若治疗前血钾低于正常,如患者有尿(＞40ml/h),肾功能尚好,在开始补液时即开始补钾。

若存在严重低钾,应立即补钾,血钾升至 3.5mmol/L 再开始补液或胰岛素治疗。

若治疗前血钾增高或尿量＜30ml/h,宜暂缓补钾,待尿量增加,血钾不高时再开始补钾。

补钾量:开始 2～4 小时通过静脉输液,每小时补充 1.0～1.5g 氯化钾,病情恢复后可改为口服补钾,3～6g/d,维持 1 周以上。

(5)抗感染治疗:详细查体、询问症状,明确感染灶,选用针对性药物,若感染一时难以明确,可根据临床经验暂时选用广谱抗生素,待进一步完善实验室检查或辅助检查。

【注意事项】

1. 对老年或伴有心脏病、心力衰竭患者,补液应在中心静脉压(CVP)监测下调整补液速度及补液量,避免诱发或加重心功能不全。

2. 经积极治疗而酮症仍难以纠正者,需要查找是否存在未纠正的诱因。积极寻找诱因并及时治疗,若诱因为感染时应积极进行抗感染治疗。积极治疗并发症,如休克、心律紊乱、脑水肿等。

3. 纠正酸中毒时谨慎补碱。补碱过多过快,可能会出现脑脊液反常性酸中毒加重、组织缺氧加重、血钾下降和反跳性碱中毒等。

4. 肾衰竭是本症主要死亡原因之一,与是否合并原有肾病变、失水、休克程度及持续时间、救治是否及时密切相关。故治疗过程中密切监测尿量变化。

5. 脑水肿病死率高,着重预防。与脑缺氧、补碱或补液不当、血糖下降过快等有关。若治疗过程中出现血糖下降、酸中毒改善,但昏迷加重,或虽然一度清醒又再次昏迷,或出现躁动、心率下降而血压升高、肌张力增高情况,应警惕脑水肿可能。及时予地塞米松、呋塞米或白蛋白,慎用甘露醇。

6. 常规静脉补钾治疗最大剂量为 500ml 生理盐水+1.5g 氯化钾静脉滴注,同时可经口或鼻饲补钾,消化道补钾安全有效。

7. 糖尿病酮症酸中毒时不宜应用口服降糖药物,待酮体消除、诱因得以纠正,可根据血糖情况酌情加用口服降糖药物。

8. 积极预防糖尿病酮症酸中毒,监测血糖,叮嘱患者院外进行血糖自我监测,合并应激时应每日监测血糖,血糖过高或波动较大,及时处理或就医。1型糖尿病患者坚持合理应用胰岛素,不得中断或随意减量。2型糖尿病患者做到合理应用药物,合理控制饮食。注意避免使用可诱发酮症酸中毒的药物,例如皮质激素、多巴酚丁胺、镇静类药物、噻嗪类利尿药等。患者院外需要服用相关药物时应与医师进行沟通,避免滥用药物。

(常爱玲)

三、糖尿病非酮症性高渗综合征

糖尿病高血糖高渗综合征(hyperglycemic hyperosmolar syndrome,HHS)是糖尿病急性代谢紊乱的另一临床类型,以严重高血糖、高血浆渗透压、脱水为特点,无明显酮症,患者可有不同程度的意识障碍或昏迷(<10%)。多见于老年患者,基本病因是胰岛素相对或绝对缺乏。常见诱因包括感染、脑血管意外、急性胃肠炎、大量饮用含糖饮料、严重肾功能不全、某些药物(糖皮质激素、噻嗪类利尿药、免疫抑制药、氯丙嗪、大量输入葡萄糖或长期静脉内营养支持等)。

【诊断要点】

1. 临床症状

(1)临床表现:无性别差异,大多为60岁以上的老年人。约2/3患者有轻度2型糖尿病病史,1/3无糖尿病病史。起病缓慢,从开始发病到出现意识障碍一般为1~2周,但也有急性起病者。起初患者有多饮、多尿和口渴加重、食欲减退,也可能只表现为多尿,以致被忽视。之后出现意识障碍,反应迟钝、淡漠、嗜睡,逐渐陷入昏迷。当血浆渗透压超过350mOsm/L时,可出现明显神经系统损害症状,包括:局限性抽搐、癫痫大发作、幻觉、失语、偏瘫、偏盲、四肢瘫痪等。除上述临床表现外,还有诱发本综合征发生的疾病的临床表现。

(2)体格检查:失水体征,表现为体重减轻、眼球凹陷、皮肤干燥、弹性差,血压偏低和脉细速。随着病情加重,最后可发展为休克和急性肾衰竭。与其他原因引起的休克不同的是,患者由于严重失水而无冷汗出。中枢神经系统体征表现多种多样,除昏迷外还可表现癫痫样抽搐、眼球震颤、反射亢进或减退、视觉障碍、四肢瘫痪、巴宾斯基征阳性等。

2. 辅助检查

(1)血液检查:血糖显著增高,≥33mmol/L(通常在33.3~

66.8mmol/L)。有效血浆渗透压＞320mOsm/L(通常在 320～430 mOsm/L)[有效血浆渗透压＝2×(Na$^+$＋K$^+$)＋血糖(均以 mmol/L 计算)]。血 pH 和二氧化碳结合力正常或偏低,阴离子间隙可增大。血钠可正常、增高或降低,血钾多正常。由于肾功能减退,血中尿素氮和肌酐均升高,以尿素氮增高更明显。

(2)尿液检查:尿糖强阳性,尿酮体阴性或弱阳性,尿比重增高和尿渗透压升高。可有蛋白尿和管型。

(3)影像学检查:头颅 CT 检查可与脑血管意外进行鉴别诊断。

3. 诊断标准 本病实验室诊断参考标准:①血糖≥33.3mmol/L;②有效血浆渗透压≥320mOsm/L;③血清碳酸氢根≥15mmol/L 或 pH≥7.30;④尿糖强阳性,而尿酮体阴性或弱阳性。

4. 鉴别诊断

(1)低血糖昏迷:老年人因口服降糖药或注射胰岛素,易发生低血糖昏迷。其特征为:发病突然,从发病到昏迷时间短;血糖低,尿糖阴性;血浆渗透压正常,故很易鉴别。

(2)糖尿病酮症酸中毒:血糖＞11.1mmol/L,伴酮尿和酮血症,血 pH＜7.3 和(或)HCO$_3^-$＜15mmol/L,可诊断为 DKA。当 HHS 患者只有轻度酮症时,应与糖尿病酮症酸中毒鉴别。

(3)乳酸性酸中毒:以代谢性酸中毒为主,常伴有深大呼吸、神志模糊、嗜睡、昏迷等。休克可见呼吸深大而快,但无酮味,皮肤潮红,实验室检查,血乳酸＞5mmol/L,pH＜7.35,阴离子间隙＞18mmol/L。

(4)脑血管意外:脑血管意外突然发病,且很快进入昏迷状态;血糖虽可有升高,但低于 33mmol/L;血压可出现明显波动;血浆渗透压正常;腰椎穿刺测颅内压升高。

【治疗要点】 预防和治疗可能导致本病的各种诱因;积极补液,纠正脱水;纠正电解质紊乱;胰岛素降糖。

【处方】

1. 积极补液　除静脉补液外,还可经口或鼻饲补液,胃肠道补液可减轻单纯静脉补液对患者呼吸及循环的影响。

(1)补液量:本症失水比 DKA 严重,可达体重的 10％～15％。24 小时总补液量应为 100～200ml/kg。先盐后糖,主张开始时应用 0.9％氯化钠,当血糖≤16.7mmol/L,液体可换为 5％葡萄糖,每 2～4g 葡萄糖加入 1U 胰岛素配比,直至血糖得到控制。血糖过高时可酌情调整糖及胰岛素配比。

(2)补液速度:先快后慢。在没有心力衰竭情况下:第 1 小时 1000～1500ml(视脱水程度可增加至 2000ml);第 2 小时 1000ml;第 3～5 小时 500～1000ml/h;第 6～12 小时 250～500ml/h。

2. 小剂量胰岛素使用　胰岛素 0.1U/(kg·h)连续静脉输注,使血糖下降速度为 3.9mmol/(L·h)左右为宜。

当血糖降至 16.7mmol/L,胰岛素可减少至 0.02～0.05U/(kg·h),以保持血糖在 13.9～16.7mmol/L,至高渗状态纠正。

当血浆渗透压<315mOsm/L,患者神志恢复、可进食,可改为皮下胰岛素注射。

3. 补钾治疗　若患者无肾衰竭、高血钾且尿量充足(>40ml/h),治疗开始即可随补液同时静脉滴注补钾。

补钾量:每 500ml 生理盐水内加入 1.5g 氯化钾,若患者可口服或鼻饲,可消化道应用氯化钾 4～6g/d。

4. 连续性肾替代治疗(CRRT)　有研究认为早期给予 CRRT 治疗可有效减少并发症出现,且减少住院时间,降低患者病死率。

5. 出现休克症状,同时补充胶体溶液抗休克治疗

【注意事项】

1. 应注意高血糖是维护患者血容量的重要因素,如血糖下降过快而补液不足,将导致血容量和血压进一步下降。一般来说,本症患者对胰岛素较敏感,故胰岛素用量较小。

2. 补钾要及时,一般不补碱。

3. 给予充足的热量补充,若患者伴随呕吐、腹泻、严重感染等情况要保证补液量充足。

4. 应密切注意从脑细胞脱水转为脑水肿可能,患者可一直处于昏迷状态,或稍有好转后又陷入昏迷,及早发现,停止输注低渗液体,采用脱水治疗和静脉应用地塞米松。

5. HHS抢救失败的主要原因有高龄、严重感染、重度心力衰竭、肾衰竭、急性心肌梗死、脑梗死。

6. HHS病死率高,治疗复杂,需要密切监测,血糖应每小时监测一次,及时调整胰岛素输注。每2~4小时监测电解质、尿素氮、肌酐和血浆渗透压,直至患者症状稳定。

(常爱玲)

四、糖尿病乳酸性酸中毒

糖尿病乳酸性酸中毒是各种原因引起体内无氧酵解的糖代谢产物乳酸大量堆积,导致高乳酸血症,进一步出现血 pH 降低所致的临床综合征。糖尿病合并乳酸性酸中毒发生率较低,但死亡率很高。

【诊断要点】

1. 临床症状

(1)临床表现:发病急,但症状与体征无特异性。表现为不同程度的酸中毒症状,轻度可仅有乏力、恶心、食欲减退、头晕、嗜睡、呼吸稍深快。进一步加重有恶心、呕吐、头痛、头晕、全身酸软、口唇发绀,逐渐发展至神志模糊、嗜睡、昏迷,甚至猝死。

(2)体征:可有深大呼吸,但无酮味、血压下降、脉弱、心率快,可有脱水表现,意识障碍、四肢反射减弱、肌张力下降、瞳孔扩大、深度昏迷或出现休克、呼吸心跳骤停。

2. 实验室检查

(1)血乳酸水平增高:>5mmol/L,是诊断乳酸性酸中毒的重要依据。血乳酸水平＞1.8mmol/L(在2～5mmol/L时),多呈代偿性酸中毒,这种只有乳酸水平升高而无酸中毒者,可诊断为高乳酸血症。

(2)酸中毒:血 pH＜7.35,NaHCO$_3$＜20mmol/L,阴离子间隙＞18mmol/L 等。

3. 诊断 患者有糖尿病病史,多有服用双胍类药物史,无明显酮症酸中毒,血乳酸水平增高＞5mmol/L,血 pH＜7.35,均考虑本病。

【治疗要点】 应以预防为主,及时发现,及时抢救,治疗包括补液、扩容、纠正脱水和休克。尽早且充分补碱,必要时透析治疗,祛除诱发因素。

【处方】

1. 对于心肺功能尚可的乳酸性酸中毒患者

(1)扩容补液:最好在监测 CVP 的情况下迅速大量输入生理盐水、5％葡萄糖或糖盐水,间断输入新鲜血浆或胶体。

避免使用含乳酸的制剂,选用血管活性药物时,尽量避免应用肾上腺素或去甲肾上腺素等强烈收缩血管的药物,可选用异丙肾上腺素。

(2)补碱纠酸

选用补碱制剂如下。

①碳酸氢钠最常用,患者肺功能能维持有效的通气量而排出大量 CO$_2$,肾功能能避免钠水潴留,则首选碳酸氢钠。

②二氯醋酸(DCA)是一种很强的丙酮酸脱羧酶激动药,能迅速增强乳酸的代谢,并在一定程度上抑制乳酸的生成。

③如中心静脉压显示血容量过多,血钠过剩时,改为三羟甲氨基甲烷(THAM),注意不可漏出血管外。

④亚甲蓝制剂也可用于乳酸性酸中毒。

补碱方法如下。

①轻者口服碳酸氢钠每次 0.5～1.0g,每日 3 次,鼓励多饮

水；中或重度患者需尽早补碱，当 pH ＜ 7.2、HCO$_3^-$ ＜ 10.05mmol/L,补充 5％碳酸氢钠 100～200ml,用生理盐水稀释为 1.25％浓度静脉滴注,至血 pH 达 7.2。但补碱不宜过多、过快,否则可加重缺氧及颅内酸中毒,以诱发反跳性碱中毒。如病情不危重,可用 5％葡萄糖液加胰岛素、碳酸氢钠和氯化钾联合静脉滴注,安全有效。

②二氯醋酸一般用量为 35～50mg/kg,每天量不超过 4g。

③亚甲蓝用量一般为 1～5mg/kg,静脉注射。

（3）胰岛素:糖尿病患者因胰岛素相对或绝对不足,诱发乳酸性酸中毒,故需用胰岛素治疗。如为非糖尿病患者的乳酸性酸毒,也主张用胰岛素和葡萄糖,有利于消除乳酸性酸中毒。胰岛素 2～6U/h 随 5％葡萄糖溶液或生理盐水输入。

（4）对症支持治疗

①注意给患者有效吸氧,必要时气管切开或人工辅助通气。

②注意补钾,防止因降酸过快、输钠过多而引起低钾血症和反跳性碱中毒。

③每 2 小时监测血 pH、乳酸和电解质。

④治疗诱因、控制感染、停用相关药物、纠正休克。

2. 对于心肺功能不佳,对钠水潴留不能耐受的患者,尤其是格列本脲等药物引起的乳酸性酸中毒,首选透析治疗。对生命体征平稳患者,用不含乳酸根的透析液进行血液或腹膜透析,可有效促进乳酸的排出,并可清除引起乳酸性酸中毒的药物。

CRRT 对血氧分压及血流动力学影响较小,对于血钠未达到正常范围但相对稳定的患者也可应用,并持续脱水解决水钠潴留、高碳酸血症,优于血液透析或腹膜透析。

【注意事项】

1. 乳酸性酸中毒一旦发生,病死率极高,并对治疗反应不佳,因而预防比治疗更为重要。合理使用双胍类药物,早期发现,积极进行治疗。凡糖尿病肾病、肝肾功能不全、大于 70 岁的老年人及心肺功能不佳者,尽量避免应用双胍类。

2. 积极治疗各种可诱发乳酸性酸中毒的疾病。凡休克,缺氧,肝、肾衰竭如有酸中毒,必须警惕本病的可能性,并积极防治。

3. 糖尿病患者应戒酒,并尽量不用可引起乳酸性酸中毒的药物。

(常爱玲)

五、糖尿病视网膜病变

糖尿病视网膜病变(diabetic retinopathy,DR)是糖尿病导致的视网膜微血管损害所引起的一系列典型病变,是一种影响视力甚至致盲的慢性进行性疾病。在失明的糖尿病患者中85%左右是由 DR 引起,糖尿病视网膜病变的出现主要决定于病程的长短。

【诊断要点】

1. 临床症状 多数患者早期无任何症状。可逐渐表现出视力减退,特别是夜间视力下降明显,或近视程度加重,看东西出现重影。自觉眼前有发黑的物体漂浮,如小球、蝌蚪、蚊子。视野缺损,即眼睛看到的范围较以前明显缩小,视物不清,如隔云烟。

2. 辅助检查

(1)血糖检查:定期测定血糖水平,监控糖尿病病情发展。

(2)肾功能检查:及时发现糖尿病肾病并发症。

(3)胆固醇、血脂检查:检测胆固醇、血脂水平。

(4)眼底荧光血管造影:如在检眼镜下尚未发现糖尿病视网膜病变时,眼底荧光血管造影即可出现异常荧光形态。在眼底荧光血管造影下发现的微血管瘤比检眼镜下所见要早得多,更明显得多。如毛细血管扩张、通透性增加、无灌注区,动静脉异常、渗出及出血,新生血管等,眼底荧光血管造影都有特殊表现。

(5)视网膜电图振荡电位(OPs):OPs 是视网膜电图(ERG)的亚成分,它能客观而敏感地反映视网膜内层血液循环状态。在眼底未见病变时,它能反映出 OPs 的振幅异常,合并糖尿病视网膜病变时,它能进一步显示病程的进展和好转。

(6)其他检查:如视觉对比敏感度检查,可见早期患者的中、高空间频率平均对比敏感度显著降低。应用彩色多普勒血流成像技术可发现患者球后动脉血流动力学改变,表现为低流速、低流量、高阻力型改变。血液黏稠度检测可表现为黏度增高。血清SOD 活力检测可表现为活力下降等。

3. 诊断

(1)较长的糖尿病病史,病程越长,其糖尿病视网膜病变发病率越高,程度越重,加之视力改变的临床表现,要考虑 DR 可能。

(2)糖尿病视网膜病变是在眼内视网膜组织中发生的渗透性、闭塞性和增殖性的微血管病变。临床上根据视网膜是否出现新生血管增殖,该病被分为以下两个主要的发展阶段。

①非增殖型视网膜病变期(NPDR):其特征是毛细血管通透性增加、微血管瘤、出血、渗出和水肿。分级:轻度,仅有微动脉瘤。中度,微动脉瘤,介于轻度和重度 DR 之间。重度,出现下列任何一个改变,但无 PDR 表现:A. 任一象限中有多于 20 处视网膜内出血;B. 在两个以上象限有静脉串珠样改变;C. 在一个以上象限有显著的视网膜内微血管异常。

②增殖期(PDR):最重要的特征是视网膜有异常的新生血管形成。出现以下一种或多种改变:新生血管形成、玻璃体积血或视网膜前出血。

(3)糖尿病黄斑水肿:依据病变程度分为 2 类:无明显或有明显的糖尿病黄斑水肿。若存在,可再分为轻、中、重度 3 级。

【治疗要点】

1. 预防糖尿病视网膜病变最有效的方法就是控制糖尿病。对已经发生的 DR,治疗难以完全逆转,严格控制血糖对于预防DR 也有着极其重要的作用,亦可延缓 DR 的进一步发展。

2. 无 DR 的糖尿病患者应 1～2 年行一次眼底检查,轻度病变者每年检查一次,重度病变者每 3～6 个月检查一次,妊娠妇女增加检查频率。

3. 随访指标,全身指标包括血糖、血脂、血压、尿蛋白、用药史、体重。眼部指标包括视力、眼压、房角、眼底。

4. 手术治疗

(1)激光治疗:激光治疗被认为是治疗糖尿病视网膜病变的有效方法。临床试验证明光凝治疗在两方面对该病的发病过程具有益的作用:一是导致新生血管退化并阻止它们再生;二是减少黄斑水肿。

下列 DR 需跟踪观察,可暂不用激光治疗:单纯型 DR 早期,仅有少许微血管瘤或出血点而不影响视力者;经过严格血糖控制和微循环促进药治疗,DR 病变没有进展,且有减轻和自然消退趋势者。激光仅对 DR 的血管病变有效,而对增殖性 DR、血管退化者无效。

(2)冷冻治疗:在眼球外实施冷冻,其机制与激光相似。适用于白内障、玻璃体积血和不能进行激光治疗的患者,因其损伤少,对视力影响少,不失为一种较简单、有效的治疗方法。

(3)玻璃体切割术:对玻璃体大量积血的患者,经过眼电图和视网膜电流图检查,证明视力功能良好者可用此术,疗效甚好。

【处方】

1. 胰激肽原酶 可扩张微血管,激活纤维酶,防止血管血栓形成。

120~240U,每日 3 次,空腹口服。

2. 羟苯磺酸钙 抑制微血管的通透性,降低血小板聚集。

(1)非增殖型视网膜病变期:250~500mg 口服,每日 2~3 次。

(2)增殖期:500mg 口服,每日 3~4 次。

3. 甲钴胺 0.5mg,口服,每日 3 次。

4. α-硫辛酸 可抑制氧化物在视网膜中的积聚,抑制 DR 的发展。硫辛酸 250~500mg 加入 100~250ml 生理盐水中,静脉滴注。

5. 阿司匹林 可抑制血栓素和前列腺素代谢产物生成,抑制血小板凝集,对微血栓形成有一定的预防作用。

阿司匹林 50～100mg,每晚 1 次,餐前口服。

【注意事项】

1. DM 做眼底检查时,扩瞳前应注意询问患者有无青光眼病史及症状,必要时先测眼压,再扩瞳查眼底,否则有诱发青光眼发作的危险。

2. 糖尿病亦是其他眼病早发的高危人群,这些眼病包括白内障、青光眼、视网膜血管阻塞、缺血性视神经病变。

3. 糖尿病视网膜病变不是阿司匹林的禁忌证,该药物不会增加视网膜出血风险。

4. 合并高血压患者尽量避免应用 β 受体阻断药。降压药尽量选用 ACEI 类药物,可改善患者眼底血流动力学环境,抑制视网膜病变进展。

5. 非诺贝特可减慢糖尿病视网膜病变进展,减少激光治疗需求。

(常爱玲)

六、糖尿病肾病

糖尿病肾病(diabetic nephropathy,DN)是糖尿病常见的慢性并发症之一,是导致肾衰竭的常见原因。狭义的 DN 系指糖尿病肾小球硬化症,这是一种以微血管病变为主的肾小球病变。糖尿病肾病主要见于糖尿病病程较长,病情较重,长期血糖、血压控制差的人群。糖尿病肾病所致肾病综合征占继发性肾病综合征的 10%、全部肾病综合征的 2%,糖尿病肾病综合征常伴有高血压、肌酐清除率下降,如不积极治疗,一般 4 年内发展至慢性肾衰竭。

【诊断要点】

1. 临床症状

(1)临床表现:早期患者无任何症状,逐渐加重可出现乏力、尿中泡沫增多、下肢水肿、颜面部水肿。

（2）体征：早期无明显体征，可逐渐出现高血压、下肢指凹性水肿、颜面部水肿等。

2．实验室检查

（1）尿常规：可出现尿蛋白（＋～＋＋＋＋），以此为信号，进行下一步筛查。

（2）尿微量白蛋白/肌酐：若结果异常，应在 3 个月内复查以明确诊断。

（3）24 小时尿蛋白：尿蛋白增加是 DN 的临床特征之一，也是 DN 的主要诊断依据。根据其蛋白排出量，可将 DN 分为早期肾病期和临床肾病期。早期肾病期又称微量白蛋白尿期，24 小时尿白蛋白排泄率≥30～300mg/d。如果 6 个月内连续尿液检查有两次尿白蛋白排泄（UAE）在 30～300mg/d，并排除其他可能引起UAE 增加的原因，如酮症酸中毒、泌尿系感染、运动、原发性高血压、心衰等，即可诊断为早期 DN。

3．诊断

（1）DN 可分为五个阶段

Ⅰ期：表现为肾小球滤过率（GFR）增加，肾体积增大，此期可无临床表现。此阶段若可及时控制血糖，GFR 仍可逆转。

Ⅱ期：仅在运动后可出现微量白蛋白尿，无明显临床表现。

Ⅲ期：早期糖尿病肾病期，持续性微量白蛋白尿为标志，尿中白蛋白排泄率（UAE）在 30～300mg/d（20μg/min）为微量白蛋白尿，＞300mg/d（200μg/min）为临床白蛋白尿，在这一阶段 GFR常正常或轻度升高，干预治疗能逆转白蛋白尿和阻止或延缓肾病的进展。

Ⅳ期：为临床 DM 肾病期，以蛋白尿为特征，可伴高血压、水肿，甚至肾病综合征样表现，GFR 正常或轻微降低。

Ⅴ期：肾衰竭期，伴 GFR 持续降低和血压升高。

前三期一般无明显临床表现，第Ⅳ期后可表现为蛋白尿、水肿、高血压、肾功能减退及肾小球滤过率改变等。

（2）肾穿刺病理结果可辅助排除其他肾脏疾病,明确诊断。

（3）糖尿病肾病及糖尿病视网膜病变均属于糖尿病微血管病变,通常同时出现,因此出现视网膜病变时亦可佐证糖尿病肾病的诊断。

4. 鉴别诊断　在诊断时要除外非糖尿病肾病:以下情况均应考虑非糖尿病肾病:糖尿病病程较短;单纯肾源性血尿或蛋白尿伴血尿;短期内肾功能迅速恶化;不伴有视网膜病变;突然出现水肿和大量蛋白尿而肾功能正常;显著肾小管功能减退;合并明显异常管型。鉴别困难时肾穿刺活检病理可明确诊断。

【治疗原则】

1. 改变生活方式,合理控制体重、糖尿病饮食、合理运动、戒烟。

2. DN 一旦形成,治疗较为困难,故重在预防。DN 预防可分为三级:①一级预防是指阻止早期 DN 的发生;②二级预防是指阻止早期 DN 向临床 DN 发展;③三级预防是指阻止已确定为临床 DN 的患者向终末期肾衰竭(ESRD)发展。

【处方】

1. 适用于糖尿病肾病Ⅰ～Ⅱ期,以预防 DN 的发生发展为主。

（1）控制血糖:严格控制血糖,且要求达到下列目标:空腹血糖≤6.1mmol/L,餐后 2 小时血糖＜8.0mmol/L,HbA1c＜7%。

（2）控制血压:合并高血压的 DN,血压应严格控制在 130/80mmHg 以下,延缓 DN 进展。首选 ACEI 或 ARB 类药物。

ACEI 类:①依那普利:5～10mg,每日 1～2 次。②贝那普利:10mg,可加至 40mg,每日 1～2 次。③福辛普利:10～40mg,每日 1 次,初始剂量 10mg/d,逐渐调整剂量。

ARB 类:①氯沙坦钾:50～100mg,每日 1 次。②缬沙坦:80～160mg,每日 1 次。③替米沙坦:80mg,每日 1 次。

若应用单药血压控制不达标,可联合 CCB 类或利尿药降压。

(3)控制血脂:合并高脂血症的 DN 应严格控制血脂,达到以下目标:TC < 4.5mmol/L,LDL-C < 1.8mmol/L,TG < 1.5mmol/L。

①辛伐他汀:20mg,睡前 1 次。

②阿托伐他汀:10～20mg,睡前 1 次。

③瑞舒伐他汀:10～40mg,睡前 1 次。

2. 适用于糖尿病肾病Ⅲ期。患者开始出现持续微量蛋白尿,用药以不增加肾负担为主。

(1)降糖药物选用:参考糖尿病治疗。无论是否合并高血压,均应服用 ACEI 类或 ARB 类以减少尿蛋白及延缓肾损害。血压严格控制在 125/75mmHg 以下。同药物处方 1 用药。可优选双通道排泄药物,如福辛普利。

(2)降脂药物:同药物处方 1。

3. 适用于糖尿病肾病Ⅳ～Ⅴ期,至终末期,尽可能保护肾功能为主。

(1)低蛋白饮食:肾功能正常患者蛋白摄入量为 0.8g/(kg·d);在 GFR 下降后,蛋白摄入为 0.6～0.8g/(kg·d),以优质动物蛋白为主,避免摄入植物蛋白。

(2)α-酮酸制剂:4～8 粒,每日 3 次,餐时服用。

(3)降糖:因肾功能受损,胰岛素代谢及排泄减少,易出现蓄积现象,发生低血糖。故选用速效、短效、预混胰岛素,避免应用超长效胰岛素,并从小剂量开始应用。

(4)降压、降脂:同药物处方 1。

4. 适用于肾病综合征、肾病终末期患者。在药物处方 3 基础上,联合下列措施。

(1)限盐限水:饮水量大致在 1000～1500ml。氯化钠摄入不超过 3g/d。

(2)利尿:可口服或肌内注射或静脉应用利尿药,如呋塞米,根据尿量调整剂量。可同时应用保钾利尿药。①呋塞米:20mg起始,根据尿量调整。②螺内酯:20mg 起始,根据尿量调整。

应用利尿药需密切监测电解质水平,避免出现电解质紊乱。

(3)改善肾性贫血:可应用促红细胞生成素、铁剂、维生素B_{12}、叶酸等药物。

①促红细胞生成素 50～150U/kg,每周 3 次,之后逐渐减量至 12.5～25U/kg,至血细胞比容达到 33％～35％。2～3 个月起效。

②轻度贫血可口服铁剂,重度患者可应用注射铁剂。

③大细胞性贫血可应用叶酸、维生素 B_{12} 补充造血原材料。

(4)活性维生素 D_3:使用 1,25-羟基维生素 D_3,如骨化三醇 $0.25\mu g$,每日 1 次。

(5)透析治疗和移植:当 GFR 降至 15～20ml/min 或血肌酐＞$530\mu mol/L$ 时应积极准备透析治疗,以腹膜透析和血液透析为主。有条件患者可行肾移植或胰-肾联合移植。

【注意事项】

1. 当肾衰竭进入终末期时,ACEI 易积蓄于体内,使血钾和血肌酐升高,有时需要停药。但一般血肌酐增加不超过 20％,如升高十分明显,往往提示有血容量不足、肾灌注减少或肾动脉狭窄等器质性病变存在。同时肾动脉狭窄、血肌酐＞$265\mu mol/L$ 时禁用 ACEI 或 ARB 类药物。

2. 每年检测血肌酐,并计算 GFDR。

3. 注意监测 24 小时出入量。

4. ACEI 类药物具有改善肾内血流动力学、减少尿蛋白排出,改善滤过膜通透性等药理作用。即使全身血压正常的情况下也可产生肾保护功能,且不依赖于降压后血流动力学的改善。ACEI 的不良反应主要有高钾血症、肾功能减退和干咳等。应用该类药物时应注意监测肾功能、电解质,若肌酐较用药前升高 30％以上,即使正常范围内亦应及时停药,换用其他类型药物。

(常爱玲)

七、糖尿病神经病变

糖尿病神经病变(diabetic neuropathy)是糖尿病最常见的慢性并发症之一,病变可累及中枢神经及周围神经,后者尤为常见,给患者带来严重的不适和痛苦。糖尿病中枢神经病变是指大脑、小脑、脑干及脊髓的神经元及其神经纤维的损伤。糖尿病周围神经病变(diabetic peripheral neuropathy,DPN)是指在排除其他原因的情况下,糖尿病患者出现周围神经功能障碍相关的症状和(或)体征。糖尿病病程 10 年以上,常有明显的临床糖尿病神经病变,其发生风险与糖尿病病程、血糖控制不佳等有关。

【诊断要点】

1. 临床症状

(1)临床表现:病情隐匿,进展缓慢,根据受损部位、累及神经不同,临床表现不一。

①远端对称性多发性神经病变:以下肢对称性病变多见,表现为感觉障碍,如对称性肢体麻木、疼痛、感觉异常、蚁走感、烧灼样、电击样、针刺样或钝性疼痛,感觉过敏,呈手套或袜套样感觉,后期可表现为感觉减退甚至消失。多数在夜间疲劳或兴奋时加重,少数患者的肢体疼痛剧烈难忍,严重影响工作和休息。

②近端运动神经病变:以一侧下肢近端严重疼痛为主,可出现迅速进展的肌无力和肌萎缩。

③单神经病变:累及单脑神经或脊神经,出现相应神经支配障碍,以动眼神经最常见,其次有面神经、外展神经、三叉神经及听神经。

④多发神经根病变:以腰段最常见,主要为 L_2、L_3、L_4 等高腰段的神经根病变引发一系列症状。

⑤中枢神经病变:可表现认知功能低下及精神障碍、情绪易波动、焦虑、烦躁不安、苦闷、视物障碍、记忆力减退、注意力不集中等。

⑥心血管自主神经病变:可出现直立性低血压、晕厥、无痛性心肌梗死、心搏骤停或猝死。

⑦消化系统自主神经病变:出现吞咽困难、呃逆、饱胀感、恶心、呕吐、便秘与腹泻交替。

⑧泌尿生殖系统自主神经病变:可表现为排尿障碍、尿潴留、尿失禁、尿路感染、性欲减退、勃起功能障碍、月经紊乱等。

⑨其他自主神经病变:体温调节和出汗异常。表现为出汗减少或不出汗,致手足干燥开裂。

(2)体征:根据神经病变程度及部位不同,体征各不相同。踝反射、针刺反射、振动觉、压力觉、温度觉异常。

2. 辅助检查

(1)神经肌电图检查:神经肌电图检查对 DM 周围神经病的诊断有一定价值,可发现亚临床神经损害,在 DM 早期,甚至出现临床症状之前已有明显变化,故有早期诊断价值。

(2)体位性血压变化、动态血压监测、频谱分析筛查心血管自主神经病变。

(3)胃电图、食管测压、胃排空的闪烁扫描、直肠局部末梢神经病变的电生理检查,筛查消化系统神经病变。

(4)肾脏、膀胱残余尿量:彩超判定膀胱容量、残余尿量,尿动力学试验评估尿道神经功能。

3. 诊断

(1)DPN 诊断:有临床症状,疼痛、麻木、感觉异常等;5 项检查,踝反射、针刺反射、振动觉、压力觉、温度觉中任一项异常。或无临床症状,5 项检查中任 2 项异常,诊断 DPN。

(2)排除诊断:需排除其他病因引起的神经病变,如颈椎病变、脑梗死、吉兰-巴雷综合征,排除严重动静脉血管性病变等,除外化疗药物引起的神经毒性作用及肾功能不全所致代谢毒物对神经的损伤。

【治疗原则】

以预防为主,控制血糖、血脂、血压;定期筛查及病情评估;诊断糖尿病后至少每年筛查一次 DPN;改善细胞代谢、营养神经治疗;自主神经病变对症治疗。

【处方】

1. 适应于麻木、痛性糖尿病神经病变。属于对因治疗用药,可改善微循环、抗氧化应激、改善代谢紊乱。

①甲钴胺　口服制剂,0.5～1mg,每日 3 次。

　　　　　注射剂　每次 0.5mg,肌内注射或静脉滴注,每日 1 次。

②硫辛酸　口服制剂　600mg,每日 1 次。

　　　　　注射剂　600mg,每日 1 次,静脉滴注。

③西洛他唑　100mg,每日 2 次,口服。

④依帕司他　50mg,每日 3 次,餐前口服。

2. 适用于严重痛性糖尿病神经病变。

①普瑞巴林　75～150mg,每日 2～3 次,最大日剂量 600mg。

②卡马西平　100～200mg,口服,每日 2 次。

③丙戊酸钠　200～400mg,每日 3 次。

④加巴喷丁　300mg,口服,每日 1～3 次,最大日剂量 3.6g。

3. 适用于合并消化系统神经病变者。少食多餐联合药物治疗是治疗糖尿病胃轻瘫的标准方法。

①多潘立酮(吗丁啉)　10mg,每日 3 次,餐前口服。

②莫沙必利　10mg,每日 3 次,餐前口服。

③双歧三联活菌肠溶胶囊　420mg,每日 3 次,餐前口服。

4. 适用于合并神经源性膀胱、尿潴留患者。对无力性膀胱可下腹按摩助膀胱排空,较重症尿潴留可导尿或留置导尿。必要时膀胱造瘘。可应用促进膀胱收缩的药物。

①氯贝胆碱　10～30mg,口服,每日 2～3 次。

②坦洛新 0.2～0.4mg,口服,每日1次。

【注意事项】

1. 糖尿病神经病变患者应加强足部护理,降低足部溃疡的发生。

2. 对于糖尿病病程较长,或合并眼底病变、肾病等微血管病变的患者,应该每隔3～6个月筛查一次DPN。

3. 糖尿病阳痿患者可酌情应用育亨宾,海绵体内注射血管活性药物,真空负压勃起系统、血管外科治疗、阴茎假体插入等均可选用,而且应配合心理治疗。

(常爱玲)

八、糖尿病足

糖尿病足溃疡、坏疽是指因糖尿病血管病变和神经病变、感染等因素导致糖尿病患者足或下肢组织破溃的一种病变,是糖尿病最严重的和治疗费用最高的慢性并发症之一,严重者可导致截肢。

【诊断要点】

1. 临床症状

(1)临床表现:通常有明显神经病变的症状,如下肢麻木、疼痛、刺痛,以夜间痛为主,周围感觉迟钝、严重减退或消失。患肢侧血供差,有间歇性跛行、静息痛。

(2)体征:触诊足背动脉、胫后动脉搏动弱或难以扪及;周围神经检查可有感觉异常或缺失(检查方法:10g尼龙丝检查、128Hz的音叉检查振动觉、用针检查两点辨别感觉、用棉花絮检查轻触觉、足跟反射);溃疡创面描述包括外观、范围、深度、局部皮温、气味;是否存在骨、关节畸形。

2. 辅助检查

(1)肢体血管彩超:可显示动脉结构及功能的异常,如动脉变细、变窄、斑块或附壁血栓,甚至闭塞。

（2）X线检查：可显示局部骨质是否破坏、骨髓炎、骨关节病变、软组织肿胀、气性坏疽等征象。

（3）动脉血管CT：可显示动脉管壁具体病变，如血栓、斑块、狭窄、闭塞部位、范围、侧支循环情况。

（4）神经电生理检查：评估神经传导功能、损伤程度。

3. **诊断**　糖尿病病程较长、血糖控制不佳，存在严重周围神经病变、血管病变、鞋袜不合适或足、下肢外伤，血管超声等检查明确血管狭窄或闭塞等。

【治疗要点】

1. 糖尿病足治疗困难，预防是关键：定期筛查糖尿病血管、神经等并发症情况；祛除和纠正引起溃疡的因素；合适的鞋袜、患者及其家属的宣传教育。

2. 治疗原则以营养支持治疗、控制血糖、控制感染、改善循环、局部换药处理为主。

（1）控制血糖、血压。

（2）祛除和纠正引起溃疡的因素：戒烟，预防并治疗足部真菌感染，积极治疗周围神经病变和周围血管病变。

（3）加强足部护理：避免足部皮肤受到挤压、损伤，由专业人员修理指甲、避免局部破损，避免热水烫脚，热水袋、电热器等物品直接接触足部，鞋袜合适，避免鞋内异物，避免赤足。

【处方】

1. 适用于表面溃疡及无骨质破坏的溃疡。以促进溃疡面愈合、预防和治疗感染为主。

（1）改善循环、扩张血管

①前列地尔：20μg 加入 100ml 生理盐水中静脉滴注。

②桂哌齐特：320mg 加入 250ml 生理盐水或 5％葡萄糖中静脉滴注。

（2）抗感染：轻度表面感染可口服青霉素类或头孢类或左氧氟沙星药物治疗。

①阿莫西林:0.5~1g,每日 3 次,口服。

②头孢地尼:0.2g,每日 3 次,口服。

③左氧氟沙星:0.4g,每日 3 次,口服。

(3)局部清创处理:清除坏死组织,全面暴露伤口,应用含银离子的辅料外敷。

2. 适用于出现骨质破坏、局限性坏疽、全足坏疽。以保肢、避免溃疡进一步进展为主。

(1)改善循环、扩血管:同药物处方 2。

必要时可应用低分子量肝素抗凝治疗,1 支,每日 1 次皮下注射,持续 1 周。

(2)营养神经治疗

①甲钴胺:0.5mg,入壶或加入到 100ml 生理盐水中静脉滴注。

②鼠神经生长因子:30μg 加入到 100ml 生理盐水中静脉滴注。

(3)抗生素治疗:根据局部溃疡愈合情况决定抗生素治疗时间。

治疗初始阶段,应用广谱、加酶抑制药抗生素。

①哌拉西林舒巴坦:4.5g,每 12 小时或 8 小时 1 次。

②头孢哌酮舒巴坦:2.0g,每 12 小时或 8 小时 1 次。

若存在明显臭味,加用抗厌氧菌药物。

替硝唑注射液,0.4g,每日 1 次。

在病原菌明确后,改为应用敏感性抗生素。

(4)局部处理

①广泛清创:清除所有失去活性的组织,全面暴露伤口,充分引流脓液,去除感染严重的、衰老的结缔组织等。

②局部用药:局部使用生长因子、抗生素可促进溃疡愈合,减少感染,缩短住院时间。

(5)外科处理

①患者通常存在严重血管病变,可通过介入行血管支架、球囊扩张、旁路移植等手段改善患肢血液循环,提高患肢血液灌注,从而促进伤口愈合,最大限度地避免截肢,保存肢体。

②溃疡累及骨质时,需骨科进一步处理,如剔除溃疡下骨性突出物、受累足趾剔除、受损关节复位、皮肤移植术等。

【注意事项】

1. 糖尿病患者至少每年进行一次足部检查,存在并发症者应每3个月检查1次。

2. 严重感染的足溃疡抗生素治疗2~3周,合并骨髓炎的感染,抗生素至少应用4周。

3. 对于缺血性溃疡,应重点解决下肢缺血问题。只有血供得以改善,溃疡清创后才有愈合可能。

(常爱玲)

九、糖尿病与妊娠

糖尿病合并妊娠,即孕前糖尿病(pre-gestational diabetes mellitus,PGDM),指在怀孕前已知有糖尿病的患者;而妊娠期糖尿病(gestational diabetes mellitus,GDM),在怀孕期间首次发生或发现的糖耐量减低或糖尿病,即妊娠中首次发生的糖尿病,及之前已患糖尿病但未确诊,妊娠后才被诊断的糖尿病。在所有妊娠合并糖尿病的患者中,妊娠糖尿病占80%~90%,通常发生在妊娠中晚期,同时伴有明显的代谢紊乱。妊娠期间高血糖的主要损害是围生期母婴临床结局不良和死亡率增加,其危害程度与糖尿病病情、妊娠期血糖控制与否密切相关,且出现巨大儿、胎儿生长受限、流产和早产、胎儿畸形、新生儿呼吸窘迫综合征、新生儿低血糖的风险明显增高。故所有妊娠妇女应在妊娠24~28周进行75gOGTT监测血糖。

【诊断要点】

1. 临床表现 部分患者无明显临床症状。孕期出现多饮、多食、多尿、体重不增加或下降。或出现反复尿路感染、外阴阴道假丝酵母菌感染,应警惕血糖升高。

2. 实验室检查

(1)静脉血糖:两次或两次以上空腹血糖≥5.8mmol/L。

(2)50g 葡萄糖耐量试验:随机口服 50g 葡萄糖(溶于 200ml 水中,5 分钟内服完),1 小时后抽取静脉血或微量末梢血检查血糖。血糖 ≥ 7.8mmol/L 为 50g GCT 异常,应进一步行 75gOGTT。

(3)75g 葡萄糖耐量试验:OGTT 前 3 天正常饮食,每日糖类为 150～200g,禁食 8～14 小时后查空腹血糖,然后将 75g 葡萄糖溶于 200～300ml 水中,5 分钟内服完。服后 1 小时、2 小时、3 小时分别抽取静脉血,检测血浆葡萄糖值。

(4)尿糖:可呈阴性、阳性(＋～＋＋＋＋)。尿酮体:合并酮症时可呈阳性。

3. 诊断标准

(1)孕前糖尿病或糖尿病合并妊娠或妊娠期间的糖尿病诊断标准:与 1999 年 WHO 的非妊娠人群糖尿病诊断标准一致,即空腹血糖≥7.0mmol/L,或 OGTT 后 2 小时血糖≥11.1mmol/L,或明显糖尿病症状时随机血糖≥11.1mmol/L。

(2)妊娠期糖尿病诊断标准:参考 2013 年 WHO 发表的《妊娠期新诊断的高血糖诊断标准和分类》:75gOGTT 中,空腹血糖≥5.1mmol/L,服糖后 1 小时血糖≥10.0mmol/L,服糖后 2 小时血糖≥8.5mmol/L,以上任何 1 个时间点血糖高于标准即可确定诊断。

(3)有高度糖尿病风险的妊娠妇女,例如既往妊娠糖尿病病史,糖尿病家族史,年龄>30 岁,多囊卵巢综合征、肥胖,巨大儿分娩史,无原因反复流产史、死胎、死产,足月新生儿呼吸窘迫综合征史,胎儿畸形史等,应尽早检测血糖,如果空腹血糖 ≥ 7.0mmol/L 和(或)随机血糖≥11.1mmol/L,需在 2 周以内重复测定,如果血糖仍高,可诊断糖尿病合并妊娠或妊娠期间糖尿病。

【治疗要点】

1. 糖尿病妇女妊娠前进行全面体格检查,包括血压、心电图、眼底、肾功能、神经病变、糖化血红蛋白(HbA1c),确定糖尿病的分级,其他伴随疾病控制情况,家庭及工作单位的支持情况,并由糖尿病医师和妇产科医师共同评估,再决定能否妊娠。

2. 准备妊娠的糖尿病患者,妊娠前应将血糖调整到正常水平,餐前血糖控制在 3.9～6.5mmol/L,餐后血糖在 8.5mmol/L以下。HbA1c 控制在 7.0%以下,在避免低血糖情况下尽量降至6.5%以下。在孕前使用口服降糖药者,最好在孕前改用胰岛素控制血糖达到或接近正常后再妊娠。血压控制在 130/80mmHg以下,并停用 ACEI、ARB 类药物,改为钙离子拮抗药或甲基多巴。停用降脂类药物。戒烟、戒酒。

3. 糖尿病患者已并发严重心血管病变、肾功能减退或眼底有增生性视网膜病变者应避孕,若已妊娠,建议尽早终止。糖尿病肾病者,如果 24 小时尿蛋白定量<1g,肾功能正常者;或者增生性视网膜病变已接受治疗者,可以妊娠。

4. 妊娠期间血糖控制标准:空腹、餐前、睡前血糖 3.3～5.3mmol/L,餐后 1 小时血糖≤7.8mmol/L,餐后 2 小时血糖≤6.7mmol/L;HbA1c 控制在 6.0%以下。

5. 妊娠糖尿病的分级:A1 级,FBG<5.8mmol/L,经饮食控制,餐后 2 小时血糖<6.7mmol/L。A2 级,FBG≥5.8mmol/L或者经饮食控制,餐后 2 小时血糖≥6.7mmol/L,需加用胰岛素降糖治疗。

【处方】

1. 饮食治疗　妊娠期间的饮食控制标准为既能满足孕妇及胎儿能量的需要,又能严格限制糖类的摄入,维持血糖在正常范围,而且不发生饥饿性酮症。

(1)孕期每日总热量:7531～9205kJ,按标准体重计算总热量,每日热量 30～35kcal/kg 计算,其中糖类占 40%～50%,蛋白质 20%～30%,脂肪 30%～40%。分三正餐、三辅餐,实行少量、多餐制,可适量进食粗纤维食物。肥胖者(BMI＞30kg/m²)在上述总热量基础上适当减少热量摄入,消瘦者应适当增加热量以增加体重。

(2)水果时机:于两餐之间进食,每日总量不超过 200g,应选用含糖量较低的水果(苹果、柚子等)或以蔬菜(西红柿、黄瓜)代替水果。蔬菜每日不少于 500g,绿色蔬菜不少于 50%。

饮食控制 3～5 天后重新检测血糖:包括三餐前半小时及三餐后 2 小时血糖水平、睡前血糖和相应尿酮体。严格饮食控制后出现尿酮体阳性,应重新调整饮食。

(3)体重增加幅度:孕期体重增加幅度与体型相关。肥胖者整个孕期体重增加在 8kg 左右。正常体重者孕期体重增加以不超过 12.5kg 为宜。孕 20 周前平均体重增加 3.5～4.0kg。孕后期每周增加 0.3～0.5kg,1 周内体重增加不超过 2kg。

2. 运动治疗　可改善糖代谢,增强胰岛素敏感性,避免孕期体重过度增长,利于控制血脂、血糖,保证正常分娩。

运动原则:运动以不引起胎儿窘迫或子宫收缩为佳,上肢运动通常不会引起子宫收缩,较适宜的有氧运动包括散步、游泳、太极拳、瑜伽。运动过程分为 3 个阶段,包括活动前热身,约 5 分钟,以四肢伸展运动为主;正式活动阶段,时间 10～15 分钟;活动后放松阶段,约 5 分钟,以慢走和自我按摩为主。每日进行 3 次,以餐后 1 小时为宜,避免出现低血糖。

3. 药物治疗　经饮食、运动控制 2 周血糖仍不能达标者,及严格控制饮食后出现酮症,增加热量血糖又超标者,适合启动胰岛素治疗。首选胰岛素以人胰岛素最佳。

胰岛素剂量根据血糖、孕周、体重进行调整,首次选择可大致根据以下参考:24～32 周,0.8U/(kg·d);32～36 周,0.9U/(kg·d);36～40 周,1.0U/(kg·d)。

治疗期间密切监测血糖,根据血糖变化调整胰岛素剂量,直至血糖达标。

若多次皮下注射胰岛素,孕妇血糖仍持续较高,血糖波动较大,建议启动胰岛素泵治疗。胰岛素泵剂量设定:原总剂量的75%～80%,其中50%设置为基础量,另50%为餐前大剂量,三餐暂时平均分配。再根据血糖情况调整胰岛素剂量。

4. 分娩

(1)分娩时机:无妊娠并发症的 GDM-A1 期,胎儿监测无异常的情况下,在严密监测下,等到预产期终止妊娠;应用胰岛素治疗的孕前糖尿病及 GDM-A2 者,如果血糖控制良好,孕 38～39 周终止妊娠;有死胎、死产史,或并发子痫前期、羊水过多、胎盘功能不全者确定胎儿肺成熟后及时终止妊娠;血糖控制不满意,伴微血管病变者,孕 36 周后促胎儿肺成熟后及时终止妊娠。

(2)分娩方式:糖尿病本身不是剖宫产指征。决定阴道分娩者,应制订产程中分娩计划,产程中密切监测孕妇血糖、宫缩、胎心变化,避免产程过长。选择剖宫手术指征:巨大胎儿、胎盘功能不良、糖尿病病程＞10 年,糖尿病伴微血管病变、重度子痫前期、胎儿生长受限、既往死胎、死产史,应放宽剖宫产指征。

(3)分娩时降糖措施:择期剖宫产或临产时,为避免产程中的能量消耗及饮食改变引起低血糖,应停用所有皮下注射的胰岛素。密切监测产程中血糖,每 2 小时测定血糖。血糖升高时检查尿酮体的变化,根据血糖水平决定是否静脉滴注胰岛素。

生产后,由于胎盘排出,抗胰岛素激素水平迅速下降,胰岛素剂量应减少 1/3～1/2,妊娠期糖尿病患者产后一般可停用胰岛素,糖尿病患者根据饮食结构,再调整胰岛素剂量。

【注意事项】

1. 所有妊娠期间高血糖患者于产后 6～12 周应复查 75g OGTT,血糖仍异常者需按糖尿病治疗。

2. 孕期实验室检测

（1）HbA1c：糖尿病合并妊娠者，每1~2个月测定1次；GDM确诊后检查，根据孕期血糖控制情况，决定是否复查。

（2）糖尿病合并妊娠者，合并微血管病变时，应在妊娠早、中、晚3个阶段监测肾功能、血脂和眼底检查。GDM者在确诊时应检查眼底，监测血脂。

（3）NST：糖尿病合并妊娠者及GDM-A2者，孕32周起，每周1次NST，孕36周后每周2次NST。GDM-A1，孕36周开始做NST，NST异常者进行超声检查，了解羊水指数。

（4）B超检查：妊娠20~22周常规B超检查，除外胎儿畸形。妊娠28周后应每4~6周复查1次B超，监测胎儿发育、羊水量及胎儿脐动脉血流等。

（5）羊膜腔穿刺：GDM确诊时间较晚，或孕期血糖控制欠佳，以及其他原因需提前终止妊娠者，应在计划终止妊娠前48小时行羊膜腔穿刺术，了解胎儿肺成熟情况，同时羊膜腔内注射地塞米松10mg，以促进胎儿肺成熟。

（常爱玲）

第 12 章

低血糖症

低血糖症(hypoglycemia)是由各种原因导致的血糖浓度低于正常低限,引起了以交感神经兴奋和中枢神经系统功能障碍为突出表现的一组临床表现。低血糖症在临床上比较常见,低血糖是一种生化异常,并不是一种疾病。对于非糖尿病患者来说,低血糖症的诊断标准为血糖<2.8mmol/L,而接受药物治疗的糖尿病患者只要血糖水平≤3.9mmol/L就属于低血糖范畴。

【诊断要点】

1. 临床症状

(1)临床表现:少数患者无任何症状,或仅有饥饿感,伴随一过性出汗、心悸,可自行缓解。多数患者可表现自主(交感)神经过度兴奋症状,饥饿感、乏力、出汗、焦虑、战抖、面色苍白、皮肤湿冷、心悸等,需进食含糖食物纠正。出现神经低血糖症状时可出现大汗、头痛、头晕、精神不集中、思维及语言混乱、反应迟钝、行为怪异、视物模糊,严重者出现昏迷,危及生命。

(2)体征:轻度低血糖时可无明显体征变化,或可出现收缩压轻度升高、心动过速、皮肤湿冷。累及神经系统时可出现反应迟钝、步态不稳、瞳孔散大,严重者强直性惊厥、锥体束阳性,至昏迷、各种反射消失。

2. 实验室检查

(1)血浆胰岛素测定:低血糖发作时,同时测定血浆葡萄糖、胰岛素和C肽水平,明确有无胰岛素及C肽不适当分泌过多。血糖<2.8mmol/L 时,胰岛素浓度≥36pmol/L 提示胰岛素分泌过多。同时可测定胰岛素释放指数,同一标本所得血浆胰岛素(mU/L)与血浆葡萄糖(mg/dl)比值。正常人此时 I∶G 应<0.3,0.3~0.4 考虑高胰岛素血症,若>0.4 甚至 1.0 以上,高度怀疑胰岛素瘤。

(2)血浆胰岛素原、C 肽测定:C 肽水平升高提示内源性胰岛素分泌增多,若 C 肽不高,胰岛素增高,提示外源性胰岛素过多。血糖<3.0mmol/L,C 肽>300pmol/L,胰岛素原>200pmol/L,考虑胰岛素瘤。

(3)延长(5 小时)口服葡萄糖耐量试验:判断 2 型糖尿病早期是否存在餐后晚发性低血糖症,也可判断有无内源性胰岛素分泌过多。做法:口服 75g 葡萄糖,测定服糖前、服糖后 30 分钟、1 小时、2 小时、3 小时、4 小时、5 小时血糖、胰岛素、C 肽。

(4)胰岛素抗体、胰岛素受体抗体测定:除外由于机体产生的自身抗胰岛素抗体(IA)兴奋胰岛素受体而引起严重的低血糖症。

3. 诊断

(1)根据低血糖典型表现(Whipple 三联征)可确定:①低血糖症状;②发作时血糖<2.8mmol/L;③供糖后低血糖症状迅速缓解。而接受药物治疗的糖尿病患者只要血糖水平≤3.9mmol/L 即可诊断为低血糖症。

(2)低血糖分类:①无症状性低血糖:血糖≤3.9mmol/L,但无低血糖症状。②症状性低血糖:血糖≤3.9mmol/L,且有低血糖症状。③严重低血糖:需他人帮助,存在意识障碍,低血糖纠正后神经系统症状明显改善。

4. 鉴别诊断 低血糖昏迷需与以下疾病进行鉴别。

(1)脑血管意外:脑血管意外突然发病,且很快进入昏迷状态;患者可伴随头痛、头晕、反应迟钝、肢体活动障碍等症状,头 CT 及血糖测定可鉴别诊断。另低血糖可诱发脑梗死发作。

(2)乳酸性酸中毒昏迷:以代谢性酸中毒为主,常伴有深大呼吸、神志模糊、嗜睡、昏迷等。休克可见呼吸深大而快,但无酮味、皮肤潮红,实验室检查,血乳酸>5mmol/L,pH<7.35。血糖及血气分析可鉴别诊断。

(3)高血糖高渗性昏迷:多见于 2 型糖尿病老年患者,可有神志障碍,反应迟钝,抽搐等,实验室检查血 Na$^+$ 升高>145 mmol/L,血糖显著升高,常>33.3mmol/L,血渗透压增加>330msOm/L。

5. 低血糖症原因分类　根据低血糖发生时间,大致分为空腹低血糖症、药物所致低血糖症、餐后低血糖症。

(1)空腹低血糖症

①内分泌异常:胰岛素或胰岛素样因子过多,如胰岛细胞瘤、胰腺外肿瘤所致类癌;以升高血糖的激素缺乏,如腺垂体功能减退、原发性肾上腺功能减退症(Addison 病)、生长激素减少。

②严重肝脏疾病:重症肝炎、肝硬化、肝癌晚期、心力衰竭所致肝淤血。肝为糖原合成和分解的器官。当血糖降低时,肝糖原分解使血糖回升。肝病时这种调节血糖的功能降低,就可能引起低血糖。

③慢性肾衰竭:慢性肾衰竭致胰岛素、口服降糖药物代谢及排出减慢,作用时间延长。

④代谢酶障碍:Ⅰ、Ⅲ、Ⅵ、Ⅸ型糖原沉着症、果糖-1,6-二磷酸酶缺乏症、丙酮酸羟化酶缺乏症、遗传性果糖不耐受症、半乳糖血症。

⑤营养物不足:严重营养不良(肌肉消耗)、禁食、发热、重度腹泻、呕吐、剧烈运动、妊娠后期。

⑥胰岛素自身免疫综合征:患者血中有胰岛素自身抗体和反常性低血糖症,且从未用过胰岛素。低血糖常发生在餐后 3~4 小时,其发生与胰岛素抗体免疫复合物解离、释放游离胰岛素过多相关。可见于应用含巯基药物,如治疗 Graves 病的甲巯咪唑及卡托普利、青霉胺等。本症还可合并其他自身免疫病,如类风

湿关节炎、系统性红斑狼疮、多发性肌炎等,应用糖皮质激素有效。

(2)药物所致低血糖症:胰岛素和口服降糖药物、酒精过量、水杨酸类、土霉素、磺胺类药物、奎宁、β受体阻断药、安定类药物、苯丙胺、苯海拉明、单胺氧化酶抑制药和具有降糖作用的中草药。

(3)餐后低血糖症:早期糖尿病、特发性(功能性)、胃大部分切除、胃空肠吻合等。

【治疗要点】

1. 对于疑似低血糖症的患者,立即监测指尖血糖,并予以糖分补充,10~15 分钟复查指尖血糖。

2. 确定患者气道是否通畅、有癫痫发作时做好防护工作,避免舌体咬伤。

3. 积极寻找低血糖原因,祛除诱发因素。

4. 糖尿病患者以预防低血糖为主。

【处方】

1. 适用于意识清楚、正常进食患者。

进食糖块 3~5 颗,饮料 200ml 或 50%葡萄糖溶液 40~60ml。

2. 适用于出现意识障碍、昏迷患者。

即刻 50%葡萄糖 60~100ml 静脉注射,多数患者 5~10 分钟可神志清醒,血糖恢复正常。若由于药物所致低血糖,为防止低血糖反复,可予 5%或 10%葡萄糖 250~500ml 溶液静脉滴注,维持 12~48 小时。

3. 适用于静脉滴注葡萄糖后意识障碍改善不明显的患者,或静脉通道建立困难的患者。

氢化可的松 100mg 加入 5%或 10%葡萄糖溶液中静脉滴注。

胰高血糖素 0.5~1.0mg 肌内注射或静脉注射。

【注意事项】

1. 临床医生必须熟练掌握低血糖的诊断线索,包括酗酒、用药史、相关疾病等。

2. 低血糖昏迷反复发作且持续时间长者,脑细胞会受到严重不可逆性损害,导致痴呆甚至死亡,故及早识别、及早防治。

3. 若怀疑药物所致低血糖,应及时停用相关药物,且于该药物半衰期内密切观察血糖变化,避免低血糖反复。

4. 糖尿病患者及其家属要充分了解低血糖危害,清楚低血糖表现,及时发现并正确应对低血糖。老年患者血糖不宜控制过低,空腹血糖<7.8mmol/L,餐后血糖<11.1mmol/L 即可。1 型糖尿病患者血糖波动较大,要在餐前、餐后监测血糖。

5. 苏木杰现象(低血糖-高血糖反应),夜间曾有低血糖,在睡眠中未被察觉,但导致体内升糖激素分泌增加,继而发生低血糖后反跳性高血糖。夜间低血糖可维持数小时且不惊醒患者,常可导致严重低血糖昏迷甚至猝死。若患者睡前血糖<6.0mmol/L,晨起血糖明显升高,应警惕夜间低血糖发生。患者可睡前加餐,加测夜间 2～3 点血糖。

6. 病情严重,难以预估患者进食情况,或进食后易出现呕吐患者,可先进食,根据进食量或餐后 1～2 小时血糖再行应用胰岛素,避免餐前胰岛素与进食不匹配,出现低血糖。

（常爱玲）

第13章

代谢综合征

代谢综合征(metabolic syndrome,MS)是一组以肥胖、高血糖(糖尿病或糖调节受损)、血脂异常[高三酰甘油血症和(或)LDL-C血症]及高血压等聚集发病、严重影响机体健康的临床综合征,是一组在代谢上相互关联的危险因素的组合。它是由遗传因素及环境因素共同作用,以中心性肥胖为始动因素,胰岛素抵抗为重要中心环节,并以慢性轻度炎症促进了代谢综合征的进展。

【诊断要点】

1. 临床表现 MS的临床表现即它所包含的各种疾病及其并发症、伴发病的临床表现,可同时或先后出现在同一患者身上。各疾病临床表现或特异、或无明显表现,如肥胖症、血脂异常、糖尿病、高血压、冠心病、高尿酸。例如高血压,有时可出现头晕、头痛、恶心、呕吐、走路不稳等。如糖尿病,可出现口干、多饮、多尿、多食、体重减轻等。如冠心病,可出现心前区及后背部不适、胸闷、气短、憋气等。如高尿酸,出现痛风时,可出现关节疼痛。

2. 诊断标准 2007年在2004年CDS基础上,对MS的组分量化指标进行修订。

(1)腹型肥胖:腰围男性≥90cm,女性≥85cm。

(2)高血糖:空腹血糖≥6.1mmol/L,或糖负荷后2小时血糖≥7.8mmol/L 和(或)已经确诊为糖尿病并治疗者。

(3)高血压:血压≥130/85mmHg 和(或)已经确诊为高血压

并治疗者。

(4)空腹三酰甘油≥1.70mmol/L。

(5)空腹 HDL-C＜1.04mmol/L。

具有以上 3 项或 3 项以上者可诊断为代谢综合征。

高尿酸血症、高血凝状态可为伴随状态,但不纳入诊断标准。

此外,MS 发病的高危人群:①年龄≥40 岁以上者。②有 1 项或 2 项 MS 组成成分,但尚不符合标准者。③有心血管、非酒精性脂肪肝、痛风、多囊卵巢综合征及各类脂肪萎缩症者。④有 MS 家族史者。⑤有心血管疾病家族史。

【治疗要点】

1. 防治 MS 的主要目标是预防临床心血管疾病和 2 型糖尿病的发生,对已有心血管病者则是预防心血管事件再发生。

2. 原则上先启动生活方式干预,合理饮食、适当体力活动、体育运动、减轻体重、戒烟是防治 MS 的基础。

3. 代谢综合征控制标准:严格控制血糖、血压、血脂,以达目标值:①血糖:空腹血糖＜5.8mmol/L,2 小时血糖＜7.8mmol/L,糖化血红蛋白＜6.5%。②血压:130/80mmHg 以下。③血脂:TG 1.7mmol/L,TC 4.5mmol/L,HDL-C 男性＞1.1mmol/L,女性＞1.4mmol/L。

【处方】

1. 适用于肥胖的、糖耐量异常的年轻患者。

二甲双胍　0.5g,每日 3 次,口服。

2. 适用于年老的糖耐量异常患者。

阿卡波糖　50～100mg,每日 3 次,随餐第一口嚼服。

伏格列波糖　0.2mg,每日 3 次,随餐第一口嚼服。

米格列醇　50mg,每日 3 次,餐前口服。

3. 明确存在严重胰岛素抵抗的患者。

吡格列酮　15～45mg,每日 1 次,餐前口服。

罗格列酮　4～8mg,每日 1 次,餐前口服。

4. 明确诊断糖尿病患者,可参考糖尿病章节。

5. 适用于高血压、伴有微量白蛋白尿的患者。

贝那普利　　2.5~10mg,口服,每日 1~2 次。

培哚普利　　2~4mg,口服,每日 1 次。

福辛普利　　2.5~10mg,口服,每日 1~2 次。

6. 适用于不耐受 ACEI 药物的高血压,伴有微量白蛋白尿的患者。

厄贝沙坦　　75~150mg,口服,每日 1 次。

替米沙坦　　40~80mg,口服,每日 1~2 次。

氯沙坦钾　　25~50mg,口服,每日 1~2 次。

出现微量白蛋白尿,如果不存在用药禁忌证,可优先选用 ACEI 类药物。若因咳嗽不耐受 ACEI,可选用 ARB 类药物。若患者同时伴有高尿酸,可优先选用氯沙坦钾,可协助降尿酸。

7. 用于高血压,不伴有微量白蛋白尿,或已应用药物处方 5 或 6 中药物,血压仍未达标的患者。

硝苯地平缓释片　　10~20mg,口服,每日 1~3 次。

硝苯地平控释片　　30mg,口服,每日 1~2 次。

氨氯地平　　5~10mg,口服,每日 1 次。

8. 适用于以胆固醇升高为主的血脂异常,及肝功能正常的脂肪肝患者。

阿托伐他汀　　10~20mg,每晚 1 次,睡前口服。

辛伐他汀　　10~20mg,每晚 1 次,睡前口服。

瑞舒伐他汀　　5~10mg,每晚 1 次。

血脂康胶囊　　0.6g(2 粒),每日 2~3 次,饭后口服。

若患者存在轻度肝功能异常,可优先选用血脂康胶囊,保肝、降脂。若患者同时存在严重高三酰甘油血症,TG>6mmol/L,优先应用降高三酰甘油血症药物,待其降至 4.5mmol/L 以下,再应用他汀类药物。

9. 适用于以高三酰甘油为主的血脂异常。

非诺贝特　200mg,每日 2～3 次,与餐同服。

苯扎贝特　200mg,每日 3 次,与餐同服。

若患者合并高尿酸血症,可优先选用非诺贝特。

10. 适用于高尿酸的患者。

别嘌醇　0.05～0.1g,口服,每日 1～2 次。

非布司他　20～40mg,口服,每日 1 次。

苯溴马隆　25～50mg,早餐后口服,每日 1 次。

碳酸氢钠片　0.5～1.0g,口服,每日 3 次。

根据尿酸排泄分数选用降尿酸药物。若患者属于尿酸生成过多者,应用别嘌醇或非布司他减少尿酸生成。若属于尿酸排泄少者,加用苯溴马隆促进尿酸排泄。若尿常规提示尿液酸碱度<6.3,应用碳酸氢钠片碱化尿液促进尿酸排出。降尿酸药物以小剂量起始,每周递增,避免诱发痛风发作。

11. 减重药物

西布曲明　10mg,晨起口服 1 次,若体重减轻不明显,可于 4 周后加量至 15mg,日最大剂量不超过 15mg。

奥利司他　120mg,每日 3 次,于餐中或餐后 1 小时内服用。

【注意事项】

1. 代谢综合征的治疗应强调降糖、降压、降脂、减肥、改善胰岛素抵抗等综合治疗,且生活方式的改变应持之以恒,不应仅依赖于药物治疗。

2. 以上药物应注意不良反应、禁忌证情况,用药期间需密切监测肝功能、肾功能、肌酸激酶、血钾等指标,避免诱发药物损害。

(常爱玲)

第14章

高尿酸血症和痛风

高尿酸血症(hyperuricemia)与痛风(gout)是由于遗传性或获得性病因,引起嘌呤代谢障碍所致的代谢性疾病。其临床特征是:高尿酸血症及由此引起的痛风性急性关节炎反复发作,痛风石沉积,痛风石性慢性关节炎和关节畸形,常累及肾引起慢性间质性肾炎和尿酸性肾结石形成,也可由尿酸结石引起急性肾衰竭。痛风见于世界各地区、各民族,患病率有所差异,在我国患病率为 $0.15\%\sim0.67\%$,较以前有明显升高。本病可分为原发性和继发性两大类,原发性者病因除少数因先天性嘌呤代谢酶缺陷引起外,绝大多数病因未明,常伴高脂血症、肥胖、糖尿病、高血压、动脉硬化和冠心病等。继发性者可由于肾疾病、血液病、药物、肿瘤放化疗等多种原因引起。

【诊断要点】

1. 临床表现   95％的痛风发生于男性,多于 40 岁之后发病,患病率随年龄增长而增加;女性患者多在绝经期后发病。痛风的自然病程可分为无症状期、急性关节炎期、痛风石及慢性关节炎期及肾病变。

(1)无症状高尿酸血症期:仅有血尿酸升高,而无任何临床症状,一般可达数年至数十年。

(2)急性关节炎期:常于夜间突然发生下肢远端单关节红、肿、热、痛和(或)功能障碍,疼痛进行性加剧,12 小时左右达高峰,呈撕裂样、刀割样或咬噬样,多于数天或 2 周内自行缓解。以蹞趾关及第一跖趾关节最为多见,症状反复发作,可累及足背、足跟、踝、膝等关节。部分患者伴发热、寒战、头痛、恶心等全身症状。

(3)痛风石及慢性关节炎:关节炎频繁发作,间歇期缩短,疼痛加剧,累及的关节逐渐增多,晚期出现关节畸形,活动受限。痛风石是痛风的特征性临床表现,常于耳廓、跖趾、指间和掌指关节发生,表现为关节肿胀、僵硬、畸形及周围组织的纤维化和变性,严重时患处皮肤可破溃、有豆腐渣样白色物质排出,形成瘘管时周围组织呈慢性肉芽肿,虽不易愈合但很少感染。

(4)肾病变:主要为痛风性肾病和尿酸性肾石病。痛风性肾病早期仅出现间歇性蛋白尿,随病程发展,出现肾浓缩功能受损,晚期肾功能不全。10%~25%的痛风患者肾出现尿酸结石,呈泥砂样,多无症状,部分可见肾绞痛、血尿。当结石致梗阻时出现肾积水、肾盂肾炎、肾积脓或肾周炎,加重肾实质损害。

2. 辅助检查

(1)血尿酸测定:血尿酸受多种因素影响,并存在波动,应反复测定。男性和绝经后女性血尿酸$>420\mu$mol/L(7mg/dl),绝经前女性$>350\mu$mol/L(6 mg/dl)可诊断为高尿酸血症。中老年男性出现特征性关节炎表现、尿路结石或肾绞痛发作,伴有高尿酸血症者应考虑为痛风。

(2)尿尿酸测定:初步判定高尿酸血症分型,有助于降尿酸药物的选择及鉴定尿路结石的性质。低嘌呤饮食 5 天后,留取 24 小时尿,正常值 1.2~2.4mmol(200~400mg)/d,>600mg/d 为尿酸生成过多型(约占 10%),<600mg/d(约占 90%)为尿酸排泄过少型。

(3)尿酸盐结晶检查:急性期如踝、膝等大关节肿胀时可穿刺抽取滑囊液;慢性期穿刺活检痛风石内容物,旋光显微镜下可见尿酸盐结晶,阳性者可确诊痛风。

(4)X 线检查:急性关节炎期可见非特征性软组织肿胀,慢性期或反复发作后受累的关节间隙变窄,软骨缘邻近关节的骨质可见穿凿样、虫蚀样圆形或弧形的骨质透亮缺损。

（5）超声检查：受累关节超声可见关节积液、滑膜增生、关节软骨及骨质破坏，关节内及周围软组织的痛风石、钙质沉积。超声下肾髓质内可见散在强回声光点，提示尿酸盐肾病，部分患者可见尿酸性尿路结石。

（6）CT 检查：双源 CT 能特异性识别尿酸盐结晶，可作为影像学筛查手段之一，尤其是双源 CT 表现有尿酸盐结晶时，可辅助诊断痛风。

3. 询问病史需注意事项

（1）注意是否存在高尿酸、痛风家族史，原发性痛风具有遗传倾向，属于多基因遗传缺陷疾病。

（2）注意是否存在原发性痛风伴发疾病，如高脂血症、肥胖、糖尿病、高血压、动脉硬化和冠心病等。

（3）注意是否存在导致继发性痛风的因素，如肾病、血液病、药物（小剂量阿司匹林、襻利尿药和噻嗪类利尿药、钙离子拮抗药和 β 受体阻断药）、肿瘤放化疗等。

（4）痛风发作前是否存在以下诱发因素，如常见诱因有劳累、寒冷、饮酒、暴饮暴食，高嘌呤饮食、关节局部损伤、高强度锻炼、手术、感染等。

（5）生活方式：作息不规律、缺失体力活动，存在心血管疾病危险因素均为高危人群。

4. 鉴别诊断

（1）急性痛风性关节炎：是痛风的主要临床表现，常为首发症状。反复发作的急性关节液。无症状的间歇期、高尿酸血症，对秋水仙碱治疗有特效的典型病例，临床诊断并不困难。然而也有不典型者，在关节滑液或痛风石中检测到尿酸盐晶体可以确诊。目前采用 1977 年美国风湿病学会（ACR）的分类标准（表 14-1）进行诊断，同时应与蜂窝织炎、丹毒、感染化脓性关节炎、创伤性关节炎、反应性关节炎、假性痛风相鉴别。

表 14-1　1977 年 ACR 急性痛风性关节炎分类标准

1. 关节液中有特异性尿酸盐结晶，或

2. 用化学方法或偏振光显微镜证实痛风石中含尿酸盐结晶或

3. 具备以下 12 项(临床、实验室、X 线表现)中 6 项

(1)急性关节炎发作＞1 次

(2)炎症反应在 1 天内达高峰

(3)单关节炎发作

(4)可见关节发红

(5)第 1 跖趾关节疼痛或肿胀

(6)单侧第 1 跖趾关节受累

(7)单侧跗骨关节受累

(8)可疑痛风石

(9)高尿酸血症

(10)不对称关节肿胀(X 线证实)

(11)无骨侵蚀的骨皮质下囊肿(X 线证实)

(12)关节炎发作时关节炎微生物培养阴性

(2)间歇期痛风：此期为反复急性发作之间的缓解状态。通常无明显关节症状，因此间歇期的诊断有赖于急性痛风性关节炎反复发作的病史及高尿酸血症。部分病史较长、发作较频繁的受累关节可出现轻微的影像学改变。因此在曾受累的关节液中发现尿酸盐结晶，可确诊。

(3)慢性期痛风：皮下痛风石形成是慢性期标志。反复急性发作，受累关节肿痛等症状不能缓解，结合关节 X 线检查和痛风石抽吸物中尿酸盐晶体可确诊。

(4)肾脏病变：慢性尿酸性肾病可见夜尿增多，出现尿比重和渗透压降低、轻度红白细胞尿及管型、轻度蛋白尿等，甚至肾功能不全。此刻应与肾疾病引起的继发性痛风相鉴别。尿酸性尿路结石及肾绞痛和血尿为痛风肾病主要临床表现。对于肿瘤广泛播散或接受放、化疗的患者突发急性肾衰竭，应考虑急性尿酸性

肾病,其特点是血及尿中尿酸急剧升高。

【治疗要点】 痛风治疗的目的:①迅速、有效地缓解和消除急性发作症状;②预防急性关节炎发作;③纠正高尿酸血症,促使组织中沉积的尿酸盐晶体溶解,防止新的晶体形成,从而逆转和治愈痛风;④治疗其他伴发疾病。

1. 一般治疗 患者的教育、适当地调整生活方式和饮食结构是痛风治疗的基础。痛风患者应遵循下述原则:①避免高嘌呤饮食,如动物内脏(脑、肝、肾)、海产品(海鱼、贝壳类等软体动物)和浓肉汤含嘌呤较高,鱼虾、肉类、豆类也含有一定量嘌呤;②控制体重,对于肥胖者采用低热量,均衡膳食、增加运动,保持理想体重;③戒酒;④大量饮水(每日 2 000 ml 以上);⑤增加新鲜蔬菜的摄入,鼓励选用碱性食品和谷物类制品;⑥规律饮食、作息和运动;⑦戒烟。

2. 急性发作期

(1)卧床休息,抬高患肢,避免关节负重。一般应休息至关节疼痛缓解 72 小时之后可恢复活动。

(2)碱化尿液:碳酸氢钠每天 1～2g,口服,每天 3 次。

(3)常用药物有秋水仙碱,非甾体抗炎药和糖皮质激素(详见下文【处方】)。

(4)已经服用降尿酸药物者发作时不需停药,以免引起血尿酸波动,延长发作时间或引起转移性发作。

3. 发作间歇期及慢性期 治疗目的是使血尿酸维持正常水平。包括促进尿酸排泄药物和抑制尿酸生成药物(详见下文【处方】)。

4. 无症状高尿酸血症的治疗 各家意见不一致,一般认为不需治疗,但应避免肥胖、暴饮暴食、酗酒及精神紧张等可致痛风急性发作的因素。也有人认为,若血尿酸浓度超过 476～535mol/L,尤其对尿排出偏少而有阳性家族史者,应给予别嘌醇治疗,并随访观察其病情发展。

5. 对症治疗　对有高血压、冠心病、糖尿病、肥胖症、肾结石、尿路感染、肾衰竭等并发症者,须进行对症治疗,关节活动困难者给予理疗及功能锻炼,对痛风石破溃形成瘘管者,应予手术刮除。

6. 继发性痛风的治疗　除治疗原发疾病外,对痛风的治疗原则同前述,降低血尿酸药物宜选用别嘌醇,有肾功能减退者宜适当减少用药剂量,严重肾损伤者可行透析治疗,排尿酸药易加重肾负担而不宜应用。

【处方】

1. 急性关节炎期　以下 3 类药物均应及早、足量使用,见效后逐渐减停。

(1)秋水仙碱:首剂 1mg,口服,后每 1～2 小时 0.5mg,24 小时总量不超过 6mg。

(2)非甾体抗炎药:症状缓解后应减量,5～7 天后停用,禁止两种或多种非甾体抗炎药同时应用。

吲哚美辛　初剂量 75～100mg,每 8 小时 1 次。

或 罗非西布　25mg,每天 1 次。

或 双氯芬酸钠　50mg,每天 2～3 次。

或 布洛芬　0.3～0.6g,每天 2 次。

(3)ACTH 或糖皮质激素治疗:可口服、肌内注射、静脉应用中、小剂量糖皮质激素。

ACTH 50U,溶解于葡萄糖溶液中缓慢静滴,可重复给药。

或 氢化可的松　200～300mg,每日 1 次静脉滴注。

或 泼尼龙　20～30mg 每日 1 次,口服,3～4 日后逐渐减量停服(疗程不超 2 周)。

泼尼松龙　每次 25～50mg,关节腔内注射。

2. 发作间歇及慢性期治疗

(1)排尿酸药物

①丙磺舒:起始 0.25g,每日 2 次,口服,逐渐增至 1～1.5g/d,分 3～4 次口服,最大剂量为 3g/d。

②磺吡酮：起始 50mg，每日 2 次，口服，10 日内逐渐增量到 100mg，每日 3～4 次，口服，最大剂量为 600mg/d。

③苯溴马隆：起始 25～50mg，每日 1 次，口服，逐渐增至 100mg，每日 1 次。

（2）抑制尿酸形成药物

①别嘌醇：初始剂量 100mg/d，以后每 2～4 周增加 100mg 直至 100～200mg，每日 3 次。

②非布司他：初始剂量 40mg/d，2 周后如果血尿酸水平不低于 6mg/dl，建议增至 80mg，每日 1 次。

（3）碱化尿液药物。

碳酸氢钠 1～2g，每天 2～3 次，口服。

【注意事项】

1. 发作急性期患者药物治疗越早越好，早期治疗可使症状迅速缓解，而延迟治疗则炎症不易控制。

2. 痛风缓解期的治疗目的是防止痛风再次发作，并且防止因高尿酸血症导致的并发症，治疗的目的是维持血尿酸长时间在 360μmol/L 以下，控制好糖尿病、高血压、高血脂等（尤其是要提升高密度脂蛋白 HDL）。

3. 一般认为血尿酸盐的浓度在 476.0～535.6μmol/L 以下的高尿酸血症患者不需要药物治疗，但应避免过食（特别是高嘌呤饮食）、酗酒、过劳、创伤及精神紧张等诱发急性发作的因素。

4. 秋水仙碱治疗过程中，应注意白细胞计数降低、肝功能损害及秃发等不良反应。下列情况不宜使用秋水仙碱：白细胞减少、血小板减少或贫血严重者；有急慢性肝病，尤其是肝功能不正常者；严重胃肠道疾病，如溃疡活动期。

5. 痛风反复发作患者，慢性炎症不易控制，虽经上述治疗，有时仍有局部关节酸痛或急性发作，此时可用小剂量秋水仙碱维持，0.5mg/d 或 1mg/d 往往足以使症状得到控制，但应注意秋水仙碱对骨髓的抑制和对肝功能的损害。

6. 对病情严重而秋水仙碱等治疗无效或有禁忌证时采用糖皮质激素,使用时间不宜过长,停药后往往出现复发。当患者有高血压、糖尿病、溃疡病、严重感染及出血倾向时,应慎重使用。

7. 非甾体抗炎药不良反应有胃肠道刺激、水钠潴留、头晕、头痛、皮损等,有活动性消化性溃疡者禁用。

8. 别嘌醇与排尿酸药物一般不需联用。个别患者可有发热、过敏性皮炎、腹痛、腹泻、白细胞及血小板减少、肝功能损害等不良反应,停药及给予相应治疗一般均能恢复,偶有发生坏死性皮炎则病情严重,应立即抢救治疗。用药期间也可发生尿酸转移性痛风发作,可辅以秋水仙碱治疗。

9. 痛风治疗期间需大量饮水以增加尿酸排泄(治疗初期,每日饮水量不少于 1.5～2L),应用碳酸氢钠定期监测尿液酸碱度,注意酸碱平衡,高尿酸血症和痛风发作的患者尿液 pH 应调整在 6.2～6.8。

10. 急性发作期不开始进行降尿酸治疗,已经服用降尿酸药物者出现急性发作时不需停用,以免引起血尿酸波动,延长发作时间或引起转移性发作。

(张　燕)

第15章

高脂血症

由于脂肪代谢或运转异常,使血浆一种或多种脂质高于正常称为高脂血症。脂质不溶或微溶于水,必须与蛋白质结合以脂蛋白形式存在,因此,高脂血症常为高脂蛋白血症(hyperlipoproteinemia),表现为高胆固醇血症、高三酰甘油血症或两者兼有,临床上分为两类:①原发性,罕见,属遗传性脂代谢紊乱疾病;②继发性,常见于控制不良糖尿病,饮酒、甲状腺功能减退症、肾病综合征,肾透析、肾移植、胆道阻塞,口服避孕药等。

【诊断要点】

1. 临床表现 血脂异常可见于不同年龄、性别的人群,某些家族性血脂异常可发生于婴幼儿。

(1)黄色瘤、腱黄瘤、早发性角膜环和脂血症眼底改变:由于脂质局部沉积引起,其中黄色素瘤较常见,多位于上、下眼睑。腱黄瘤在肢体伸侧肌腱,如鹰嘴、髌、足跟部,伴有肌腱炎时有痛感和压痛。早发性角膜环出现40岁以下,多伴有血脂异常。严重的高三酰甘油血症可产生脂血症眼底改变。

(2)动脉粥样硬化:脂质在血管内皮沉积引起动脉粥样硬化,引起早发性和进展迅速的心、脑血管和周围血管病变。脂质异常可作为代谢综合征的一部分,常与肥胖、高血压、冠心病、糖耐量异常或糖尿病同时存在或先后发生,多数血脂异常患者无任何症状和异常体征,在常规血液生化检查时发现。

2. 辅助检查 生化血脂检查:高脂血症的诊断主要依靠实验室测定空腹状态下血浆或血清 TC、TG、LDL-C 和 HDL-水平。由于影响血脂水平的因素较多,在采血前应注意:①保持平常饮食并禁酒 1 周以上,体重相对恒定;②血浆标本应在进餐后 12~16 小时采取。

3. 诊断标准

(1)参考 2007 年中国成人血脂异常防治指南(表 15-1)。

表 15-1 我国人群的血脂合适水平及分层标准[mmol/L(mg/dl)]

分层	TC	LDL-C	HDL-C	TG
合适范围	＜5.18(200)	＜3.37(130)	≥1.04(40)	＜1.7(150)
边缘升高	5.18~6.19 (200~239)	3.37~4.12 (130~159)		1.7~2.25 (150~199)
升高	≥6.22(240)	≥4.14(160)	≥1.55(60)	≥2.26(200)
降低			＜1.04(40)	

(2)指南建议按照"缺血性心血管病"(冠心病和缺血性脑卒中)危险,结合血脂水平来综合评估心血管疾病的发病危险,将人群危险性进行高低分类。此种分类也可用于指导临床血脂异常的干预(表 15-2)。

表 15-2 血脂异常危险分层方案[mmol/L(mg/dl)]

危险分层	TC 5.18~6.19 或 LDL-C 3.37~4.12	TC≥6.22 或 ≥4.14
无高血压且其他危险因素＜3 项	低危	低危
高血压或其他危险因素≥3 项	低危	中危
高血压且其他危险因素≥1 项	中危	高危
冠心病及其等危症	高危	高危

注:冠心病包括急性冠脉综合征、稳定型心绞痛、陈旧性心肌梗死、有客观依据的心肌缺血、冠状动脉介入治疗(PCI)及冠状动脉旁路移植术(CABG)

冠心病等危症包括:有临床症状表现的冠状动脉以外动脉的动脉粥样硬化、糖尿病、有多种危险因素使发生主要冠状动脉事件的危险相当于已确定的冠心病、心肌梗死或冠心病死亡的 10 年危险＞20%。

其他危险因素:年龄(男≥45 岁,女≥55 岁)、吸烟、低 HDL-C、肥胖、早发缺血性心血管病家族史。

代谢综合征是发生心、脑血管疾病的高危人群,具备以下 3 点即可诊断代谢综合征:① BMI≥25kg/m^2;② 血清 TG≥1.7mmol/L;③血清 HDL 男＜0.91mmol/L,女＜1.01mmol/L;④血压≥140/90mmHg;⑤空腹血糖≥6.1mmol/L,或糖负荷后 2 小时血糖≥7.8mmol/L,或有糖尿病。

【治疗要点】 血脂异常的治疗目的是通过调节血脂,降低心、脑血管疾病的患病率及心、脑血管事件的发生率。继发性高脂血症应以治疗原发病为主,如糖尿病、甲状腺功能减退症经治疗后血脂可恢复正常。如果原发性高脂血症与继发性高脂血症并存,则需给予相应治疗。在排除继发性高脂血症的基础上作出原发性高脂血症的诊断,治疗措施应是综合性的,包括生活方式与饮食结构的改变及调脂药物的应用、血液净化治疗、手术治疗和基因治疗等。

1. 治疗目标水平　见表 15-3。

表 15-3　血脂异常患者 TC 和 LDL-C 的目标值(单位:mmol/L)

危险等级	治疗性生活 方式改变	药物治疗	治疗目标值
低危(10 年危险 性＜5%)	TC≥6.22 LDL-C≥4.14	TC≥6.99 LDL-C≥4.92	TC≥6.22 LDL-C≥4.14
中危(10 年危险性 5%～10%)	TC≥5.18 LDL-C≥3.37	TC≥6.22 LDL-C≥4.14	TC≥5.18 LDL-C≥3.37

（续　表）

危险等级	治疗性生活 方式改变	药物治疗	治疗目标值
高危（10 年危险性 10%～15%）	TC≥4.14 LDL-C≥2.59	TC≥4.14 LDL-C≥2.59	TC≥4.14 LDL-C≥2.59
极高危	TC≥3.11 LDL-C≥2.07	TC≥4.14 LDL-C≥2.07	TC≥3.11 LDL-C≥2.07

2. 治疗性生活方式改变　是控制血脂异常的基本和首要措施。主要内容：①减少饱和脂肪酸和胆固醇的摄入（其中饱和脂肪酸＜总热量 7%，胆固醇摄入量＜200mg/d）。②选择能够降低 LDL-C 的食物（如植物甾醇、可溶性纤维）。③减轻体重（尤其中心性肥胖者）。④增加有规律的体力活动（足够的中等强度锻炼，每日最低消耗 200kcal 热量）。

3. 调脂药物治疗（详见【处方】）。

4. 血浆净化治疗　通过滤过、吸附和沉淀等方法选择性去除血清 LDL-C。此方法不用于一般高脂血症治疗，仅用于对他汀类等降脂药物过敏或不耐受或罕见的纯合子家族性高胆固醇血症者。

5. 手术　在极少数情况下，对非常严重的高胆固醇血症或药物无法耐受的高胆固醇血症者可以考虑手术，手术治疗包括回肠末端切除术、门静脉分流术和肝移植术等。

6. 基因治疗　对于单基因缺陷所致的家族性高胆固醇血症是一种有希望的治疗方法，但技术尚不成熟。

【处方】

1. 他汀类药物　是肝脏胆固醇合成中羟甲基戊二酰辅酶 A（HMG-CoA）还原酶抑制药。适用于单纯高胆固醇血症和以高胆固醇为主的混合性高脂血症。常用 HMG-CoA 还原酶抑制药用量，见表 15-4。

表 15-4　常用 HMG-CoA 还原酶抑制药用量

药物	常规剂量	最大用量
洛伐他汀（Lovastatin）	20mg/晚	80mg/d
氟伐他汀（Fluvastatin）	20mg/晚	80mg/d
普伐他汀（Pravastatin）	10mg/晚	40mg/d
辛伐他汀（Simvastatin）	10mg/晚	80mg/d
阿伐他汀（Atorvastatin）	10mg/晚	80mg/d
瑞舒伐他汀（Rosuvastatin）	10mg/晚	20mg/d

2. 苯芳香酸类（贝特类）　适用于单纯高三酰甘油血症和以高三酰甘油血症为主的混合性高脂血症和低密度脂蛋白血症。

非诺贝特（力平脂）　0.1g，每日 3 次或微粒型，0.2g，每日 1 次。

苯扎贝特（必降脂）　0.2g，每日 3 次或缓释型，0.4g，每晚 1 次。

吉非贝特（诺衡、康利脂、洁脂）　300～600mg，每日 2 次或缓释型，900mg，每晚 1 次。

3. 烟酸类　适用于高 TG 血症和以高 TG 血症为主的混合性高脂血症和低 HDL-C。

缓释型烟酸片（本悦）常用剂量为：起始剂量 0.375～0.5g，睡前服用；4 周后增量至 1g，每日 1 次，根据患者疗效和耐受性可逐渐增加至最大剂量 2g，每日 1 次。

4. 胆酸螯合剂（树脂类）　适用于 TC 和 LDL-C 升高而 TG 水平不高者。

考来烯胺（消胆胺）　每次 4～5g，每日 1～3 次。

或考来替哌（降胆宁）　每次 3～5g，每日 3～4 次。

或地维烯胺　每次 3～6g，每日 2 次饭前服。

5. 胆固醇吸收抑制药　适用于 LDL-C 升高者。

依折麦布(益适纯)　10mg,每日 1 次。

6. 普罗布考　适用于高 TC 血症,尤其是纯合子型家族性高 TC 血症。

普罗布考(之乐)　0.5g,每日 2 次。

7. Omega-3 脂肪酸制剂　适用于高 TG 血症。

包括二十碳五烯酸(EPA)和二十二碳六烯酸(DHA),以海鱼油中含量最为丰富。国内可正式用于临床的浓缩鱼油制剂主要有以下 3 种:①多烯康:为酯型制剂,其中加有少量的维生素 E,以防氧化。常用剂量为每次 1.8g,每日 3 次。②脉乐康:为天然鱼油制剂,含 EPA 和 DHA>65%,常用剂量为每次 0.45～0.9g,每日 3 次。③鱼油烯康:为天然鱼油制剂,每粒 0.25g,含 EPA 和 DHA>67.5mg。常用剂量为每次 1.0g,每日 3 次。

8. 复方制剂　适用于原发性高 TC 血症和纯合子型家族性高 TC 血症。

依折麦布辛伐他汀片(葆至能)有 3 种剂型,每片含依折麦布 10mg 和辛伐他汀 10mg、20mg、40mg,每晚 1 次。

【注意事项】

1. 他汀类药物不良反应:①导致肝酶增高的发生率<2%,大剂量时多见,一般发生于用药 12 周之内,患者自觉症状少,黄疸、胆汁淤积或进展至肝衰竭非常少见,大多停药后可恢复。目前建议他汀类药物用药后 6～12 周应随访肝功能,此后每年复查一次。肝酶超过正常值上限 2 倍以上者应停用他汀类药物。②与他汀类药物相关的肌病包括肌痛(表现为肌肉疼痛或无力,不伴肌酸激酶升高)、肌炎(有肌肉症状,同时伴肌酸激酶升高)和横纹肌溶解(有肌肉症状,伴肌酸激酶显著升高超过正常上限 10 倍和血肌酐升高,有褐色尿或肌红蛋白尿),横纹肌溶解为他汀类药物最危险的不良反应,严重者可导致死亡。可增加肌病发生的因素包括高龄、饮酒、合并肝肾功能不全、甲状腺功能减退和糖尿病等。③他汀类与贝特类或烟酸类联合使用可明显改善血脂,但增

加肌病和肝毒性的可能,应予以高度重视。

2. 苯芳香酸类(贝特类)药物不良反应为胃肠道反应,少数可有一过性血清转氨酶及肌酸激酶水平增高,明显异常时应及时停用。严重肝、肾功能不全者及儿童禁用此药,孕妇、哺乳期妇女应慎用。

3. 贝特类可降低血尿酸和纤维蛋白原水平,增强抗凝药的作用。故联合用药者,需注意抗凝药剂量的调整(抗凝药物剂量减少 1/3～1/2)。

4. 烟酸类常见不良反应有颜面潮红、高血糖、高尿酸(或痛风)、上消化道不适等。其绝对禁忌证为溃疡病和高尿酸血症。

5. 为了预防心、脑血管事件的发生,对于临界或轻至中度高三酰甘油者,首要目标仍然是降低 LDL-C。①TG 在 1.70～2.26mmol/L,主要采取非药物治疗,控制低脂饮食,减轻体重,增加体力活动。②TG 在 2.26～5.65mmol/L,降低 LDL-C 为首要目标,降低 TG 为次级目标。③TG≥5.65mmol/L,首要降低 TG,预防急性胰腺炎、肺栓塞的发生,治疗选用贝特或烟酸类。

(张　燕)

第16章

肥 胖 症

肥胖症(obesity)指体内脂肪堆积过多和(或)分布异常、体重增加,是遗传因素、环境因素等多种因素相互作用所引起的慢性代谢性疾病。肥胖症作为代谢综合征的主要组分之一,与多种疾病如2型糖尿病、血脂异常、高血压、冠心病、卒中、肿瘤等密切相关。肥胖症分为原发性肥胖和继发性肥胖,由某些疾病引起的肥胖为继发性肥胖,例如皮质醇增多症、甲状腺功能减退症、多囊卵巢综合征、胰岛素瘤、下丘脑-垂体疾病等,约占肥胖症的1%。原发性肥胖指由摄入过多、消耗过少的生活方式所造成的肥胖。

【诊断要点】

1. 临床症状

(1)临床表现:肥胖症可见于任何年龄,女性较多见,常有肥胖家族史。一般轻至中度单纯性肥胖无任何自觉症状,重度肥胖者则多有不耐热,活动能力减低、轻度气促,关节痛、肌肉酸痛,睡眠时打鼾,焦虑、忧郁等。有的可有并发症如高血压、糖尿病、痛风等临床表现。

(2)体格检查:重点检查肥胖的特征及其所带来的不良后果和疾病的体征。肥胖者特征是身材显得矮胖,双下颏,颈粗短。胸圆,肋间隙不可见。站立时腹部向前凸出而高于胸部平面,脐孔深凹。短时间明显肥胖者在下腹部两侧、双大腿和臀部外侧可见紫纹或白纹。儿童肥胖者外生殖器埋于会阴皮下脂肪中而使阴茎变小变短。手指、足趾粗短,手背因脂肪增厚而使掌指关节骨突处皮肤凹陷,骨突变得不明显。不是每个肥胖者都具有上述肥胖特征,取决于肥胖的程度及速度。

2. 辅助检查

(1)体重指数(BMI)测定:BMI(kg/m^2)=体重(kg)/[身高(m)]^2。BMI是诊断肥胖症最重要的指标。

(2)腰围或腰/臀比(WHR):反映脂肪分布。受试者站立位,双足分开25~30cm。腰围测量是髂前上棘和第12肋下缘连线的中点水平,臀围测量是环绕臀部的骨盆最突出的周径,是诊断腹部脂肪积聚最重要的临床指标。

(3)CT或MRI:计算皮下脂肪厚度或内脏脂肪量,是评估体内脂肪分布最准确的方法,但不作为常规检查。

(4)实验室检查:肝肾功能、血脂、血糖、ACTH、皮质醇(COR)、甲状腺功能等肥胖症并发症及伴随病相关筛查指标。

3. **诊断标准** 2003年《中国成人超重和肥胖症预防与控制指南》:BMI$\geqslant$24kg/m^2为超重,$\geqslant$28kg/m^2为肥胖,$\geqslant$32kg/m^2为重度肥胖。男性腰围$\geqslant$90cm、女性腰围$\geqslant$85cm为腹型肥胖。

4. 鉴别诊断

(1)皮质醇增多症:可表现为向心性肥胖、皮肤紫纹、高血压、月经紊乱、满月脸、水牛背、多毛、多血质面容、骨质疏松等。辅助检查显示血ACTH、COR昼夜节律消失,水平可正常、升高或降低,因病因而异,垂体磁共振及肾上腺CT有影像学变化,大、小剂量地塞米松抑制试验可辅助诊断。

(2)甲状腺功能减退症(原发性):可有肥胖,有怕冷、全身水肿、脱发、贫血外貌、上睑下垂,跟腱反射恢复期延长,月经过多等。检测甲状腺功能可辅助诊断。

(3)多囊卵巢综合征(PCOS):闭经或月经周期延长、不孕、多毛、肥胖、痤疮、男性化发育。检查性激素六项、妇科彩超及卵巢磁共振可辅助诊断。

(4)下丘脑性肥胖:为均匀性肥胖,常伴有下丘脑其他功能紊乱的临床表现,如睡眠进食障碍、体温调节障碍、自主神经活动功能紊乱、尿崩症、女性月经紊乱或闭经,男性性功能减退。此外还有原发性疾病的临床表现。禁水垂体加压素联合试验、GnRH 兴奋试验、头颅 CT 或垂体 CT 或磁共振脑电图等检查以明确下丘脑病变。

(5)胰岛素瘤:反复发作空腹低血糖、肥胖、发作时出汗、饥饿感、震颤、心悸或表现为精神症状等,因进食过多而肥胖。口服糖耐量试验呈低平曲线,血胰岛素水平升高,胰岛素释放指数＞0.3,饥饿试验、CT 胰腺扫描。

(6)药物性肥胖:有服药史,肥胖由于药物刺激食欲,食量增加所致,停药后即自然消失。例如抗精神类药物、糖皮质激素、胰岛素等。

【治疗要点】 治疗原则在于减少热量摄取、增加热量消耗。以行为、饮食、运动为主的综合治疗,必要时辅以药物或手术治疗,继发性肥胖应积极治疗原发疾病。

1. 行为治疗 在于宣教,使患者及其家属正确认识肥胖的危害,适应健康的生活方式,自觉长期坚持、持之以恒,是治疗肥胖最重要的步骤。

2. 饮食治疗 控制总热量,采取低热量、低脂肪饮食。根据理想体重(ideal body weight,IBW)设置总热量。IBW＝身高(cm)－105。成人每天每千克标准体重的总热量估计:休息状态下为 25～30kcal,轻体力劳动者为 30～35kcal、中度体力劳动者为 35～40kcal,重体力劳动者为 40kcal 以上。糖类、蛋白、脂肪分别占总热的 50%～60%、15%～20%、20%～25%。足够新鲜蔬菜(400～500g/d)和水果(100～200g/d)。

3. 运动治疗 活动量或运动量则应因人而异,原则上应采取循序渐进的方式。活动或运动方式应以简单、易行为主,结合个人爱好。应当强调的是活动或运动贵在坚持,同时一定要与饮食治疗结合,否则将达不到体重减轻的目的。

4. 外科手术治疗 可选择吸脂术、切脂术和各种减少食物吸收的手术,如空回肠分流术、胃气囊术、小胃手术或垂直胃结扎成形术。手术治疗肥胖的指征为:①患者为病态肥胖,BMI≥40kg/m²;②BMI 36~40kg/m²,确认出现与单纯脂肪过剩相关的代谢紊乱综合征,例如 2 型糖尿病、心血管疾病等;③严重肥胖至少存在 5 年以上,对非手术治疗不能使体重减轻者;④无酒精中毒和重大精神病病史。

【处方】

1. 非中枢性作用减重药 胃肠道胰脂肪酶、胃脂肪酶抑制药,减慢胃肠道脂肪水解过程,减少对脂肪的吸收。

奥利司他 120mg,每日 3 次,餐中或餐后 1 小时内服用。

2. 中枢性作用减重药 通过下丘脑调节摄食的神经递质如儿茶酚胺、血清素通路等发挥作用。

苯特明 初始剂量 8~19mg/d,最大日剂量 37.5mg/d。

去甲麻黄素酯 初始剂量 75mg/d,最大日剂量也是 75mg/d。

芬氟拉明 初始剂量为 10~20mg/d,最大剂量 60mg/d。

西布曲明 10mg,晨起口服 1 次,若体重减轻不明显,于 4 周后加量至 15mg,每日晨起空腹 1 次,最大日剂量不超过 15mg。

3. 兼有减重作用的降糖药物 二甲双胍促进组织摄取葡萄糖、增加胰岛素敏感性,有一定减重作用,但尚未获批用于肥胖症治疗。

二甲双胍 0.5g,每日 3 次,最大日剂量 2g。

4. 胰高血糖素样肽-1(GLP-1)受体激动药 可结合并激活 GLP-1,促进胰腺 B 细胞以葡萄糖浓度依赖的方式增强胰岛素分泌,并延缓胃排空,通过中枢性抑制食欲而减少进食量。该药在中国尚未获批于肥胖症的治疗。

利拉鲁肽 起始剂量 0.6mg/d,5~7 日后剂量加至 1.2mg/d,1 周后加至 1.8mg/d,维持剂量。每日皮下注射 1 次,固定时间即可。

【注意事项】

1. 药物减重的适应证：①食欲旺盛，每餐进食较多，难以忍受饥饿感。②合并代谢紊乱，例如高血糖、高血压、血脂异常等。③出现负重关节疼痛。④肥胖引起呼吸困难或阻塞性睡眠呼吸暂停综合征。⑤BMI≥24kg/m²，有上述并发症情况，或 BMI≥28kg/m²，经过 3 个月积极饮食、运动控制体重不能减轻 5%甚至有增加趋势者。

2. 药物减重的不适宜人群：儿童、孕妇、哺乳期妇女、对该类药物有不良反应者、正在服用其他选择性血清素再摄取抑制药者。

3. 奥利司他药物抑制肠道对脂肪的吸收，若不进餐或进食低脂食物，可省去一次用药。该药需关注是否影响脂溶性维生素的吸收及肝功能损害情况。不良反应有胃肠胀气、大便次数增多、脂肪泻。

4. 中枢类减重药物可引起不同程度的口干、失眠、乏力、便秘、月经紊乱、心率增快、血压增高等。老年人及糖尿病患者慎用。高血压、冠心病、充血性心力衰竭、心律不齐等患者禁用。

（常爱玲）

第17章

代谢性骨病

一、原发性骨质疏松症

骨质疏松症(osteoporosis,OP)是一种以骨量减少和骨微结构破坏为特征,导致骨脆性增加和易于骨折的全身性代谢性骨病(WHO,1996)。2001年,美国国立卫生研究院(NIH)提出骨质疏松症是以骨强度下降、骨折风险增加为特征的骨骼系统疾病,骨强度反映了骨骼的两个主要方面,即骨密度和骨质量。原发性骨质疏松症包括发生于绝经后或随年龄增长发生的骨质疏松,分为绝经后骨质疏松症(postmenopausal osteoporosis,PMOP,Ⅰ型)和老年性骨质疏松症(senile osteoporosis,SOP,Ⅱ型)。特发性骨质疏松症主要发生在青少年,病因未明。OP是一种组织病理学诊断,在临床上,主要根据骨矿含量(BMC)、骨矿密度(BMD)和放射学检查来判断。骨质疏松是一种常见却十分隐蔽的疾病,防治骨质疏松的根本目标是预防骨折。

【诊断要点】

1. 临床表现

(1)骨痛:轻者无症状,仅在X线摄片或BMI测量时发现。较重患者常诉腰背疼痛或全身骨痛。骨痛常于劳累或活动后加重,负重能力下降或不能负重,通常为弥漫性,无固定部位,严重者翻身、起坐及行走困难。四肢骨折或髋部骨折时肢体活动明显受限,局部疼痛加重,有畸形或骨折的阳性体征。

（2）身高缩短或驼背：椎体压缩性骨折引起，患者发现或被人发现身材变矮，严重者伴驼背，会导致胸廓畸形，腹部受压，影响心、肺功能等。

（3）骨折：常因轻微活动或创伤而诱发，通常于弯腰、负重、挤压或摔倒后发生骨折。多发部位为胸、腰椎，髋部和前臂。发生过一次脆性骨折后，再次发生骨折的风险增加。

（4）体征：驼背、身高缩短、肋弓下缘与髂前上棘的距离缩短及骨折的体征。

2. 辅助检查

（1）骨代谢的生化指标：包括骨形成指标和骨吸收指标。这类指标有助于骨转换的分型、骨丢失速率及骨折风险性评估。①骨形成指标有：血清总碱性磷酸酶（ALP），骨源性碱性磷酸酶（BALP），骨钙素（OC），Ⅰ型前胶原C端肽（PICP），Ⅰ型前胶原N端肽（PINP）；②骨吸收指标有：空腹2小时的尿钙（Ca）/肌酐（Cr），血抗酒石酸酸性磷酸酶（TRACP），血Ⅰ型胶原C端肽（S-CTX）、尿吡啶啉（Pyr）和脱氧吡啶啉（d-Pyr），尿Ⅰ型胶原C端肽（U-CTX）和N端肽（U-NTX）等。

（2）骨密度测定：双能X线吸收法（DXA）是目前国际学术界公认的骨密度检查方法，其测量值作为骨质疏松诊断的"金标准"。其他骨密度检查方法如各种单光子吸收法（SPA）、单能X线吸收法（SXA）、定量计算机断层扫描（QCT）等根据具体条件，也可用于骨质疏松症的诊断参考。

（3）X线摄片：可观察骨组织的形态结构，其基本改变是骨小梁数目减少、变细和骨皮质变薄，是对骨质疏松所致各种骨折进行定性和定位诊断的一种较好的方法。只有当骨量下降30%才可以在X线摄片中显现出来，故对早期诊断的意义不大。

3. 诊断标准　双能X线吸收法是WHO推荐的骨密度检查方法，其测定值作为骨质疏松症的诊断"金标准"。通常使用T值判断骨密度是否正常。当T≤−2.5SD（标准差）时即可诊断为骨质疏松症。

（1）正常 BMD：T 值≥－1SD（即：被测量者 BMD 低于同种族同性别健康成人峰值骨量 1SD）。

（2）骨质减少（低 BMD）：－2.5SD＜T＜－1.0SD。

（3）骨质疏松症：T 值≤－2.5SD。

（4）严重骨质疏松症：T 值≤－2.5SD 且存在一处或多处脆性骨折。

骨密度测定临床指征如下。

①女性 65 岁以上和男性 70 岁以上，无其他骨质疏松危险因素。

②女性 65 岁以下和男性 70 岁以下，有一个或多个骨质疏松危险因素（吸烟、过度饮酒、饮过多咖啡，缺乏体力活动，钙、维生素 D 摄入不足，低体重，营养失衡等）。

③有脆性骨折史和（或）脆性骨折家族史的男、女成年人。

④各种原因引起的性激素水平低下的男、女成年人。

⑤X 线摄片怀疑有骨质疏松者。

⑥有影响骨代谢的疾病或使用影响骨代谢药物史。

⑦接受骨质疏松治疗、进行疗效监测者。

虽然骨密度通常是骨质疏松症的诊断金标准，但若存在脆性骨折病史，临床上即可诊断为骨质疏松。

4. 鉴别诊断　对任何骨质疏松患者都应注意除外继发性骨质疏松的可能，继发性骨质疏松常见于内分泌疾病、血液系统疾病、结缔组织病、肾疾病及药物等引起的骨质疏松，根据鉴别诊断需要可选择性检测血、尿常规、肝肾功能、血糖、钙、磷、性激素和甲状旁腺激素等。

【治疗要点】　原发性骨质疏松症是一种慢性的、病因复杂的代谢性骨病，其治疗必须是综合性的。骨质疏松症的预防和治疗策略包括：

1. 调整生活方式　①富含钙、低盐和适量蛋白质的均衡膳食;②适当的户外活动和日照,有助于骨健康的体育锻炼和康复治疗;③避免嗜烟、酗酒,慎用影响骨代谢的药物等;④采取防止跌倒的各种措施等。

2. **骨健康基本补充剂**

(1)钙剂:我国营养学会提出的成人适宜的钙摄入量为 800~1000mg/d,而我国老年人平均每日从饮食中获钙仅约 400mg,绝经后妇女和老年人平均每日应补充的元素钙剂量为 500~600mg。

(2)维生素 D:维生素 D 能促进钙吸收,成年人推荐剂量为 200U(5μg)/d。老年人因缺乏日照及摄入和吸收障碍,常有维生素 D 缺乏,故推荐剂量为 400~800U(10~20μg/d)。钙剂和维生素 D 用于治疗骨质疏松症时,应与其他药物联合使用。

3. **药物治疗**　药物治疗适应证:已有骨质疏松症(T≤-2.5SD)或已发生过脆性骨折;或已有骨量减少(-2.5SD<T<-1.0SD)并伴有骨质疏松危险因素者。

(1)抗骨吸收药物

①双膦酸盐类:有效抑制破骨细胞活性、降低骨转换。如阿仑膦酸钠、唑来膦酸钠、利塞膦酸钠等。

②降钙素类:能够有效抑制破骨细胞活性,具有中枢及外周性镇痛作用。包括鲑鱼降钙素和鳗鱼降钙素类似物。

③选择性雌激素受体调节药(SERMs):有效抑制破骨细胞活性,降低骨转换。该药只用于女性患者,其特点是选择性地作用于雌激素的靶器官,对乳房和子宫内膜无不良作用。常用药物雷洛昔芬,新型药物包括苯唑昔芬、拉索昔芬及阿佐昔芬等。

④雌激素类:此类药物只能用于女性患者。雌激素类药物能抑制骨转换、阻止骨丢失。应用时应考虑到激素补充治疗的利与弊。

⑤RANKL 的单克隆抗体:对 RANKL 有高亲和力和特异性,能够特异性抑制破骨细胞活性及分化,减少骨吸收。代表药

有狄诺塞麦。

(2)促进骨形成药物:①小剂量 rhPTH(1-34):有促进骨形成的作用。治疗时间不宜超过 2 年。②骨硬化素单克隆抗体:能够有效促进成骨细胞的增殖及活性。

【处方】

1. 绝经后骨质疏松症的治疗

(1)碳酸钙维生素 D(钙尔奇 D):每次 600mg,每日 2 次,嚼服。

(2)阿法骨化醇[1α-(OH)D₃]:每次 0.5μg,每日 1 次,口服。或＋骨化三醇[1,25-(OH)₂D₃]:每次 0.25μg,每日 2 次,口服。

(3)易维特(雷洛昔芬):每次 60mg,每日 1 次,口服。

(4)伴有明显骨痛者可加用鲑鱼降钙素(密钙息):每日 50U 或隔日 100U 皮下或肌内注射;降钙素鼻喷剂:每日 100U。

(5)伴有更年期综合征者可加用利维爱(替勃龙):每次 1.25～2.5mg,每日 1 次,口服。

(6)伴有高转换型绝经后 OP 又不宜用雌激素治疗者可加用阿仑膦酸钠:每次 10mg,每日 1 次或每次 70mg,每周 1 次,口服;或唑来膦酸钠每年 1 次,每次 5mg 缓慢静脉滴注 15 分钟以上。

(7)伴有骨折高发风险者可加用特立帕肽:每次 20μg,每日 1 次,皮下注射。

2. 老年性骨质疏松症的治疗

(1)碳酸钙维生素 D(钙尔奇 D):每次 600mg,每日 2 次,嚼服。

(2)阿法骨化醇[1α-(OH)D₃]:每次 0.5μg,每日 1 次,口服。或＋骨化三醇[1,25-(OH)₂D₃]每次 0.25μg,每日 2 次,口服。

(3)阿仑膦酸钠:每次 10mg,每日 1 次或每次 70mg,每周 1 次,口服;或唑来膦酸钠每年 1 次,每次 5mg 缓慢静脉滴注 15 分钟以上。

(4)伴有明显骨痛者可加用鲑鱼降钙素(密钙息)每日 50U 或

隔日 100U 皮下或肌内注射;降钙素鼻喷剂:每日 100U。

【注意事项】

1. 补充钙剂对老年性和绝经后 OP 者尤为重要,用于治疗骨质疏松症时,应与其他药物联合使用。

2. 应用降钙素制剂前需补充钙剂和维生素 D。长期应用者易发生"脱逸"现象,即随着用量的增加和疗程的延长,降钙素的作用逐渐减弱甚至消失。

3. 阿仑膦酸钠应在早晨空腹用 200ml 白开水送服,并且在服药后至少 30 分钟之内不能平卧和进食。双膦酸盐类药物不宜在患有下列疾病的患者中使用:①消化性溃疡,食管炎;②栓塞性病变者及出血倾向;③严重肾功能不全;④骨折急性期。

4. 雌激素类药物治疗的方案、剂量、制剂选择及治疗期限等应根据患者情况个体化。雷洛昔芬可增加静脉血栓栓塞事件的危险性,本品主要在肝代谢,肝硬化和轻度肝功能不全的患者不被推荐使用,雷洛昔芬仅用于绝经后妇女。

5. 特立帕肽总共治疗的最长时间为 24 个月,患者终身仅可接受一次为期 24 个月的治疗。如果膳食不能满足需要,患者应当补充钙和维生素 D。停止使用本品治疗后,患者可以继续其他骨质疏松治疗方法。最常报道的不良反应有恶心、肢体疼痛、头痛和眩晕。

(周亚男)

二、继发性骨质疏松症

骨质疏松症(OP)是以骨强度(骨密度和骨质量)下降和骨折风险增高为特征的骨骼系统疾病。骨质疏松症分为原发性和继发性二大类。继发性骨质疏松症(secondary osteoporosis)由影响骨代谢的任何疾病和(或)药物所致。继发性骨质疏松症原发病因明确,病因分类如表 17-1。

表 17-1　继发性骨质疏松的病因分类

Ⅰ. 内分泌性	Ⅳ. 药物
甲状旁腺功能亢进	糖皮质激素
Cushing 综合征	肝素
性腺功能减退症	抗惊厥药
甲状腺功能亢进	甲氨蝶呤、环孢素
泌乳素瘤和高泌乳素血症	LHRH 激动药和 GnRH 拮抗药
糖尿病	含铝抗酸药
肢端肥大症或生长激素缺乏症	Ⅴ. 制动
妊娠或哺乳	Ⅵ. 肾疾病
Ⅱ. 血液病	慢性肾衰竭
浆细胞病(浆细胞瘤或巨球蛋白血症)	肾小管性酸中毒
系统性肥大细胞增多症	Ⅶ. 营养性疾病和胃肠疾病
白血病和淋巴瘤	吸收不良综合征
镰状细胞贫血和轻型珠蛋白生成障碍性贫血	静脉营养支持(肠外营养)治疗 胃切除术后
戈谢(Gaucher)病	肝胆疾病
骨髓增殖综合征	慢性低磷血症
Ⅲ. 结缔组织病	Ⅷ. 其他
成骨不全	家族性自主神经功能障碍
Ehlers-Danlos 综合征	反射性交感性营养不良症
Marfan 综合征	氟中毒
同型胱氨酸尿症和赖氨酸尿症	卵巢切除
Menke 综合征	肿瘤
坏血病(维生素 C 缺乏症)	

这里介绍一下糖皮质激素诱导的骨质疏松及原发性甲旁亢所致骨质疏松。

1. 糖皮质激素诱导的骨质疏松(glucocorticoid induced osteoporosis,GIOP) GIOP 是糖皮质激素最常见的不良反应之一,严重者可致椎体、肋骨和髋部等部位骨折。GIOP 的发病机制很复杂,主要包括如下。

(1)影响钙稳态:GC 通过抑制小肠对钙、磷的吸收及增加肾的尿钙排泄,引起继发性甲状旁腺功能亢进,进而促使破骨细胞的活化、导致骨丢失。

(2)抑制骨形成:长期使用 GC 可刺激破骨细胞活化、抑制成骨细胞增殖、Ⅰ型胶原和非胶原蛋白质合成,促进成骨细胞和骨细胞凋亡。

(3)对性激素的影响:GC 通过减少雌激素及睾酮的合成引起骨质疏松。

(4)其他:GC 引起的肌萎缩及肌力下降是导致患者骨折的危险因素。

2. 原发性甲旁亢所致骨质疏松 原发性甲旁亢引起继发性骨质疏松的发病机制:由于甲状旁腺素(PTH)的升高使骨钙溶解释放入血,引起高钙血症;PTH 还可在肾促进 $25\text{-}(OH)D_3$ 转化为活性更高的 $1,25\text{-}(OH)_2D_3$,后者促进肠道钙的吸收,进一步加重高钙血症。同时,肾小管对无机磷再吸收减少,尿磷排出增多,血磷降低。由于肿瘤的自主性,血钙过高不能抑制甲状旁腺 PTH 的分泌,故血钙持续增高。如肾功能完好,尿钙排泄量随之增加,从而出现高钙血症。

【诊断要点】

1. 骨质疏松临床症状视骨质疏松程度和原发疾病性质而不同:多数症状隐匿,不少患者在进行 X 线片检查时才发现并发骨质疏松症。部分患者主诉腰背酸痛、乏力、肢体抽搐或活动困难,严重者可有骨骼疼痛,轻微损伤即可发生脊柱、肋骨、髋部、长骨或踝部骨折。

2.主要体征与原发性骨质疏松症类似，可有身高缩短，严重者发生脊柱后凸、驼背或胸廓畸形。

3.满足骨质疏松症诊断标准（同原发性骨质疏松症，见本章一、）。

4.有原发病的临床特点或长期应用引起骨质疏松的药物史。

5.下面就糖皮质激素诱导的骨质疏松及原发性甲旁亢所致骨质疏松的临床特点加以介绍。

（1）GIOP 患者的临床表现与原发性骨质疏松基本相同，不少患者早期无明显症状，骨折后经 X 线或骨密度检查才发现已有骨质疏松。典型症状包括：①疼痛：患者可有腰背痛或周身骨骼痛，负荷增加时疼痛加重或活动受限，严重时翻身、起坐及行走困难。②脊柱变形：骨质疏松严重者可有身高变矮、驼背、脊柱畸形和伸展受限。胸椎压缩性骨折可导致胸廓畸形，影响心肺功能；腰椎骨折可改变腹部解剖结构，导致便秘、腹痛、腹胀、食欲减低和过早饱胀感等。③脆性骨折：患者在低能量或非暴力情况下（如轻微跌倒或因其他日常活动）即可发生骨折，即脆性骨折。骨折常见部位为胸椎、腰椎、髋部、桡尺骨远端和肱骨近端。发生过一次脆性骨折后，再次发生骨折的风险明显增加。

GIOP 的特点包括：①GC 使用初期即可发生 GIOP：GC 对骨密度的影响与使用时间相关。骨量丢失在治疗第 1 年最明显（骨量丢失率 12%～20%），以后每年丢失约 3%，其中骨小梁受累最显著。②GC 剂量越大，骨量丢失越多：大剂量比小剂量 GC 所致的骨量丢失更显著，每日剂量比累积剂量与骨折风险的相关性可能更高。③GC 无安全阈值：即使长期小剂量 GC 吸入治疗，也可导致多部位骨量丢失。④停用 GC 后骨量可部分恢复：当停用GC 6 个月后，骨量可部分恢复，但已发生 GIOP 相关性骨折则不可逆。⑤骨折与骨密度不平行：GIOP 患者未出现严重骨质疏松时即可发生骨折。

（2）原发性甲旁亢所致骨质疏松：原发性甲状旁腺功能亢进症引起继发骨质疏松症的临床特点：即PHPT引起的骨改变，以骨吸收增加为主，多数合并骨质疏松。包括：①病理改变：甲状旁腺功能亢进的患者早期为骨转换增加，骨的吸收超过骨的形成，骨吸收脱钙，表现为骨皮质明显变薄。进展期，可出现全身骨骼外皮层明显的侵蚀，表现为纤维性囊性骨炎，较大的囊肿常有陈旧性出血而呈棕黄色（棕色瘤），可导致骨质疏松。②临床改变：骨骼受累的主要表现为广泛的骨关节疼痛，主要位于腰背部、髋部、肋骨和四肢，局部有明显压痛。严重时全身受累，活动受限，不能碰触，甚至在床上翻身时也引起难以忍耐的全身性疼痛。轻微外力冲撞即可引起多发性病理性骨折，腰椎、股骨中上1/3、手腕部是常见的骨折部位，其次是颈椎、肋骨、髋骨、胫腓骨及股骨中下2/3。牙齿松动脱落，骨骼畸形和身材变矮，部分患者可出现骨囊肿，表现为局部骨皮质隆起，易误诊为巨细胞瘤。

【治疗要点】

1. 一般措施　积极治疗原发病，尽量减少糖皮质激素等药物用量，保证营养和足够的饮食钙摄入，戒烟，避免酗酒。

2. 基础药物治疗　包括补充钙剂和维生素D，视具体病因而定。

3. 药物治疗　必要时应给予抗骨质疏松药物治疗。针对不同疾病引起的继发性骨质疏松，选择合适的治疗方案。

4. GIOP的治疗

（1）一般措施：尽量减少糖皮质激素用量、更换剂型或给药途径；充足的营养和足够的饮食钙摄入，适当的负重体育活动、戒烟、忌酒。

（2）对于预期使用GC超过3个月的患者：无论使用GC量的多少，建议开始同时补充钙剂和普通或活性维生素D。

（3）对于服用GC前无骨质疏松的患者：若存在任一项骨折风险因素（或用FRAX评估为低骨折风险），使用GC量≥7.5mg/d

且超过 3 个月,推荐调整生活方式、补充钙剂和普通或活性维生素 D,并加用双膦酸盐治疗。

(4)对于服用 GC 前无骨质疏松,存在 2 项或 2 项以上骨折风险因素(如用 FRAX 评估为中或高骨折风险)的患者:无论 GC 使用任何剂量及时间,建议调整生活方式、补充钙剂和普通或活性维生素 D,并加用双膦酸盐治疗。

5. 原发性甲旁亢所致骨质疏松的治疗　不能或不接受手术者选择药物治疗。目前无根治性药物。需要监测症状、血钙、肾功能等指标,至少半年 1 次,每 1～2 年复查骨密度。适当的钙、维生素 D 摄入。可应用骨吸收抑制药如双膦酸盐、SERMs。

【处方】

1. 糖皮质激素性骨质疏松症的治疗

(1)碳酸钙维生素 D(钙尔奇 D):每次 600mg,每日 2 次,嚼服。

(2)阿法骨化醇[1α-(OH)D₃]:每次 0.5μg,每日 1 次,口服。

或＋骨化三醇[1,25-(OH)₂D₃]:每次 0.25μg,每日 2 次,口服。

(3)阿仑膦酸钠:每次 10mg,每日 1 次或每次 70mg,每周 1 次,口服。

或＋伊班膦酸钠:每次 2mg,加入 500ml 0.9%氯化钠注射液,每 3 个月 1 次,静脉滴注(2 小时以上)。

或＋利噻膦酸钠:每次 5mg,每日 1 次,口服。

或＋唑来膦酸钠:每次 5mg,加入 250ml 0.9%氯化钠注射液,静脉滴注至少 15 分钟以上,每年 1 次。

2. 原发性甲旁亢所致骨质疏松症的治疗　首选手术治疗,不能或不接受手术者选择药物治疗。双膦酸盐类包括①阿仑膦酸钠:每次 10mg,每日 1 次或每次 70mg,每周 1 次,口服;②帕米膦酸钠:每次 30～60mg,每年 1 次,通常加入 500ml 液体中静脉滴注 4 小时以上;③唑来膦酸钠:每次 5mg,每年 1 次,通常加入

100ml 液体中静脉滴注 15 分钟以上;④伊班膦酸钠:每次 2～4mg,每 3 个月一次,通常加入 500ml 液体中静脉滴注 2 小时以上。

【注意事项】

1. 继发性骨质疏松的病因复杂,要结合病史、临床表现、实验室检查及辅助检查等综合判断原发病,要同时积极治疗原发病。

2. 应非常重视 GC 治疗前的骨折危险因素评估,危险因素越高,防治应越积极。国外普遍采用 FRAX 工具评估患者未来 10 年的骨折风险,按照低、中、高危险程度对患者进行分类干预,主要适于未发生过骨折又有低骨量的 50 岁以上男性和绝经后女性患者(T>－2.5SD)。FRAX 中未充分考虑 GC 使用的剂量和疗程:FRAX 以 GC 2.5～7.5mg/d 为标准来计算 10 年骨折风险,对于服用高剂量和低剂量者,结果可能会低估或高估。

3. 双膦酸盐总体安全性较好,但应监测以下情况:①胃肠道反应:应严格按药品说明书服用,并慎用于活动性胃十二指肠溃疡及反流性食管炎者。②一过性发热、骨痛和肌痛等类流感样症状:多见于静脉滴注含氮双膦酸盐者,症状明显者可用非甾体抗炎药或解热止痛药对症处理。③肾功能:有肾功能异常者应慎用或酌情减少药量。肌酐清除率<35ml/min 时禁用。④关注颌骨坏死:双膦酸盐相关颌骨坏死主要发生于已有严重牙周病或多次牙科手术的骨髓瘤、乳腺癌及前列腺癌化疗患者,而在骨质疏松患者的发生率并未因服用双膦酸盐而增高,因此,对有严重牙周病或需行多次牙科手术者不建议新加用双膦酸盐或至少停用双膦酸盐 3 个月。

(周亚男)

三、佝偻病与骨软化症

佝偻病与骨软化症是以新形成的骨骺及软骨的矿化障碍为特征的一种代谢性骨病。发生在儿童时期骨骺生长板闭合以前者称为佝偻病,发生在成年人骨骺生长板闭合以后者称为骨软化症。佝偻病与骨软化症具有相同的发病机制,是同类疾病在不同年龄段的不同临床表现。病因可分为以下几类,可以一种或数种合并存在:

(1)饮食中摄入维生素 D 不足或日照缺乏。

(2)维生素 D 需要量增加而未及时补充(如妊娠、哺乳)。

(3)维生素 D 吸收障碍:肠源性(如胃肠大部切除术后,肠道短路),肝胆源性(如胆道瘘、肝硬化),胰源性(如慢性胰腺功能不全)。

(4)维生素 D 代谢紊乱:遗传性(如先天性 1α-羟化酶缺陷和维生素 D 受体突变),获得性(如肾功能不全,甲状旁腺功能减退)。

(5)遗传性、获得性或肿瘤性低磷血症。

(6)肾病综合征、慢性肾衰竭和肾小管性酸中毒、Fanconi 综合征。

(7)某些肿瘤。

(8)原发性矿化作用缺陷:遗传性低磷酸酶血症。

(9)其他:钙缺乏、骨基质生成障碍、高氟摄入及某些药物等。

【诊断要点】

1. 临床表现

(1)佝偻病的临床表现:多见于 6 个月至 2 岁的婴幼儿,常有多汗、易激动、睡眠不安、枕秃、食欲减退、腹胀、便秘、肌张力减低等。患儿坐、爬、立和走路年龄均延迟。颅骨大而方,前额较突出。前囟闭合延迟,出牙迟缓。体型可见鸡胸、漏斗胸、肋骨串珠及肋膈沟。腕、踝部变得粗大膨胀,表现为佝偻病"手镯"或"脚镯"样。下肢外形改变,可出现"O"形或"X"形腿。

(2)骨软化症的临床表现:骨软化症的典型表现为骨痛、骨畸形和假性骨折。骨痛早期症状不明显,其特点是部位不固定,负重后疼痛加重明显,轻微损伤、碰撞或跌倒后易引起肋骨、脊椎和骨盆骨折。严重病例可有长骨畸形、胸廓和骨盆畸形。重者不能行走，或走路呈"鸭步""企鹅步"。

2. 辅助检查

（1）实验室检查：佝偻病与骨软化症的生化异常可能会因病因不同而有很大差异，根据病因不同主要是因为钙代谢和磷代谢异常，将佝偻病与骨软化症分为钙源性和磷源性。

① 钙源性：血钙水平明显降低，血磷水平也可能降低，可继发甲旁亢，血 PTH 水平增高，血碱性磷酸酶明显升高。营养缺乏性佝偻病常有血清 25-(OH)D$_3$ 水平降低。维生素 D 代谢异常（1α-羟化酶缺乏）常会出现单纯 1,25-(OH)$_2$D$_3$ 水平降低，维生素 D 抵抗者 1,25-(OH)$_2$D$_3$ 水平升高。

②磷源性：血磷水平明显降低，血钙水平通常在正常范围，血碱性磷酸酶明显升高。血清 25-(OH)D$_3$ 水平和 PTH 水平可能在正常范围。多数患者 1,25-(OH)$_2$D$_3$ 水平可在正常范围，但也有部分患者血清 1,25-(OH)$_2$D$_3$ 水平低于正常范围。

（2）X 线摄片

①佝偻病的 X 线摄片特征性表现主要集中在干骺端，骨骺生长板增厚膨出，关节骨骺端增宽似杯状。骨骺端骨小梁紊乱、稀疏粗糙，边缘不齐，呈毛刷样。长骨呈弯曲畸形、常伴膝内翻或外翻。

②骨软化症的 X 线摄片典型表现为骨质稀疏模糊，呈毛玻璃状。容易出现骨骼畸形变，有膝内翻或膝外翻、髋臼内陷、骨盆呈三叶状，椎体上、下缘呈双凹变形。可有假骨折线，即 Looser 带。其中以特征性骨畸形和 Looser 线的诊断意义较大。

（3）MRI 检查：通过使用研究 MRI 对髌骨骨质软化症进行诊断分析，得出髌骨骨质软化症的 MRI 特征为：①髌骨软骨内示尖刺状或斑片状低信号；②可见软骨局部隆起，信号强度下降；③软骨表面不光滑；④软骨变薄；⑤软骨出现缺损，骨质暴露。MRI 能反映除骨质软化症的病理性变化，可在病变早期发挥诊断优势。

(4)骨密度测定:可发现普遍性骨密度降低,以骨皮质更为明显。BMD测量是骨质疏松的诊断和病情追踪的良好指标之一,但对于骨质软化症,因为其不能反映类骨质的变化及矿化情况,故不能使用BMD鉴别骨容量及骨基质矿化的变化。

3. 骨软化症(佝偻病)的诊断 佝偻病与骨软化症的诊断要根据病史、症状、体征、生化检查和X线影像做全面综合考虑。因为任何一种表现或检查结果都无特异性,但综合资料与检查所见可以确诊。怀疑为遗传性疾病或维生素D受体突变时,有条件者可做相应基因的突变分析,明确其分子病因。

4. 鉴别诊断

(1)原发性甲状旁腺功能亢进症:原发性甲状旁腺功能亢进症的检查结果为高血钙、高尿钙,无手足抽搐发生,有骨吸收及骨X线征象。

(2)骨质疏松:骨质疏松X线片主要表现为骨密度减低,皮质变薄且边界清晰,无绒毛状改变,可见骨小梁清晰,血钙、磷水平普遍在正常范围。

【治疗要点】 佝偻病与骨软化症患者的治疗目标是:①纠正低钙血症,缓解症状;②纠正和预防骨骼畸形及继发性甲旁亢引发的损害;③预防伴有高钙血症、高钙尿症、肾钙质沉着和肾结石的患者维生素D过量。

1. 补充维生素D 摄入富含维生素D的食物,增加日照时间,补充适量维生素D制剂等。维生素D缺乏的预防剂量依年龄而定,一般为400~800U/d。妊娠及哺乳期可酌情增加,一般的预防处理时间为3~6个月。治疗佝偻病:口服维生素D 2000~4000U/d,待病情明显好转后可减为预防量。不能口服者或严重患者可肌内注射20万~30万U 1次,3个月后改预防量。

2. 补充钙剂 婴儿0-1岁,应补钙使适宜摄入量(AI)为400mg/d。儿童1-3岁、4-6岁、≥7岁的AI分别为600mg/d、800mg/d、800mg/d。青少年11-14岁,AI为1000mg/d。成人

≥18 岁 AI 为 800mg/d。老年≥50 岁 AI 为 1000mg/d。孕中期 AI 1000mg/d,孕晚期及哺乳期妇女 AI 为 1200mg/d。成人饮食每日含钙量仅 400～500mg,应补钙剂(按钙元素量)使之达到 AI。

3. 补充其他营养素 骨软化症(或佝偻病)患者往往同时伴有营养不良症及各种维生素缺乏症,可视需要补充足够蛋白质及多种维生素等。

4. 其他治疗 积极治疗原发病。肿瘤所致者,尽早摘除肿瘤;高氟摄入者应隔离氟源并行驱氟治疗;药物引起者应停用相应药物;低磷抗维生素 D 软骨病或佝偻病,除补充活性维生素 D 和钙剂外,还应口服中性磷酸盐制剂。肾小管酸中毒者,纠正酸中毒,可予以碳酸氢钠片或枸橼酸合剂。有严重骨骼畸形者在病情控制的前提下可考虑行矫形手术治疗。

【处方】

1. 维生素 D 缺乏(经典型) 维生素 D 每日 2000U 口服,连续 3～4 周,同时增加钙、磷摄入。

2. 维生素 D 吸收不良

(1)维生素 D_2:每日 1250～5000U 口服,严重者口服无效,需肌内注射,维生素 D 每个月 12 500～25 000U 肌内注射。

(2)钙剂:每日 1～1.5g,口服。

3. 维生素 D 依赖性佝偻病 I 型

(1)骨化三醇[1,25-$(OH)_2D_3$]:0.5～1.0μg/d,口服。

或维生素 D_2 2 万～10 万 U/d,口服。

或 25-$(OH)D_3$ 0.1～1.0mg/d,口服。

(2)钙剂:1～1.5g/d,口服。

【注意事项】

1. 佝偻病所形成的骨骼变形,一旦形成就可能会遗留后遗症,所以重在预防,1 岁以内婴儿是预防的重点对象。

2. 严重骨骼畸形者,应在纠正血生化异常和祛除原发病因后进行手术矫形。

3.必须注意在口服或肌内注射大剂量维生素 D 前和治疗中,补充钙剂 800～1000mg/d,并定期监测血钙、磷和碱性磷酸酶水平,注意随时调整钙剂和维生素 D 用量。如病情不见恢复,应与抗维生素 D 佝偻病相鉴别。

4.维生素 D 缺乏的佝偻病和骨软化症禁用磷酸盐,因为它有发生低钙血症和手足搐搦的潜在风险。

5.中性磷酸盐类用于治疗低磷佝偻病,应频繁间隔给药,补充剂量因人而异。治疗的效果不能仅凭一次空腹血磷水平来判断,应根据治疗后不同时间的多次血磷检测结果进行判断。

(周亚男)

四、骨硬化症

骨硬化症(osteopetrosis)又名大理石骨病或 Albers-Schonberg 病,是一种以骨密度增高、破骨细胞缺乏或功能缺陷导致骨吸收障碍为特点的代谢性骨病。其典型的临床特征为骨密度增高、骨骼畸形。根据临床表现和致病基因,可分为常染色体显性遗传骨硬化症(ADO)、常染色体隐性遗传骨硬化症(ARO)和罕见 X 连锁遗传骨硬化症(XLO)。根据流行病学资料,ADO 平均发病率约为 5/100 000,ARO 平均发病率约为 1/250 000,XLO 更为罕见。骨硬化症相关致病基因包括 *a3V-ATPase*、*CLCN7*、*OSTM1*、*PLEKHM1*、*CAII*、*RANKL*、*NEMO* 等。骨硬化症的临床特点具有广泛的异质性,部分患者可表现致命性临床特征,如贫血、全血细胞减少、脓毒血症、继发性肝脾大等,部分患者亦可无症状或症状较轻微,仅能通过骨骼影像学检查才可以发现。

【诊断要点】

1.临床表现

(1)常染色体显性遗传骨硬化症:ADO 也称良性型常染色体显性遗传骨硬化症,在儿童期或青春期起病,患者有正常的预期生命,椎体典型 X 线片呈"三明治样改变"。常分为 3 种亚型:①ADO-Ⅰ型,表现为轻微的弥漫性全身性骨硬化,造血功能正常,骨转换指标未发生改变。具有骨密度增高、颅骨钙化显著、下颌骨增大、上腭骨性突出等临床特点。②ADO-Ⅱ型,又名 Albers-Schonberg 病,其临床表现极度变异,从无症状到罕有的致死性表现,外显率不全,椎弓终板硬化严重,硬化的长骨干骺端横带、椎体可成典型的"夹心饼干样"改变,骨盆和掌跖骨有"骨中骨"现象,血清酸性磷酸酶、CK-BB 明显升高,造血功能一般正常,脑神经压迫症状鲜见于 ADO-Ⅱ型,极少数患者可出现听力和视力减退,主要的并发症包括病理性骨折、脊柱侧凸、髋骨骨关节炎和上颌骨多发骨髓炎。③ADO-Ⅲ型又称"离心性"骨硬化症,骨硬化主要累及四肢远端骨骼和颅骨。

(2)常染色体隐性遗传骨硬化症:ARO 发病较早,常在婴幼儿及儿童期发病,进展较快,病死率高。ARO 包括恶性型和中间型 2 种。根据临床表现及致病基因不同,恶性型可分为:经典 ARO、神经性 ARO、ARO 合并肾小管酸中毒 3 种亚型。

①恶性型骨硬化症:经典 ARO 也称为恶性型 ARO,胎儿期或婴幼儿起病,病死率高。主要表现为生长发育迟缓、出牙延后、骨髓炎和病理性骨折,此外还有巨头畸形、前额隆起、后鼻孔狭窄、脑积水等典型颅面部改变。此外脑神经孔狭窄可引起失明、失聪和面瘫,部分患者听力下降或丧失。骨髓腔挤压综合征为 ARO 最严重的合并症,最终可导致致死性的全血细胞减少,继发性肝脾大等一系列临床表现。大部分患者在 10 岁前即可由于严重贫血、出血和感染而死亡。典型骨骼 X 线表现为颅骨、骨盆、四肢骨处骨密度显著增高,可见"骨中骨"现象,在四肢的干骺端增宽处可见一浓淡交替的横带影。

神经性 ARO 胎儿期发病,致死率高。临床表现除弥漫性骨硬化、生长迟缓、贫血、血小板减少等典型 ARO 征象外,还可表现为正常血钙范围内的搐搦、智力发育迟缓、肌张力减退、视网膜萎缩和神经性聋等中枢神经性症状。脑部 MRI 可见明显的髓鞘发育延迟、弥漫进展的皮质及皮质下萎缩。

ARO 合并肾小管酸中毒,婴幼儿起病,病程进展较慢,中度恶性,典型症状为肾小管酸中毒和脑钙化。其他临床表现还包括骨脆性增加引起的病理性骨折、脑神经压迫症状、生长缓慢、智力发育迟缓、牙齿咬合不正及排列紊乱。

②中间型骨硬化症:恶性程度低于 ARO、儿童期起病,病程发展较温和。临床表现类似于经典型 ARO,但症状较轻微,不会出现巨头畸形、脑积水等颅面部改变,亦较少出现神经压迫所致的失明和失聪。

(3)罕见 X 连锁遗传骨硬化症:XLO 又称"OL-EDA-ID"综合征,罕见,主要与外胚层发育不良、淋巴水肿、免疫缺陷有关。

2. 鉴别诊断

(1)氟骨症:为全身性骨质增生,具有一定的地区特异性,患者有一定的氟接触病史,除此之外,氟骨症多伴有氟中毒的其他征象如氟斑牙、关节酸痛等,X 线检查可见韧带及肌腱附着处钙化。

(2)肾性骨病:系指发生于慢性肾衰竭的骨代谢性疾病,除原有肾病变引起的临床表现外,还可出现骨硬化、佝偻病、骨质软化、骨质疏松、纤维性骨炎等骨营养不良的相关症状。常伴有腰腿酸软、全身乏力、骨痛、骨畸形、病理性骨折、血钙降低、血磷升高,骨组织活检为诊断的"金标准"。

(3)致密性成骨不全:为常染色体隐性遗传性骨病,X 线表现为骨硬化,常合并锁骨肩峰端发育不良。患者身材短小,头大、面小、钩鼻,下颌小,下颌角变钝,牙错位,末节指骨很短和指甲退化,小儿前囟门闭合晚,一般不发生贫血及脑神经受压迫症状。

【治疗要点】 骨硬化症目前尚无特殊治疗,因其发生主要由破骨细胞数目和功能障碍所致,而破骨细胞来源于造血干细胞,因此临床上常通过造血干细胞移植(HSCT)来调整患者的骨质吸收,从而纠正骨骼病变。研究显示 HSCT 也是目前治疗骨硬化症的唯一有效措施。然而并不是所有的骨硬化症患者接受 HSCT治疗后均能获得较好的疗效。对于成年型骨质硬化症,以对症支持为主。经典 ARO 预后较差,骨髓移植是目前治疗经典 ARO的唯一有效方法。神经性 ARO 目前尚无有效治疗方法,骨髓移植对其无效。ARO 合并肾小管酸中毒,目前以支持治疗为主,骨髓移植或许能够改善骨硬化症状,但对于逆转酸中毒和肾损伤无明显疗效。中间型 ARO 以支持治疗为主,可从骨髓移植中获益。输血、糖皮质激素和促蛋白合成剂(康力龙等)的应用是纠正贫血的一般治疗。

【处方】

1. 用于婴幼儿型骨硬化症

泼尼松　1～2mg/kg 每日静脉滴注,症状好转后可调整为口服维持。

2. 用于骨硬化症合并贫血时

重组人促红素注射液　每次 50～100U/kg,每周 3 次,皮下注射。

琥珀酸亚铁片　每次 0.1g,每日 3 次,口服。

【注意事项】

1. 应用 EPO 可改善贫血,但需监测血细胞比容及血红蛋白水平,以调整用量。

2. 长期大量应用激素可引起库欣病、水钠潴留、骨质疏松、精神症状等不良反应。

3. 骨硬化症的治疗较困难。在婴幼儿型骨质硬化症中,约50% 的病例可用骨髓移植获得满意疗效,如果 HLA 配型良好,疗效可提高到 70%。

4. 脐血干细胞移植可能是治愈本病的另一方法,配型良好者的疗效可达 40% 以上。用纯化的血液前身细胞(来源于 HLA 配型符合的父母)亦可取得较好疗效。用骨髓移植无效者还可采用

CSF-1 或糖皮质激素。

5. 选择 HLA 抗原相同的供体骨髓细胞移植，可使骨髓生血功能恢复，骨吸收速度加快。对 HLA 不合的婴幼儿型骨质硬化症的患者可移植纯化的生血干细胞治疗。移植无血缘关系的脐血也可使病情得到缓解。

（周亚男）

五、肾性骨营养不良

肾性骨营养不良（renal osteodystrophy，ROD）是由于慢性肾病引起的矿物质代谢紊乱和内分泌失调所致的骨病。于 1942 年由我国的刘士豪和朱宪彝教授首先命名，这是第一个中国人命名的疾病，一直为国际沿用。临床上除原发性肾病外，尚有血钙低、血磷高、继发性甲旁亢、骨骼病变和异位钙化。骨骼病变常表现为纤维囊性骨炎、骨软化、骨质疏松、骨硬化及转移性钙化等。根据骨转运状况的不同，肾性骨病通常分为高转运性骨病、低转运性骨病及混合性骨病。高转运性骨病一般认为由继发性甲状旁腺功能亢进所致，与磷潴留、低钙血症，活性维生素 D 代谢产物减少及甲状旁腺激素分泌调控紊乱和降解障碍等关系密切。低转运性骨病发病机制可能与 $1,25\text{-}(OH)_2D_3$ 缺乏、血钙降低、铝的骨沉积等因素有关。此外，年龄增长、低磷血症、糖皮质激素、酸中毒或中毒剂量的氟化物等也与低转化型骨病的发生有关。混合型肾性骨病较常见，其既有继发性甲状旁腺功能亢进的高转化型肾性骨病的征象，又有骨矿化障碍的表现。

【诊断要点】

1. 临床表现　包括原发性肾病、尿毒症和骨营养不良的骨骼症状和体征。

（1）骨痛：骨痛是 ROD 患者常见的症状，疼痛非特异性，负重部位明显，改变体位时加重，多见于腰背部、髋部和下肢。长期透析患者可有腕管综合征和慢性关节痛。

(2)肌肉无力:常见有近端肢体的肌肉无力,可有蹲位站起无力,上楼梯费力,梳理头发困难等。

(3)骨骼畸形:为 ROD 的主要表现之一,成人骨骼畸形主要在中轴骨,有腰椎侧凸,脊柱后凸(驼背)和胸廓畸形等。

(4)生长延缓:患儿几乎都有生长障碍,由于慢性酸中毒,蛋白质和热量不足、营养不良,存在靶器官生长激素抵抗,贫血和肾性骨病。

(5)异位钙化:高钙血症、钙磷乘积过高可以发生,可引起全身血管和软组织钙化,肌肉、肺、消化系统、皮肤、皮下组织均可出现。关节周围钙化是最常见的,可有急性关节炎和关节周围炎征象。

(6)钙化防御:此综合征的特征是皮肤、皮下脂肪和肌肉有缺血性坏死,发生在尚未进行透析的肾衰竭患者、规则透析患者和肾移植后肾功能正常者。

(7)透析性骨淀粉样变:成人终末期肾病,长期规则透析(超过 5～10 年)可发生淀粉样变,表现为一组骨骼肌肉综合征,如骨囊肿、病理性骨折、关节和关节周围炎,以肩、膝和髋关节较常见,还要脊柱关节病和腕管综合征等。

2. 辅助检查

(1)实验室检查:除有血尿素氮和肌酐升高,二氧化碳结合力降低和尿常规检查异常等尿毒症和肾原发性疾病实验室异常外,与骨营养不良有关的实验室检查有:①血钙低或正常;②血磷增高;③ALP 升高;④尿磷排泄减少;⑤血浆 PTH 明显升高;⑥$1,25\text{-}(OH)_2D_3$ 水平降低。

(2)X 线摄片:X 线检查对 ROD 并不敏感,也是非特异性的,除非发生骨折。骨膜下侵蚀、吸收最常见,尤以指(趾)骨明显。分次检查头颅、胸片、骨盆、腰椎侧位片等。骨骼 X 线摄片除可发现骨骼畸形外,还可发现纤维囊性骨炎、佝偻病(或骨软化)、骨质疏松、骨硬化、异位钙化和皮质骨膜下吸收。好发纤维囊性骨炎的部位为锁骨外侧端、掌、指骨近端和胫骨近端内侧。此外还可有脊柱压缩性和长骨病理性骨折,以及滑动性股骨头。骨硬化多发生于脊椎骨和颅骨,X线片上为密度增高,正常骨结构变得模糊。异位钙化常见,好发组织为血管、关节周围软组织,包括肌腱、韧带和关节软骨。

(3)骨扫描:同位素^{99m}Tc骨扫描检查无创伤,可重复,阳性率高,为 ROD 的诊断提供了一个有价值的辅助检查方法。

(4)骨密度测定:双能 X 线吸光比色法(DEXA)被越来越多地用于 ROD。DEXA 在测定骨骼矿物密度方面被认为是金标准,目前 DEXA 的价值主要在于对骨质疏松的诊治。

(5)骨活检:双四环素标记骨组织活检是 ROD 诊断的金标准,为创伤性检查。髂骨嵴活检常有类骨质容积和海绵状骨容积增加,成骨细胞和破骨细胞界面均增大,骨小梁周围纤维化增多,未矿化的表现增加。由于骨活检的有创性,价格相对昂贵,整个过程复杂等原因,开展并不广泛。

3. 诊断依据　①有原发性肾病病史及尿毒症临床表现;②血清钙低,血磷和 ALP 升高;③血清 1,25-$(OH)_2D_3$ 水平降低;④N末端 iPTH 升高;⑤X 线骨骼摄片有多种骨骼疾病和(或)异位钙化;⑥做过长期血液透析治疗者还有与铝相关性骨病,骨活检铝染色阳性,去铁敏刺激试验阳性。有的作者认为联合采用 N-PTH 测定、去铁敏试验和骨活检,可作为诊断肾性骨营养不良的特异而可靠的方法。

4. 鉴别诊断

(1)Fanconi 综合征:是遗传性或获得性近端肾小管多种功能异常的疾病。常有铅、汞等中毒史,有葡萄糖尿、氨基酸尿及蛋白尿,尿 pH 升高,CO_2 结合力增多,临床上显示严重的生长发育落后,同时有高氯性代谢性酸中毒、低磷血症、低钙血症、低钾血症、脱水及骨骼病变,以佝偻病/骨软化多见。

(2)Ⅰ型肾小管酸中毒:临床表现为反复发作的低血钾性肌

麻痹,多在夜间或劳累以后发作。以后天性肾小管病变为主,常有药物、感染等病史,低血磷、低血钙、高血钾,伴氨基酸尿,无尿磷酸盐排出。以佝偻病/骨软化多见。

【治疗要点】　肾性骨营养不良的治疗目的是:保持正常的钙、磷水平和正常的骨转化率,血钙磷乘积应$<55mg^2/dl^2$。所有$GFR \leqslant 60ml/(min \cdot 1.73m^2)$的患者都应定期检查以上指标,并按照 CKD 分期评估其代谢异常程度,并且用于指导治疗。治疗方法主要包括限磷饮食、使用磷结合剂、维生素 D 受体激动药、甲状旁腺手术等。

1. 血磷控制　通常包括饮食控制和药物治疗。CKD 患者控制饮食中磷的摄入量是控制血磷水平的最有效方式。但早期慢性肾病患者很难在保证足够营养的条件下控制磷的摄入,更严重的 CKD 患者往往出现食欲改变、消化道症状,这时的饮食调整往往更困难。NKF 指南中建议:CDK3、4 期患者,血磷水平超过 $4.6mg/dl$ 水平,饮食中磷摄入量为 $800 \sim 1000mg/d$。碳酸钙或醋酸钙作为磷结合剂是有效的。但要注意谨防高钙血症和血管钙化的发生。碳酸镧可以有效降低血磷和 PTH 水平,不引起高钙血症和动力缺失性骨病或骨软化,但镧是一重金属,需进一步的长期研究证实其有效性和安全性。

2. 维生素 D 和活性维生素 D　维生素 D 缺乏在慢性肾病中十分常见。维生素 D 缺乏按 25-(OH)-D 水平分为 3 类:①严重缺乏:25-(OH)-D $< 5ng/ml$;②轻度缺乏:25-(OH)-D $5 \sim 15ng/ml$;③维生素 D 不足:25-(OH)-D $16 \sim 30ng/ml$。当慢性肾病患者血 25-(OH)-D 水平下降至 $30ng/ml$ 以下时应开始维生素 D 治疗。活性维生素 D 骨化三醇已被广泛应用于成人和儿童,以控制继发性甲状旁腺功能亢进。

3. 钙敏感受体(CaR)激动药　能够降低 PTH 水平。

4. 手术治疗　有时因难以逆转甲状旁腺的增生、肥大或患者的依从性差,难以达到预期目的时,对于严重的 SHPT,可以进行甲状旁腺切除术。其手术指征为：持续的严重高钙血症、进行性异位钙化、钙化防御、透析或其他治疗无效的顽固性皮肤瘙痒、严重的进行性骨痛和骨折、难以解释的肌病表现。K/DOQI 建议 PTH 水平超过 800pg/ml，才需要考虑手术。

5. 其他治疗　甲状旁腺内注射，甲状旁腺经皮乙醇注射可作为甲状旁腺切除术的替代治疗，但其有喉返神经损伤的可能。因而目前多采用静脉内或腺体内骨化三醇注射，或腺体内注射无水乙醇。

【处方】

1. 透析患者存在高磷血症时　碳酸镧咀嚼片　每日 1.5～3g，口服。

2. 补充维生素 D

(1)维生素 D 严重缺乏：维生素 D_2(麦角骨化醇)50 000U，口服，每周 1 次，共 12 周；然后 50 000U，口服，每个月 1 次，共 6 个月。或 500 000U 单独 1 次肌内注射。

(2)维生素 D 轻度缺乏：维生素 D_2(麦角骨化醇)50 000U，口服，每周 1 次，共 4 周；然后 50 000U，口服，每个月 1 次，共 6 个月。

(3)维生素 D 不足：维生素 D_2(麦角骨化醇)50 000U，口服，每个月 1 次，共 6 个月。

在完成 6 个月用药后对维生素 D 严重和轻度缺乏的患者，应再检测 25-(OH)-D 水平。

3. 补充活性维生素 D　骨化三醇[1,25-$(OH)_2D_3$]　每日 0.25～0.5μg，口服。

【注意事项】

1. 肾性骨病的临床、生化和放射性指标应定期随访。

2. 如果肾性骨营养不良患者经用维生素 D 治疗后血钙已恢复正常而 PTH 仍然得不到抑制，则提示甲状旁腺分泌已变为自主性；当血钙增高则提示发生三发性甲旁亢。此时则应手术切除增生的或已有腺瘤形成的甲状旁腺,前者做部分性甲状旁腺切除,后者则切除甲状旁腺腺瘤。

3.肾性骨营养不良的主要病因为肾衰竭的尿毒症,用保守方法难以使肾功能完全恢复,最有效的治疗方法是肾移植,如果肾移植获得成功,则肾性骨营养不良亦可治愈。

4.当血 PTH 水平减低至正常参考值上限的 4～5 倍时,应减少活性维生素 D 的剂量,必要时停药以较少发生动力缺失型骨病的危险。活性维生素 D 的主要不良反应是高钙血症,故应重视组织和血管的钙化。

5.甲状旁腺手术后应监测血钙、磷、镁、钾的浓度,如术后24～36 小时出现明显的低钙血症,有抽搐等低钙血症的症状,应补充钙剂,每小时 50～100mg 钙输入,可酌情持续 48～72 小时,血钙监测每 4～6 小时 1 次,根据血钙水平调整剂量。当血钙水平升至正常,可停用静脉输钙剂,口服钙剂可减量。术后血磷可降至正常以下,当血磷水平降至 0.64mmol/L(2.0mg/dl)以下时才补磷,血磷维持在 1.13～1.29 mmol/L(3.5～4.0mg/dl)为宜,否则会加重低钙血症。术后血磷水平增加时,可选用碳酸钙或醋酸钙。

(周亚男)

六、地方性氟骨症

氟骨症(skeletal fluorosis)是指长期摄入过量氟化物引起氟中毒并累及骨组织的一种慢性侵袭性全身性骨病。氟中毒累及牙齿称氟斑牙。长期生活在特定的地理环境中,摄入高氟造成氟中毒可导致地方性氟骨症。氟对骨代谢的影响极为复杂,可因形成氟磷灰石结晶而影响骨矿化,可使骨胶原合成减少、破坏和分解过多导致骨软化,可引起软骨基质代谢异常,可使牙釉质的发育和矿化障碍,导致牙釉质形成不良。氟对其他多个系统也造成影响,如皮肤可出现 Chizzola 痣,骨骼肌可发生肌肉萎缩,消化系统可出现恶心、呕吐、腹痛、腹泻等胃肠道不适,肾脏系统可出现尿蛋白增加、尿素氮增高的肾功能减退表现,造血系统可引起贫血,神经系统可出现记忆力减退、失眠等。

地方性氟骨症其发病原因按氟元素的来源不同,大致分为4 种。

(1)饮用水氟含量超标:据有关部门统计,地区饮用水的氟含量长期在 2mg/L 以上,3mg/L 以下的地区可有散发氟骨症;≥3mg/L 可引起氟骨症流行,5mg/L 以上时重症氟骨症患者患病率可达 2%,7mg/L 以上时患病率大大提高。

(2)空气中含氟污染物浓度过高:空气中的含氟污染物(燃煤、冶炼污染)长期超标,在这样环境中长期生活也可引起氟中毒,达一定年限后也会发生氟骨症。

(3)食物中的氟含量过高:如果长期食用高氟含量的粮食或被氟元素污染的粮食制品,体内也会因摄入氟元素过多从而导致氟中毒和氟骨症。例如直接使用煤炭烘烤的食物、粮食储存过程因与含氟物接触而被污染,其中食用含氟杀虫剂的蔬菜及含氟量高的粮食、茶叶是氟中毒、氟骨症的常见原因,特别是茶叶含氟量高。

(4)医源性氟中毒:医疗用含氟制剂被广泛用于龋齿的防治及医疗消毒等多种用途,且效果确切,但如果使用不当或者长期超剂量使用时,也会导致氟斑牙或氟骨症。

【诊断要点】

1. 病史 个人生活史中有长期在高氟区生活,包括当地饮用水氟含量超标,土地中氟含量亦超标的粮食或当地长期空气中氟污染物超标。

2. 临床表现

(1)局部症状:主要表现为腰腿关节疼痛,关节强直,骨骼畸形及神经根、脊髓受压迫的症状。患者常诉脊柱和四肢关节持续性疼痛,静止时加重,活动后可缓解,关节无红、肿、热等炎症表现。神经根受压者疼痛加剧,如刀割或闪电样剧痛,拒触碰或扶持。病情严重时,关节、脊柱固定、脊柱侧弯,佝偻驼背或四肢强直,以致生活难以自理。脊髓或神经根受压者四肢或双下肢感觉麻木,躯干有被束缚感,疼痛,可伴肢体截瘫,以致蜷曲在床,咳嗽和翻身引起剧烈疼痛。

(2)全身症状:全身症状主要表现为全身肌肉疼痛、头晕、心悸、无力、困倦及食欲减退、恶心、呕吐、腹胀、腹泻或便秘等症状,并有肌肉萎缩、肌电图改变。累及甲状腺、肾上腺、性腺及晶状体和中枢神经系统时,可引起相应症状。

(3)体征:可出现神经根、脊髓受压迫的体征,累及甲状腺、肾上腺、性腺及晶状体和中枢神经系统时,可引起相应体征。

根据症状、体征和劳动能力分轻、中、重三度。轻度为有症状,无体征(可有氟斑牙),能从事正常体力劳动。中度为有症状,有关节运动功能受限,劳动能力受影响。重度为有症状,关节屈曲、强直,弯腰,驼背畸形,劳动能力丧失或残疾。

3. 辅助检查

(1)实验室检查

①血、尿氟升高。尿氟是反映机体氟负荷和摄入氟量的特异性指标,一般尿氟正常值范围是<1mg/24h。

②血清碱性磷酸酶(ALP)含量升高。

③血清骨钙素(BGP)、尿钙、尿磷、羟脯氨酸明显升高,而血清降钙素、钙、磷明显降低。

④血清尿素通常轻度升高,肌酐清除率降低,尿蛋白阳性,部分患者尿液中可见细胞和管型,但均非特异性指标。

⑤通过测定指甲和头发中氟的含量可准确计算出机体氟的储存量,对诊断氟骨病有重要意义。

(2)X线检查:X线检查是诊断氟骨症最重要的依据。地方性氟骨症的基本 X 线征象包括骨质硬化、OP、骨质软化、骨间膜、肌腱、韧带等骨周组织钙化或骨化及广泛的关节退行性变。根据氟骨症 X 线片骨密度变化特点,一般将该症分为 4 种类型,即骨质硬化型、OP 型、骨质软化型和混合型。其中骨质硬化型占 80% 以上。

①骨质硬化型:表现为骨小梁增粗、融合,呈砂砾样或颗粒样骨结构,为骨质硬化的早期征象,其后出现骨斑、粗纱布样骨小梁及细密骨小梁,骨密度增高,骨皮质增厚,骨髓腔变窄,全骨渐呈象牙质样改变。

②OP 型:表现为骨密度减低,骨小梁变细、稀疏,网眼增大,骨皮质变薄,但某些部位仍有骨小梁、骨间膜和骨周韧带骨化。骺下疏松带是 OP 的特殊类型,见于年龄较小,自幼生长在重氟区的患者,表现为髂骨翼、四肢长管状骨干骺端、椎体和坐骨结节等处骨骺下区出现带状疏松区,呈毛刷状改变。

③骨质软化型:表现为骨密度减低,骨皮质变薄,骨纹理模糊呈毛玻璃样并可见 Looser 带,干骺端出现毛刷征,骺线增宽,骨骼变形如出现双凹椎体、骨盆髋臼内陷而使骨盆变狭窄,长骨弯曲变形等。

④混合型:兼有骨质硬化和 OP 或骨质软化的特点。骨松质结构呈网状或囊状,亦可出现颗粒状结构、骨斑或细密的骨小梁;骨皮质内哈弗管扩大,出现纵行透亮线,使之疏松多孔,亦称为骨皮质疏松化。氟骨症常少有单纯的骨质硬化、骨质软化或 OP,而是 OP、骨质软化和骨质硬化同时存在于一骨内,只是所占比例各不相同,这是氟骨症区别于原发性 OP 和原发性骨质软化症的重要特征。

(3)CT 表现:定位像可见脊柱呈竹节样,以胸上腰段明显。椎体的附件密度增高,边缘骨增生硬化,韧带骨化,可有骨性椎管狭窄。

(4)MRI 表现:椎体形态及信号改变较重时可出现异常 MRI 表现。所有椎体在 T_1 和 T_2 加权像上均为均匀或不均匀的低或极低信号强度,不均匀的低信号强度的椎体内主要有斑块状或针状、与正常骨髓相同的信号区。

(5)ECT表现:增生部分的放射性信号强,范围较退变广泛,但无特异性。

(6)骨密度:骨密度是反映单位体积的骨矿含量,是评估骨质的一个重要量化指标。氟骨症能引起单位体积骨量减少,骨密度下降。

(7)骨活检:骨活检脱钙后切片显示骨板排列紊乱,骨氟、钙和镁含量均增高,骨磷和血清磷正常。超微结构也有特异性变化。

4. 诊断依据

(1)长期生活在高氟病区,有高氟摄入或接触史。

(2)有氟斑牙或有氟骨症的临床表现。

(3)血、尿氟增高。

(4)骨X线检查有氟骨症的特征性表现。

(5)除外其他骨病,如石骨症、大骨节病、类风湿关节炎、强直性脊柱炎、肾性骨病、骨软化症、原发性或其他继发性骨质疏松等。

5. 鉴别诊断

(1)原发性骨质疏松:X线下可有骨质疏松表现,但一般并无硬化表现。如果X线可同时见到骨质疏松和骨质硬化表现,则不符合原发性骨质疏松。此外,原发性骨质疏松患者多为老年人,无高氟摄入生活史,血、尿氟未见偏高。

(2)骨质软化症:多种病因均可导致骨质软化症,大多数与维生素D缺乏或代谢异常,或钙、磷代谢紊乱相关。如无高氟摄入史、血尿氟正常,则可排除慢性氟中毒所致。

(3)石骨症:可见骨密度增加,管状骨上有横行条状影,髂骨和跗骨中有多层波状致密影。这些影像均比氟骨症清楚分明。无高氟摄入史,血、尿氟不增多。

(4)类风湿关节炎:亦有关节僵硬,晨起为主。有腕、掌指、近端指关节肿胀且为对称性,与氟骨症不同。X线改变有骨质稀疏和关节间隙狭窄;有皮下结节;有类风湿因子阳性(滴度>1:20),血、尿、指甲或头发的氟含量不增高,无过量氟摄入史可与氟骨症相鉴别。

【治疗要点】 氟骨症须进行综合性治疗。早期诊断,饮用低氟水(<1mg/L),控制氟的摄入,加强营养,给予维生素 D、维生素 C 和维生素 E 等抗氧化治疗能有效逆转氟中毒。氟骨症的防治原则为:①减少氟的摄入和吸收;②促进氟的排泄;③改善症状,对症治疗;④解除神经压迫症状,当椎体硬化融合、压迫神经根或引起肢体瘫痪时,采取手术探查;⑤加强营养,提高机体抗氟中毒能力。

1. 一般治疗 控制氟的摄入,加强营养,补足蛋白质的同时,每日补充足量的维生素 D 和多种维生素(特别是维生素 C),并鼓励患者进行户外活动,对症进行肌肉按摩。

2. 药物治疗

(1)适当和足量的非甾体抗炎药进行疼痛对症治疗,如阿司匹林、布洛芬等。

(2)抗氧化治疗:维生素 C 和维生素 E 都是重要的抗氧化剂,能有效清除体内的氧自由基,改善由于自由基过多产生的组织细胞损害。硒是谷胱甘肽过氧化物酶的重要组成部分,具有一定疗效。

(3)微量元素治疗:如给予钙剂、硼化物、铝盐。

(4)中医、中药和复方制剂治疗:如氟康宁胶囊。

3. 手术治疗 有骨骼畸形者应局部固定或行矫形手术,防止畸形加剧。一旦出现椎管梗阻或截瘫时,应及早手术,解除神经压迫。

4. 病因治疗 尽可能祛除引起氟中毒氟骨症的病因,如减少饮水中氟的含量使之达到国家规定的卫生标准,向高氟地区居民宣传改变饮食习惯,减少食物来源的氟摄入,采取严格的职业劳动保健措施,减少机体从空气中摄入过量氟。

【处方】

1. 轻度

维生素 C   每次 0.1g,每日 2 次,口服。

维生素 E   每次 10mg,每日 2~3 次,口服。

碳酸钙维生素 D   每次 600mg,每日 1~2 次,口服。

枸橼酸   每次 2.0g,每日 3 次,口服。

卤碱片   每次 4.0~6.0g,每日 3 次,餐后口服。

氢氧化铝凝胶   每次 10ml,每日 3 次,餐前 1 小时口服。

2. 中、重度

(1)止痛

阿司匹林   每次 0.3~0.6g,每日 1~2 次,口服。

或 布洛芬(芬必得)   每次 300mg,每日 2 次,口服。

(2)抗氧化

维生素 C   0.1g,每日 2 次,口服。

维生素 E   10mg,每日 2~3 次,口服。

(3)微量元素

元素钙   每日 0.5~1.0g,常与维生素 D 合用。

枸橼酸   每次 2.0g,每日 3 次,口服。

卤碱片   每次 4.0~6.0g,每日 3 次,餐后口服。

氢氧化铝凝胶   每次 10~20ml,每日 3 次,餐前 1 小时口服,连续 3~6 个月为 1 个疗程。

(4)中医中药:常用姜石,另外可试用熟地黄 2g,生姜 1.5g,肉苁蓉 1g,海桐皮 1g,川芎 1g,鹿衔草 1g,莱菔子 0.5g,鸡血藤 1.5g,研成粉,以蜜为丸,每丸 10g,每天 3 次。每次 1 丸,连服 3~6 个月。

(5)复方制剂

氟康宁胶囊   每次 2 粒,每日 3 次,口服,用药总量为 40~200g,辅以中药红花、牛膝等组成的汤剂及钙剂、维生素 D 等。治疗 38~210 天,一般为 3 个月左右。

氟痛康片 3 片,每日 2 次,或氟痛康胶囊 3 粒,每日 2 次,口服,疗程 3 个月。

【注意事项】

1. 治疗效果判断标准

(1)痊愈:全身症状、体征消失,功能障碍恢复,活动正常(早期疏松型氟骨症患者的 X 线改变可基本消失)。

(2)临床治愈:全身症状、体征改善明显,功能障碍大部分恢复,X 线有一定改善或稳定不变,劳动能力基本恢复。

(3)有效:症状明显减轻,体征、功能有所改善,劳动能力有所恢复。

(4)无效:症状、体征、功能状态、劳动能力与治疗前无区别。

(5)流行控制标准:我国规定的氟骨症流行基本控制标准是:①有可靠的预防措施,并能经常坚持。②饮水含氟量达到或接近国家饮水卫生标准。③基本控制新的氟骨症患者的发生。④绝大多数Ⅱ、Ⅲ度氟骨症患者得到了有效治疗。

2. 饮水降氟措施:食用井水而不用温泉水,改进不良的烹饪习惯。

3. 对一切接触氟化物的产业职工,定期监测环境污染程度和测定工人尿氟量。

4. 加氟水和加氟牙膏的使用要符合标准。

(周亚男)

七、成骨不全

成骨不全(osteogenesis imperfecta,OI)又称脆骨病,是一种以骨脆弱、易骨折、骨畸形、蓝色巩膜、牙齿发育不良等为临床特征的常染色体显性或隐性遗传性结缔组织病。1979 年,Sillence 根据临床表现、X 线、遗传方式将 OI 分为 4 种类型。后来在原有 4 种类型的基础上,根据骨组织学特征又增加了 3 种新类型,共计

7 型。90％的 OI 是 I 型胶原基因突变导致 I 型胶原数量或质量异常。临床表现具有多样性,目前尚无根治方法,对于中到重度 OI 治疗的主要目的是降低骨折发生率,防止骨骼畸形,并且最大限度地恢复运动及生活自理能力。

【诊断要点】

1. 临床表现 OI 的典型临床症状和体征包括蓝色巩膜、骨脆弱、易骨折、骨畸形、牙齿发育不良、早熟性耳硬化等,但临床表现及严重程度在不同类型不同个体中差别很大,现根据扩展的 Sillence 分型分述如下。

I 型(轻型):是症状最轻,发病率最高的类型,存活时间可以很长。患者有典型的蓝色巩膜,青春期前轻度骨脆弱,身材正常或轻度矮小。

II 型(围生期致死型):是最为严重的类型。临床特点为多发性肋骨及长骨骨折,骨骼畸形(长骨弯曲、肋骨串珠、胸廓小),常导致宫内死亡,极少数患儿于出生后几天内死亡。骨组织学显示骨皮质及骨小梁的厚度显著降低。

III 型(严重的畸形):身材非常矮小,相对性巨头伴三角脸,面中部扁平,浅眼窝;可有扁后脑;脊柱侧凸,胸部畸形;成年后身材矮小且仍有骨折发生。常伴有牙齿发育不全。X 线:长骨呈“爆米花”状,干骺端呈杯状。

IV 型(中度畸形):是临床特点变异最大的类型。在 Sillence 经典的 OI 四型分类中,将不符合 I-III 型 OI 的病例纳入 IV 型。此类患者可以没有蓝色巩膜,表现为身材中度矮小,轻到中度脊柱侧凸;灰色或白色巩膜;成牙不全。X 线:弥漫骨质疏松,长骨变细、皮质变薄。

V 型(中度畸形):身材轻到中度矮小;桡骨头脱位;前臂骨间膜钙化;高度增生的骨痂;白色巩膜;无成牙不全。X 线:骨折部位骨痂增生肥大,前臂骨骨间膜钙化,紧邻生长板出现一条放射线不透过带。骨组织学示骨片层组织出现不规则的网格表现。

Ⅵ型(中到重度畸形):身材中度矮小,轻到中度脊柱侧凸;白色巩膜;无成牙不全。骨组织学示骨片层组织表现为鱼鳞样,类骨质堆积。

Ⅶ型(重度畸形):身材中度矮小,四肢骨、肱骨、股骨、短小;髋内翻;白色巩膜;无成牙不全。

2. 辅助检查

(1)实验室检查:血清钙、磷、甲状旁腺激素、维生素 D 水平均在正常范围。少数患者碱性磷酸酶、骨钙素和尿羟脯氨酸略升高,Ⅰ型前胶原羧基肽前端(PICP)排出量明显降低。

(2)X 线检查:主要特征为广泛的骨质疏松,多发性骨折。各型 OI 显示的特征不同。OI 患者关节部位可有以下 4 种改变:①骨软化引起髋臼和股骨头向骨盆内凹陷;②骨干膜内成骨障碍致骨干变细,软骨钙化和软骨内成骨正常致关节骨端相对粗大;③骨骺内有多数钙化点。④假关节形成。

(3)骨密度测定:示骨质疏松或骨量减少。

(4)骨组织形态学检查:除显示骨质疏松外,可提示Ⅴ-Ⅶ型 OI 的典型特征。

(5)基因检测:针对Ⅰ型胶原的 COL1A1,COL1A2,CRTAP 基因进行检测。

3. 诊断依据 以下临床诊断依据中 4 项,如出现两项,特别是前两项,临床诊断即可成立,但病因诊断有赖于基因分析。较公认的临床诊断依据是:①OP 且骨脆性增加;②蓝色巩膜;③牙质形成不全;④早熟性耳硬化。

4. 鉴别诊断

(1)骨软化和佝偻病:无骨脆性增高和易骨折,无蓝色巩膜,其矿化前沿带模糊呈毛刷状或杯口状,骺软骨盘增宽。骨软化多见于孕妇或哺乳期妇女,有骨痛,血清钙、磷均降低。

(2)青少年型骨质疏松症:存在普遍性骨质疏松,椎体双凹变形或扁平椎体,脊柱的侧后凸畸形和易骨折等,与成骨不全相似;

但后者尚有头大，两侧颞骨外突，面小呈三角形，蓝色巩膜，并有家族史等。

(3)骨肉瘤:需与骨折后出现大量骨痂的 OI 患者鉴别,但前者往往存在红细胞沉降率和血 ALP 升高,必要时可行骨活检进行鉴别。

(4)维生素 C 缺乏症:患者亦有骨质疏松,但皮下、肌间、骨外膜可有出血点,可有剧痛并可出现假性瘫痪,骨折愈合后可出现钙化。

(5)关节活动过度综合征:关节松弛和活动过度是 OI 的特征之一,应与引起这一改变的其他胶原缺陷性疾病进行鉴别,如良性关节活动过度综合征、Morquio 综合征、Ehlers-Danlos 综合征、Marfan 综合征、Larsen 综合征等。

【治疗要点】 当 OI 诊断明确后,患者应由一多学科专家组成的临床团队进行评估。团队的成员应包括骨科、内分泌科、整形科、儿科医师及物理治疗师,有时还需要口腔科医师。目前尚无根治成骨不全的药物和措施,主要是支持治疗。治疗目的是使骨折发生率降到最低,恰当处理骨折以防止骨骼畸形,并且最大限度地恢复功能。治疗方法主要包括药物、康复医学、矫形外科手术等。有研究表明,双膦酸盐及生长激素具有一定的疗效。双膦酸盐类药物与骨骼羟磷灰石有高度亲和力,能选择性结合于骨矿盐表面,通过影响破骨细胞微骨架和皱褶缘的形成,抑制破骨细胞释放酸性物质及酶类,抑制骨吸收,增加骨密度,是目前治疗 OI 的主要药物之一。生长不足是 OI 的临床特征之一,一些 OI 患者的 GH/IGF-1 轴功能低下。GH 对 OI 有一定疗效,可加大可交换钙钙池,钙含量增加(男性更明显),有利于骨矿化。此外,GH 可促进胶原合成,治疗 12 个月后,骨的纵向生长速度增加(骨龄无变化)、骨折率下降。这是由于 GH 可增加骨钙素合成,促进矿化,使 BMD 升高。对于Ⅲ型和Ⅳ型 OI 来说,康复训练计划尤为必要。包括早期的干预:儿童保持正确的姿势,适当的头部支撑、肌肉的训练和有氧活动。对于合并牙本质发育不全的患者，可以佩戴高硬度的假冠以防止感染和牙齿缺失和(或)咬合不正造成的面部畸形。有骨折时恰当处理骨折以防止骨骼畸形。听力下降时早期可行外科修复或耳蜗移植。晚期听力下降对中耳施行手术治疗无效。目前 PTH$_{1-34}$、针对 RANKL、骨硬化素和转化生长因子-B(TGF-B)的多种单克隆抗体药物正在临床试验阶段,疗效有待进一步确定。

【处方】

1. 可用于Ⅲ、Ⅳ型 OI 患儿(1—4 岁)

生长激素　每日 0.1～0.5U/kg,每周 6 天,皮下注射。

2. 用于各型 OI 患者

维生素 D　每日 400U,口服。

钙剂　每日 800～1000mg,口服。

帕米膦酸钠

<2 岁:每日 0.5mg/kg,静脉滴注,连续 3 日,每 2 个月重复。

2—3 岁:每日 0.75mg/kg,静脉滴注,连续 3 日,每 3 个月重复。

>3 岁:1.0mg/kg(每日最大用量为 60mg)静脉滴注,连续 3 日,每 4 个月重复。

【注意事项】

1. 生长不足是 OI 的临床特征之一。生长激素对 OI 有一定的疗效,用生长激素治疗可促进身高生长,但未能防止骨折。生长激素可引起一过性高血糖现象,通常随用药时间延长或停药后恢复正常。常见不良反应为注射局部一过性反应(疼痛、发麻、红肿等)和体液潴留的症状(外周水肿、关节痛或肌痛),这些不良反应发生较早,但发生率随用药时间延长而降低。

2. 静脉注射双膦酸盐最常见的不良反应是急性期反应,多发生在第 1 次注射后 12～36 小时,主要表现为类流感症状,可合并发热、皮疹、肌痛、呕吐等,对症治疗后上述症状可缓解,另外还有常见不良反应是高钙血症。最严重的不良反应包括皮肤反应、葡萄膜炎、巩膜炎、结膜炎等。用双膦酸盐药物治疗期间需补充钙剂。

3. 许多 OI 患儿伴有长骨矢状面和（或）冠状面的弯曲，如胫骨矢状面弯曲超过 40°，就容易骨折，应告知患儿父母，患儿发生骨折的危险性较大。当弯曲超过 40°可能需要手术干预，这种程度的弯曲常伴有顶屈、背屈运动幅度减小。

4. 背痛常因胸、腰椎多处压缩性骨折或（和）脊柱侧弯所致。治疗包括热疗和对症处理。疼痛明显者可应用药物止痛。如：①降钙素对骨折和 OP 所引起的疼痛有效。②非甾体抗炎药（如布洛芬缓释片、吡罗昔康和吲哚美辛等）及外用霜剂（如吲哚美辛、依托芬那酯等）。③中药如三七、红花加乳香、没药泡酒外揉亦有一定疗效。

5. 有些患儿在儿童时期行多处截骨术，以减少骨折发生率和预防下肢弯曲。手术可改善肢体畸形，提高患者生活质量。

（周亚男）

八、变形性骨炎

变形性骨炎又称 Paget 骨病（Paget disease of bone）或畸形性骨炎（osteitis deformans）。该病是骨骼代谢的一种原因尚不明确的慢性进行性局灶性病变。本病为原因不明的骨吸收增加导致的慢性、局限性骨骼病变。由于过高的破骨细胞活性及破骨细胞数量增加引起高速的骨溶解，并导致成骨细胞增多和骨形成过多，形成的新骨常常是交织状而非板状，结构脆弱，骨盐及胶原的转换率增加，骨髓纤维化和血管过多致使骨局限性膨大，易发生畸形和骨折。

【诊断要点】

1. 临床表现　变形性骨炎在不同个体之间有很大变异，决定于病变的范围、部位和骨转换加速的程度、单骨或多骨受累、有无畸形和合并症等。受累常见部位有骨盆、腰椎和股骨、头盖骨、胫骨。次常见部位有面骨、锁骨、肩胛骨和肋骨。本病的常见主诉是骨痛和骨关节痛,表现为局部病灶的固定性钝痛,呈烧灼感,以夜间和休息时明显。压迫脑神经有头痛、头晕、耳鸣、听力减退。视神经孔狭窄致视物障碍、视盘水肿和视神经萎缩。颞骨受累可引起平衡失调。颅骨陷入可压迫脊髓、脑干、小脑及椎基底动脉等。还可伴有关节病变、心血管异常及高钙血症、高尿酸血症等。晚期少数患者可伴发骨肉瘤。查体股骨、胫骨等下肢长骨可出现肢体长短不对称,髋或膝关节活动明显受限,关节变硬,张力增加,膝内翻、下肢外旋、胫骨向前向外弯曲。

2. 辅助检查

(1)实验室检查:血碱性磷酸酶、骨源性碱性磷酸酶和尿羟脯氨酸增加。血钙、磷、镁和 PTH 一般正常。

(2)X 线检查:可累及骨骼系统中的任何部位,常多处受累,且不对称。X 线平片征象大致有骨质吸收、骨质硬化及两者均有的混合型 3 种类型。

早期 X 线表现为骨质溶解吸收,此后由于骨质吸收区过度修复,可形成骨质硬化或粗糙的骨小梁,再之后局限性骨质吸收与骨质硬化病变混合存在,同一病例或同一病变内不同类型的病变可互相转化。可见病变骨膨大畸形,骨结构粗糙紊乱。颅骨增大畸形,呈棉絮状改变,颅底内陷;骨盆 X 线特点是伴有骨盆上口增厚,髂耻线增厚,坐骨和耻骨加宽,晚期出现髋臼陷入。椎体病变多见于腰骶椎,也可累及颈椎或胸椎,早期见椎体中央有粗糙纵行条纹,如栅栏状,边缘变厚,随后椎体各径增大,晚期可出现压缩性骨折。长骨皮质增厚膨出,骨密度不均匀,骨小梁纹理粗乱,髓腔硬化,常呈股骨侧弯和胫骨前弯。

(3)放射性核素骨显像:病变部位可见放射性核素明显浓聚,对本病的诊断敏感性高,但特异性较差。

3. 鉴别诊断

(1)甲状旁腺功能亢进性骨病:患者同样表现为全身骨痛、身高缩短、反复发生的多部位骨折。生化检查也显示碱性磷酸酶水平明显升高。但甲状旁腺功能亢进性骨病患者的生化检查显示高钙血症和低磷血症,内分泌激素检查可以发现血甲状旁腺激素(PTH)水平显著升高。甲状旁腺的影像学检查提示甲状腺增生或者腺瘤样改变。甲状旁腺切除术后血钙、血磷可恢复正常,术后病理可确诊。

(2)McCune-Albright 综合征:又名多发性骨纤维化、多发性骨纤维发育不良伴性早熟综合征、骨纤维性发育不良-色素沉着综合征,青少年多见,特点是多发性骨纤维发育不良、性早熟、皮肤色素沉着。患者骨损害以灶性病变为主,可累及全身骨骼。如累及骨承重部位可出现病理性骨折。部分患者可累及颅面部以致颅型增大。因骨组织被异常增生的纤维组织所取代,影像学表现为不同程度的骨膨胀,骨皮质变薄。患者常伴有内分泌异常,如皮质醇增多症、垂体泌乳素瘤或生长激素瘤等。

(3)多发性骨髓瘤:约 90% 的多发性骨髓瘤患者在疾病进程中出现骨病,包括全身性骨质疏松、溶骨性破坏及病理性骨折。X线检查可看到局部的溶骨改变,也可为广泛的骨质疏松,或伴有骨折等。MRI 检查有助于发现骨髓浸润。

(4)转移癌:30%~70% 的恶性肿瘤最终会转移,进而累及骨骼。影像学上叮表现为溶骨性、硬化性(成骨性)和混合性病变。溶骨性病变倾向于肿瘤快速生长而侵犯的转移灶,硬化性病变被认为是肿瘤生长速度缓慢或经治疗后骨修复的表现。MRI 检查可显示骨皮质和骨小梁的溶骨性、硬化性、混合性病变。核素骨扫描中肿瘤的骨转移可呈现单发或者多发性浓聚灶。

【治疗要点】　治疗的目的是缓解症状和预防并发症。无症状且骨转换生化指标未见异常者,可以观察,暂不给药。患者多因疼痛、畸形、活动困难或因并发症(如骨折、肉瘤样变及其他器官继发性病变等)而就诊。治疗上主要包括药物治疗和手术治疗。

1. **药物治疗**　适用于骨痛剧烈,骨畸形,多发性骨折,脑神经有压迫症状,心力衰竭伴有心排出量增高者,高钙血症,高钙尿症而反复出现泌尿系结石者,以及大的整形外科手术前后。无症状、受累部位为头颅和肢体、血碱性磷酸酶增高 1.5 倍以上者也可作为药物治疗的候选对象。年轻发病者可积极用药。常用药物主要包括降钙素及双膦酸盐。

2. **手术治疗的指征**　①多发性骨折;②脊椎或神经根受压;③严重畸形;④预防或处置肉瘤;⑤髋关节/膝关节置换术。手术治疗时,必须应用相应的药物加以配合。

【处方】

1. 一般处方

碳酸钙维生素 D(钙尔奇 D)　每日 600mg,口服。

骨化三醇[$1,25$-$(OH)_2D_3$]　每次 $0.25\mu g$,每日 1 次,口服。

帕米膦酸钠 60mg　配于氯化钠或 5%葡萄糖氯化钠中持续 4 小时静脉滴注,每周 1～2 次,共 4 次。

或阿仑膦酸钠,每次 10mg,每日 1 次,连服 6 个月。

或唑来膦酸钠,每次 5mg,每年 1 次,缓慢静脉滴注 15 分钟以上。

2. 用于不能耐受双膦酸盐者

(1)病情轻者:鲑鱼降钙素,每次 50U,每周 2 次,皮下或肌内注射。

(2)病情中、重度者:鲑鱼降钙素,开始 100U,每天 1 次,皮下或肌内注射;病情改善后可减为每周 3～4 次。

3. 用于经上述治疗后,仍有疼痛者

塞来昔布　每次 200mg,每日 1～2 次,口服。

布洛芬　每次 0.4～0.8g,每日 3～4 次,口服,最大剂量可达每日 2.4～3.2g。

【注意事项】

1. 降钙素治疗过程中有时出现脱逸现象,使用降钙素期间,血钙水平有轻度下降,但无低钙血症症状。用降钙素治疗的早期有恶心、面部潮红和过敏的现象,停药即可缓解,必要时可改为睡前注射。其他可能的不良反应有消化道或心血管功能紊乱、多尿、尿频、皮疹、发热和寒战等。疾病晚期肾衰竭时,降钙素廓清明显减少,应注意剂量的调整,儿童应限量使用。用药数周见骨痛和活动有所改善,3~6 个月见骨转换生化指标有改变。

2. 帕米双膦酸盐对病情较轻的患者效果极佳,静脉滴注一次可维持疗效 1 年,重症患者需多次滴注。双膦酸盐治疗的监测:骨痛在治疗数周内可见减轻甚至消失,骨转换生化指标在 1 个月可见下降,3 个月降达最低,6 个月、12 个月和 18 个月需进行复查。当症状再次出现和骨转换生化指标高于正常范围时,应再次用药治疗。

3. 由于听力丧失是骨病变压迫听神经所致,所以用双膦酸盐抑制骨病变的发展可防止听力的进一步下降,必要时可加用骨整合性助听装置改善听力。

4. 伴发肉瘤的患者有骨痛、肿胀和病理性骨折,预后很差,目前尚无有效治疗的药物,化疗和手术仅能控制症状,而对病变本身无明显疗效。放射治疗和截肢可减轻疼痛。

（周亚男）

九、软骨发育不全综合征

软骨发育不全综合征(chondrodysplasia syndrome,CHD)属于骨-软骨发育不良综合征中的一种。本综合征的病因很多,从发病的分子机制上看,可分为下列 9 种类型:①胶原蛋白病;②FGF 及 FGF 受体病;③软骨寡聚体基质蛋白病;④PTH 受体病;⑤硫酸盐转运体病;⑥类固醇硫化酶突变性疾病;⑦转录因子 SOX9 突变性疾病;⑧胱氨酸蛋白酶突变;⑨组织蛋白酶 K 突变。CHD 包括软骨不发育症(achondrodysplasia)、软骨发育低下症(hypochondroplasia)、致死性软骨发育不良症(thanatophoric dysplasia)、SADDAN 型软骨发育不良症和颅缝早闭等类型。这些疾病均是因成纤维细胞生长因子受体(fibroblast growth factor receptor,FGFR)基因突变所致的一组代谢性骨病。临床上以四肢短、躯干相对正常、巨头、脊柱胸腰段后凸、椎管狭窄为特征。

【诊断要点】

1. 临床表现

(1)软骨不发育症:此型最常见,呈常染色体显性遗传,但多数为散发性发病,常累及肌肉骨骼系统。主要特征是四肢短小、巨颅、鼻梁下陷、前额突出等。由于普遍性软骨内骨化缺陷,使长骨的长径、颅底和椎弓前后径变短。骨骼发育畸形使患儿显得不匀称、矮小、面部狭小而躯干长,但四肢短,有时出现"O"形腿。有些患者可伴有脊髓或神经根受压表现,偶见脑积水和颅内高压。

X 线检查可见长骨的软骨生长板成熟障碍。以脊柱前凸、臀部后凸为最常见,其次为肘关节屈曲畸形和伸展受限。青春期发育前儿童亦可出现腰椎后凸和侧弯畸形,偶见髋内翻和膝内翻。

(2)软骨发育低下症:此型是常染色体显性遗传。患者的身材矮小,其父母可分别表现为软骨不发育症和软骨发育低下症。本症的遗传基因型与临床表现型的不均一性十分突出。头颅和面部相称,但椎体后缘仍有扇形凹陷。躯干大致正常,手臂短、顶-耻距大于耻-跟距。腰椎前凸多见,部分患者伴膝内翻或肘外展受限。骨成熟一般正常或稍延迟。

X 线检查可见头颅一般正常,偶有椎管狭窄或膝内翻。

(3)致死性软骨发育不良症:可分为两型,Ⅰ型 TD 者的突出表现是股骨弯曲畸形,Ⅱ型无股骨畸形,但存在颅骨畸形。患者头大,前额突出,"三叶草"样头颅,面小,鼻嵴低平,四肢短小,颅底短,枕骨大孔狭窄,胸部发育不全等,本征常合并智力低下、心脏畸形和肾盂发育缺陷等。

(4)SADDAN 型软骨发育不良症:为软骨发育不良综合征中的一种新的变异型,原称为骨骼-皮肤-脑发育不良症。SADDAN

患者的临床特征是四肢明显缩短,胫骨弯曲畸形,发育迟延和黑棘皮病。有的伴有脑积水和癫痫样抽搐,多伴有智力低下。

(5)颅缝早闭:临床特点是颅缝早闭,五官畸形、突眼、肢体过短,患者的皮肤改变具特征性,病变广泛。可遍及胸、腹、背、乳腺和面部,皮肤肥厚,呈疣状增生。

2. 辅助检查

(1)实验室检查:血钙、血磷、血碱性磷酸酶及其他骨代谢生化标志物均正常。

(2)X线检查:主要特征为四肢短小、顶-耻距大于耻-跟距。具体 X 线分型表现见临床表现。

(3)分子生物学检查:对 *FGFR1*、*FGFR2*、*FGFR3* 进行基因突变分析。

3. 诊断依据　本综合征的临床诊断依据主要是骨骼 X 线检查所见。四肢短小、顶-耻距大于耻-跟距为有力依据。但分子病因的诊断依赖于 *FGFR3*(也包括 *FGFR1* 和 *FGFR2*)基因的突变分析。

4. 鉴别诊断

(1)软骨发育不良综合征:包括许多软骨发育障碍性疾病,如肢中部发育异常、肢端骨肢中部发育异常、肢端骨发育异常、假性软骨发育不全及软骨生成不全等。应根据临床表现和 X 线特征进行鉴别。

(2)颅-锁骨增生不良症(cleidocranial dysplasia,CCD):为常染色体显性遗传性骨病。其特点为颅骨发育障碍、囟门不闭、牙齿过多和矮小症等。现查明,CCD 系成骨细胞分化的转录因子 *Cbfa1* 基因突变所致,其与软骨发育不全综合征的鉴别不难。

(3)假性无软骨发育症(pseudoachondroplasia,PSACH)和多发性骨骺发育不良症(multiple epiphyseal dysplasia,MED):这两类代谢性骨病有不同的临床表现,它们的表型和基因型均各不相同,但临床上所见的骨发育异常有一定程度的重叠。轻者可表现为无症状的 MED,有的患者则有关节疼痛和关节僵硬表现,骨骺发育延迟,矿化不规则。严重的 PSACH 患者身材显著矮小,双下肢畸形,关节韧带松弛。一般来说,PSACH 是由于软骨中的一种单聚性基质蛋白(cartilage oligomeric matrix protein,COMP)突变所致,而 MED 是由于编码 COMP 的基因、Ⅸ 型胶原(COL9A1、COL9A2,COL9A3)、matrilin3(MATN3)或溶质载体 26-组分 2 基因(SLC26A2)突变所致。

(4)其他骨发育异常性疾病:胶原是结缔组织和细胞外基质中主要的纤维蛋白。目前发现,在骨组织中至少有 19 种不同胶原,一些胶原由 3 种前体 α-多肽链形成三股螺旋结构或由三股同样前体 α-多肽链构成;而另一些胶原是异三聚体,由两种或更多的前体 α 多肽链构成。因此,不同的胶原基因突变可破坏同一胶原原纤维,人类 13 种不同胶原基因突变可引起多种疾病表现。而且,不同的骨病又可能由相同的胶原基因突变引起。例如由 *COL2A1* 基因突变引起的疾病,包括致死性软骨不发育症(Ⅱ型)、软骨生成低下症、Marshall 综合征、Stickter 综合征及骨关节炎等。这些疾病可统称为 Ⅱ 型胶原病(type Ⅱ collagenopathies)。

(5)甲状腺功能减退症:智力落后、生长发育迟缓、生理功能低下,血清 T_4 降低、TSH 增高,本病甲状腺激素正常。

【治疗要点】 虽然本综合征患者并无生长激素缺乏,从理论上讲,由于软骨不发育、骨组织对 GH 有抵抗,但临床却观察到 GH 的治疗效果。重组的人生长激素对本综合征有一定疗效。严重肢体畸形或脊柱畸形者考虑手术矫形。椎孔狭窄者应进行减压处理。双下肢延长术可用于治疗软骨发育不全性侏儒患者。

【处方】 生长激素 1U/kg,每周 1 次,皮下注射(分 6～7 次给予)。

【注意事项】

1. 研究表明,每周使用生长激素 1U/kg 治疗 2.6 年,可使身高增加 0.7SD,身高增加速度为每年 1.1~2.6cm,但长期疗效未明。生长激素可引起一过性高血糖现象,通常随用药时间延长或停药后恢复正常。常见注射部位局部一过性反应(疼痛、发麻、红肿等)和体液潴留的症状(外周水肿、关节痛或肌痛),这些副作用发生较早,发生率随用药时间延长而降低,罕见影响日常活动。长期注射重组人生长激素在少数患者体内引起抗体产生,抗体结合力低,无确切临床意义,但如果预期的生长效果未能达到,则可能有抗体产生,抗体结合力超过 2mg/L,则可能会影响疗效。

2. 如母亲(或父亲)存在本病,其子女应进行产前筛查,以早期发现患者和疾病基因携带者。当前临床上超声诊断胎儿软骨发育不全优于其他产前检查方法。诊断标准一般来源于羊水细胞,但必须防止母体细胞污染羊水。

(周亚男)